ÜBER

AKUTE EXANTHEME.

NEUE METHODE IHRER PROPHYLAXE.

VON

DR. MED. JAROSLAV ELGART,
ARZT AM BRÜNNER KRANKENHAUSE.

LEIPZIG
VERLAG VON VEIT & COMP.
1903

Druck von Metzger & Wittig in Leipzig.

Inhalt.

Allgemeiner Teil.

Spezieller Teil.

Allgemeiner Teil.

Einleitung.

Die Prophylaxe der akuten Exantheme beruht bis auf den heutigen Tag immer noch, wie in der ersten Zeit, als man dieselben als infektiöse Erkrankungen zu betrachten anfing, auf grob empirischen Prinzipien. Denn sämtliche Vorbeugungsmaßregeln gipfeln noch immer in der Forderung, den Kranken zu isolieren und so seine Umgebung durch Vermeidung des Kontaktes vor Ansteckung zu schützen. Es ist wohl richtig, daß dies ein vorzügliches Mittel ist in den Fällen, wo der Kranke im allerersten Anfange der Krankheit isoliert wurde. Aber wie schwer und unmöglich ist es manchmal, eine richtige Diagnose rechtzeitig zu stellen! Und inzwischen konnte der Kranke bereits seine Umgebung derart infizieren, daß die Isolation absolut keine Wirkung mehr hat — die Krankheit keimt bereits in seiner Umgebung.

Man könnte einwenden, daß dies sich teilweise dadurch korrigieren lassen würde, daß man die Forderung einer Isolation auf die ganze Familie erweitert, sagen wir vielleicht auf ein ganzes Haus, welches sodann — wie es in England und Amerika öfters geschieht — durch eine Warnungstafel bezeichnet wird, damit die Nachbarn den Verkehr mit seinen Bewohnern meiden. Aber ist es denn möglich, zu erwarten, daß bei den jetzigen Verkehrsverhältnissen, besonders in den Städten, das Publikum solche Vorschriften wirklich erfüllen möchte? Entschieden nicht, und zwar nicht einmal durch eigene Schuld, sondern einfach deswegen, weil etwas Derartiges praktisch unmöglich ist. Gerade so, wie uns die Erfahrung lehrt, daß man von der Institution der Quarantänen oder der Militärkordons nur in Ausnahmefällen einen Erfolg erwarten kann, weil immer viele Leute durch List die Schwierigkeiten der Quarantäne zu umgehen oder heimlich den Kordon zu durchdringen suchen werden, — gerade so trifft man heutzutage selten Leute, die eine Isolation gewissenhaft aushalten könnten.

Man möge noch den folgenden Umstand beachten: wenn es wegen beschränkter Wohnungsverhältnisse (in Ortschaften, wo es kein Spital gibt, wohin eventuell der Kranke befördert werden könnte) unmöglich ist, einen Kranken zu isolieren, dann ist dessen ganze Familie, event.

das ganze Haus, insofern dasselbe aus dem allgemeinen Verkehre ausgeschaltet wird, durch Infektion gefährdet. Ich will damit soviel sagen, daß eine solche Isolation keineswegs für eine vollkommene Einrichtung gelten darf, weil dadurch zugleich eine Reihe von Mitbewohnern der Infektion preisgegeben wird, falls die Wohnungs- und die materiellen Verhältnisse nicht erlauben, daß die Sache so präzis vollführt wird, wie es dem wirklichen Begriffe der Isolation entspricht.

Man kann es also für eine große Seltenheit halten, wenn die Isolation konsequent durchgeführt wird. Ich bin für meine Person überzeugt, daß kaum je so etwas geschieht. In der Praxis wird die Sache sowohl von seiten der Ärzte, als auch vom Publikum ganz mangelhaft ausgeführt. Um den Wortlaut des Gesetzes zu erfüllen, ordnet man einfach irgend etwas an (zu den bequemsten Mitteln zähle ich das Verbot des Schulbesuches) — der Geist des Gesetzes bleibt aber unerfüllt.

Ich führe im weiteren näher aus, daß ich es für nötig halte, daß die prophylaktischen Maßregeln nicht auf einem grob empirischen Grund aufgebaut werden, sondern daß dieselben eine rationelle Richtung haben müssen. Denn es ist zwar richtig, daß man alle Infektionskrankheiten vermeiden kann, wenn man den Infektionsstoffen nicht nahe tritt — in unserem Falle also sich dem Kranken nicht nähert So könnte man wohl die Infektion mit Erysipel, Anthrax, Lues, Aktinomykose, Lepra, Tetanus, Gonorrhoe, Sepsis u. s. w. ganz zuverlässig verhüten, wenn die diesbezüglichen Kranken isoliert wären und wenn wir mit ihnen in keinen Kontakt träten. Will aber jemand ein solches Vorgehen als rationell bezeichnen? Es ist wahr, daß man durch Vermeiden des Kontaktes vom Erysipel verschont bleiben kann — als eine rationelle Prophylaxe bezeichnet man aber etwas ganz anderes. Es ist nur darauf zu achten, daß keine Übertragung des Infektionsstoffes stattfindet und zwar besonders dann, wenn man selbst eine Läsion der Haut oder Nasenschleimhaut besitzt; man muß sorgfältig die Hände waschen u. s. w. Wenn man alle diese Kautelen beobachtet, kann man ohne Gefahr mit einem Erysipelkranken verkehren.

Man nennt somit eine rationelle Prophylaxis dasjenige Vorgehen, welches uns bei einer Infektionskrankheit lehrt, wo der Infektionsstoff zu suchen ist, welches uns darüber unterrichtet, auf welchem Wege derselbe in den Körper eindringen kann, und welche Umstände eine Disposition bezw. eine Immunität verschaffen. Man muß also immer dreierlei beachten:

1. Wo und wie wird das Kontagium produziert?
2. Wo ist die Invasionspforte im Körper zu suchen?
3. Wie entsteht eine Disposition bezw. Immunität?

Man kann am besten diesen Sachverhalt an einem Beispiel erläutern. Wählen wir z. B. die Lungentuberkulose. Da weiß man, daß der Infektionsstoff meistens durch die gleichartige Tuberkulosenform eines anderen produziert wird (also wieder durch Lungentuberkulose). Und daneben bedeutet das Wort „produziert“ zugleich, daß der Ansteckungsstoff auch in die Umgebung verbreitet wird. Denn es muß eine Expulsion und Emanation der Infektionsstoffe entstehen, damit man von einer Verbreitung der ansteckenden Krankheit reden kann. Und dies ist eben bei der Lungenphthise am meisten unter allen Formen der Tuberkulose möglich: durch Husten, vielleicht auch durch Respiration, können infektiöse Partikel in die Umgebung exhaliert werden. So kennen wir also (schematisch, soweit es für ein Beispiel notwendig ist) die erste Bedingung, nämlich die Stelle und die Art der Giftproduktion. Man weiß nun, daß erstens die Atmosphäre in der Nähe der Phthisiker mit ansteckenden Stoffen überfüllt ist, und zweitens, daß dieselben sich auf Gegenstände und in den Bodenstaub sedimentieren müssen — man deduziert also daraus, daß ein Betreten der durch einen Phthisiker verseuchten Atmosphäre (sei es nun direkt durch Aspiration der exhalierten Sputumpartikel oder indirekt durch den aufgewirbelten Staub bedingt) gefährlich ist, weil der Respirationsapparat viel leichter als die übrigen Körperteile infiziert werden kann. Denn er kann die in sein Inneres eingedrungenen Ansteckungsstoffe nicht so leicht los werden, wie ein anderer Körperteil: die Hände und die Haut kann man waschen, vielleicht kann man auch die Genitalien nach stattgefundener Infektion desinfizieren, man kann den Darm purgieren — in der Lunge haftet aber die Infektion viel leichter. Drittens erscheint es uns auch begreiflich, dass eine a priori beschädigte Lunge, z. B. durch einen chronischen einfachen Katarrh oder durch verschiedene Koniosen, eine viel größere Disposition zur Tuberkulose besitzt, wogegen wieder eine gute Ernährung u. s. w. die Immunität gegen Tuberkulose erhöht.

Und ganz analog muß man auch bei anderen Infektionskrankheiten die Prophylaxe auf den drei erwähnten Prinzipen aufbauen. Es braucht für einige Erkrankungen der locus productionis nicht der kranke menschliche Körper zu sein, wenn es sich um fakultativ parasitische Mikroben, z. B. beim Anthrax, Tetanus, handelt. Diese können ja auch anderwärts vegetieren. Und wieder andere Mikroben können wenigstens in einer Dauerform als Sporen längere Zeit ihre Virulenz außerhalb des Körpers behalten. — Ferner muß man beachten, daß einige Infektionen durch verschiedene Pforten in unseren Organismus eindringen können, z. B. die Aktinomykose durch Haut, Lungen, Darm. Es braucht also bei den Infektionskrankheiten nicht immer eine konstante Invasionspforte vorhanden zu sein, wogegen es freilich anderseits viele Infektionskrankheiten gibt, die nur auf eine einzige Weise eindringen können, da die übrigen Invasionspforten ihnen keine günstigen Bedingungen zur Etablierung bieten. So entsteht die Lues ausschließlich durch eine Haut- oder Genitalieninokulation, ausgenommen die direkte Blutübertragung durch die Placenta bei der angeborenen Form.

Aber es gibt ferner eine Reihe von Infektionskrankheiten, wo man die Pforte entweder überhaupt nicht kennt, oder wo dieselbe zweifelhaft ist — und es gibt ferner eine Reihe von Infektionskrankheiten, deren Ursache bisher unbekannt oder zweifelhaft ist. Für Zwecke der Prophylaxe ist es viel verhängnisvoller, die Stelle, wo Infektionsstoffe produziert werden, und auch die Art der Infektion (die Pathogenese) nicht zu kennen, als die Unkenntnis eines Kontagiums, trotzdem man auch anerkennen muß, daß die Kenntnis der Biologie der Bakterien uns manche wertvolle Beiträge zur Prophylaxe verschaffte. So wurde z. B. bei den Tuberkulosebazillen die bakterizide Wirkung der Insolation und Austrocknung erwiesen, und diese beiden Momente können in der Prophylaxe mit Vorteil ausgenützt werden. Aber trotzdem halte ich es für weit wichtiger, daß man den locus productionis contagii und den Infektionsmodus kenne bei den Krankheiten, wo die Ätiologie nicht nachgewiesen ist. Ich brauche nur auf Syphilis hinzuweisen, damit die evidente Richtigkeit meiner Ansicht anerkannt werde.

Es ist aber noch ein weiteres Moment wichtig. Es gibt, wie erwähnt wurde, Infektionskrankheiten, wo die Ätiologie dunkel ist und es gleichzeitig auch zweifelhaft ist, wo das Kontagium produziert und von wo aus es verbreitet wird, und zweifelhaft, wie dasselbe in unseren Körper eindringen kann. Und dies gilt eben von der Gruppe der akuten Exantheme, die den Gegenstand vorliegender Arbeit bieten. Da kann man natürlich die Prophylaxe nur auf schwachem Grunde aufbauen, und man wundert sich also nicht, daß dieselbe lediglich in einer Isolation gipfelte, also in einer groben und ungenauen Art des Schutzes.

Auf zweierlei Weise suche ich mehr Licht in diese Angelegenheit zu bringen.

Erstens ist es notwendig, auf das in der allgemeinen Pathologie erwiesene Faktum hinzuweisen, daß eine allgemeine Infektion des Organismus auf zwei Arten stattfinden kann. Es kann sich um direkte Inokulation des Infektionsstoffes in den Blutkreislauf handeln, so wie man es bei den Tierexperimenten macht (hierher ist auch die Übertragung durch den Blutkreislauf im Fötalleben zu rechnen); es können aber auch etliche Infektionen des späteren Lebensalters analog entstehen, z. B. kann bei der Wundinfektion der septische Stoff direkt in eine klaffende Vene eingesogen werden (ein ziemlich seltenes Ereignis), und man kann vielleicht so auch die Malaria und den Typhus recurrens durch eine Inokulation ins Blut (Moskitostiche bei der ersten, Floh- und Wanzenstiche beim zweiten) erklären.

Aber diese Erscheinungen sind in der Pathologie unter die Ausnahmefälle zu rechnen. Die regelmäßige Tatsache ist, daß der Ansteckungsstoff sich an irgend welcher (disponirten) Stelle des Organismus niederläßt und zuerst eine Reihe von Lokalsymptomen hervorruft; und erst später entsteht entweder eine Intoxikation des Organismus mit bakteriellen Produkten, oder ein wirkliches Eindringen der Mikroben ins Blut — die Hämatomykose. Nun aber (und das ist ein wichtiger Umstand) kann das eine Mal diese Generalisation der Krankheit kurz nach dem Eintreten der Primäraffektion entstehen — es ist dies gewöhnlich durch höhere Virulenz der Bakterien bedingt — das andere Mal wird der ganze Organismus erst nach längerer Zeit ergriffen. Und außerdem: das eine Mal sind die lokalen Symptome einer Infektionskrankheit so wichtig, daß sie die ganze Aufmerksamkeit des Kranken und des Arztes auf sich lenken, das andere Mal tritt aber ein umgekehrtes Verhältnis ein: die Lokalaffektion äußert sich nur durch unbedeutende Veränderungen, wogegen der Organismus im ganzen von schwerer Intoxikation oder Mykose betroffen ist. Man weiß noch nicht genau, wodurch derlei Verschiedenheiten bedingt sind, ob durch äußere Ursachen (Qualität und Quantität der Bakterien), oder durch innere Umstände (Disposition — Immunität). Wahrscheinlich sind beide Momente bestimmend.

Bei einer großen Zahl der allgemeinen Infektionskrankheiten wissen wir bereits heute ganz sicher, wo das allererste Symptom oder die Primäraffektion stattfindet. Bei anderen Krankheiten ist es noch unbestimmt. Was die akuten Exantheme speziell betrifft, so gehören sie in diese zweite Gruppe. — Die Primäraffektion läßt sich bei folgenden Allgemeininfektionen konstatieren:

Erysipel, Sepsis, Septikopyämie, Pyämie, Influenza, Diphtherie, krupöse Pneumonie, Tuberkulose, Syphilis, Aktinomykose, Malleus (Lepra), Anthrax, Tetanus, Lyssa, das maligne Ödem, Typhus abdominalis, Cholera, Dysenterie; Gonorrhöe kann sich auch generalisieren und vielleicht gehört hierher auch das Karzinom.

Die Primäraffektion ist nicht erwiesen oder zweifelhaft bei folgenden:

Meningitis cerebrospinalis epidemica, hämorrhagische Infektion (morbus maculosus, Skorbut), Erythema nodosum, Peliosis rheumatica, Polyarthritis rheumatica, Osteomyelitis („spontanea"), Beulenpest, Gelbfieber, und schließlich sämtliche akuten Exantheme: Scharlach, Masern, Rubeola, Fleckfieber, Variola, Varicella.

In dieser Arbeit werden das Wesen und die Pathogenese der akuten Exantheme auf die Weise zu erklären unternommen, daß aus der Pathologie dieser Krankheiten erforscht wird, welches Symptom als ein primäres anzusehen ist; dieses gilt als die Primäraffektion der betreffenden Infektionskrankheit, für die Invasionspforte des Ansteckungsstoffes. Diese Schlußfolgerung ist freilich nicht ganz richtig (formell), sondern nur wahrscheinlich, denn einen bestimmten Beweis wird man erst in späterer Zeit führen können, wenn das Infektionsagens dieser Erkrankungen klargelegt sein wird, und bis auch die betreffenden Mikroben auf dieser Stelle der Primäraffektion (bezw. als solcher von mir betrachteten) am Anfange der Krankheit (im präexanthematischen Stadium) nachgewiesen werden.

Zweitens versuche ich einen Beweis von der Richtigkeit dieser Ansicht auch e contrario zu führen: Wenn nämlich die ganze Krankheit auf die Weise sich entwickelt, daß der Ansteckungsstoff zuerst irgendwo eine lokale Entzündung horvorruft, und erst später in das Blut eindringend das ganze Bild der Krankheit entwickelt, so halte ich es für möglich, daß man durch Einwirkung von Desinfektionsstoffen auf die Stelle der Primäraffektion die Entwickelung des Kontagiums derart hemmen kann, so daß sich dann die Affektion nicht generalisieren kann (erstens durch Virulenzschwächung, zweitens durch Vernichtung einer Zahl der Mikroben). Ich halte es ferner auch für möglich, daß man mittels prophylaktischer Desinfektion dieser Stelle, wo eben gewöhnlich die Bildung einer primärentzündlichen Affektion vor sich geht, überhaupt sogar die Entwickelung einer lokalen entzündlichen Reaktion hindern kann, so daß dann selbstverständlich auch keine Allgemeininfektion sich entwickeln kann.

Hier sei im vorherein erwähnt, daß mir die bei akuten Exanthemen allgemein anerkannte Annahme von dem Eindringen der Infektion durch den Respirationsapparat als begründet erscheint; infolge dieser Überzeugung griff ich bei der Prophylaxe der akuten Exantheme (ich habe dies nur in puncto scarlatinae et morbillorum geprüft) zur Desinfektion des Respirationstraktes als zu einem Schutzmittel und, indem ich diese regelmäßige Übertragungsweise (nämlich die Aspiration der mit exhaliertem Kontagium gefüllten Luft aus der Umgebung des Kranken) akzentuiere, erachte ich es für eine der wichtigsten hygienischen Bedingungen, daß die verdorbene und verpestete Luft entfernt wird, damit durch sie die Umgebung des Kranken nicht gefährdet werde.

Ich glaube, daß niemand mir den Vorwurf machen wird, daß ich durch ein solches Vorgehen die alten bewährten Erfahrungen über die Isolation der Kranken beseitigen will. Ich will dieselben nur ergänzen und in denjenigen Fällen, wo eine Isolation unmöglich ist, andere

Schutzmittel zeigen. Ich erhebe auch keinen besonderen Anspruch darauf, daß dieses Verfahren als ein vollkommen originelles anerkannt wird. Das wird übrigens auch aus der Literatur, die ich weiterhin anführe, einleuchten. (Leider war es mir unmöglich, die ganze Literatur dieser Frage durchzuforschen, weil die Bibliothek der Brünner Krankenanstalt in dieser Hinsicht nur unvollkommen ist, und ich demnach zum großen Teil nur auf Referate angewiesen war.) Aber so viel, glaube ich, wird mir zuerkannt werden, daß ich durch diese Arbeit der Prophylaxe eine rationelle Richtung zu geben und dieselbe zu ergänzen trachte in den Fällen, wo die alten Vorschriften nicht ausführbar sind, insbesondere was die Isolation der Kranken in der Mehrzahl der Fälle betrifft.

In größerem Maße, als das bisher der Fall war, wird in meiner Arbeit dem Schutze der nächsten Umgebung der Kranken Aufmerksamkeit gewidmet, also insbesondere den Ärzten und dem Wartepersonale, der Familie, und dieser Umstand ist wohl besonders beim Fleckfieber und auch beim Scharlach von hoher Wichtigkeit, da diesen mörderischen Krankheiten nicht selten auch die Umgebung der Kranken tragisch zum Opfer fällt.

Beschreibung der Methode.

Die erste Ursache der Entstehung dieser Arbeit waren die sehr oft auftretenden Hausepidemien, welche im Brünner Kinderspitale und in einzelnen Zimmern der allgemeinen Krankenanstalt daselbst, worin eine größere Kinderzahl behandelt wurde, herrschten. Das Brünner Spital ist zwar ein großes, gut eingerichtetes Gebäude, ist aber fortwährend überfüllt und besitzt auch keine ausreichende Zahl von Isolationsräumen für infektiöse oder verdächtige Fälle. Noch schlimmer waren die Verhältnisse im alten provisorischen Kinderspitale, welches durch Adaptation eines kleinen Miethauses entstand.

Wenn nun unter solchen Umständen (Überfüllung der Anstalt) eine Hausepidemie von Scharlach oder Masern entsteht, dann fühlt man wohl bitter, daß man bisher kein anderes Schutzmittel gegen diese Krankheiten besitzt außer der Isolation. Da jedoch diese unmöglich ist, so sind nicht nur diejenigen, welche bis zu diesem Moment sich in demselben Zimmer befanden, wo die Krankheit ausgebrochen ist, durch Infektionsgefahr bedroht, sondern man muß aus verschiedenen Gründen auch neuen Zuwachs noch weiter aufnehmen. Und alle Vorbeugungsmaßregeln in solchen Zeiten beschränken sich darauf, daß dasjenige Kind, bei welchem man ein Exanthem konstatiert, in die epidemische Abteilung transferiert wird; sein Bett wird auf 2 bis 3 Tage aus dem Zimmer hinausgestellt und die Wäsche desinfiziert. Wie ungenügend ein solches Vorgehen zu sein pflegt, das wird aus unten angeführten Beispielen von Hausepidemien ersichtlich sein. Und es ist wahrlich ein beklemmendes Gefühl von Machtlosigkeit, wenn man ein (mit nur sonst irrelevanter Augenkrankheit ergriffenes) Kind, welches im übrigen gesund ist, an Scharlach erkranken sieht, und wenn die Krankheit einen lethalen Ausgang nach sich zieht. Denn die Epidemien können manchmal einen bösen Charakter annehmen. Ebenso bitter fühlt der Arzt die bisherige Ratlosigkeit, wenn er die Verschleppung der Infektion in seine eigene Familie fürchtet. — Bevor ich nun zur Beschreibung der neuen prophylaktischen Mittel, welche ich öfters mit Erfolg zu erproben Gelegenheit hatte, schreite, möchte ich einige Beispiele von Hausepidemien aus unseren beiden erwähnten Spitälern und auch das gleichzeitige Auftreten der Krankheiten in unserer Stadt anführen, damit der Erfolg der neuen Methode besser zutage tritt.

Masernepidemie im Jahre 1894.

(Auf den Zimmern Nr. 26 und 27.)

In beiden Zimmern lagen Augen- und Ohrenkranke, von denen ein großer Teil aus Kindern bestand. Ich führe nur die Namen der erkrankten Kinder, das Datum ihrer Spitalaufnahme, Datum der Exanthemeruption und ihrer Entlassung beziehungsweise Tod an. Es handelte sich um Kinder zwischen 2 bis 13 Jahren. Nach Konstatierung der Eruption wurde das Kind sofort in das Epidemiespital transferiert.

1.	S. Kutil	16. XII. 1893.	Ulcus corneae	1. I.	Exanthem	27. II. sanata demissa.
2.	Fr. Bradáček	15. I.	Conjunctivitis	15. I.	Exanthem	28. II. s. d.
3.	Fil. Bradáček	15. I.	Conjunctivitis	5. II.	Exanthem	28. II. non s. d.
4.	M. Hájek	27. I.	Kerat. flyctaen.	1. II.	Exanthem	10. II. s. d.
5.	J. Vinzer	31. III.	Kerat. fascicul.	15. IV.	Exanthem	† ?
6.	K. Šebesta	24. III.	Ulcus corn.	30. IV.	Exanthem	— ?
7.	J. Waisocher	2. IV.	Kerat. flyctaen.	27. IV.	Exanthem	8. V. s. d.
8.	V. Vávra	13. IV.	Kerat. flyctaen.	28. IV.	Exanthem	7. V. s. d.
9.	F. Vrška	15. IV.	Conjunctivitis	28. IV.	Exanthem	30. IV. wegen krupöser Stenosis laryngis auf den Diphtheriepavillon transferiert.
10.	F. Kokolija	18. IV.	Kerat. fascicul.	4. V.	Exanthem	15. V. s. d.
11.	F. Voborná	8. III.	Conjunctivitis	9. V.	Exanthem	21. V. s. d.
12.	J. Král	25. IV.	Kerat. flyctaen.	12. V.	Exanthem	25. V. s. d.
14.	E. Cernohorská	7. V.	Kerat. flyctaen.	17. V.	Exanthem	25. V. wegen Krup auf die Diphtherieabteilung transferiert.
15.	S. Spurná	6. V.	Kerat. flyctaen.	24. V.	Exanthem	6. VI. †
16.	Ignotus	21. V.	Conj. (Somnolenz)	24. VI.	Exanthem	9. VI. s. d.
17.	T. Křap	?	— —	15. V.	Exanthem	9. VI. rücktransferiert.

Wenn man bedenkt, daß genaue Beobachtungen die Dauer der Inkubations- und Initialperiode auf 13 bis 14 Tage bemessen, so sieht man aus dieser Tabelle, daß die Mehrzahl der Fälle die Infektion im Spital selbst sich zuzog, die Minderzahl irrtümlich in stadio prodromorum wegen Conjunctivitis auf die Augenabteilung aufgenommen wurde. In diesen Fällen war der Aufenthalt im Hauptgebäude nur ganz kurz und diese Fälle waren es auch, die die Dauer der Epidemie fortwährend verlängerten. Ähnliche Irrtümer, die man wohl kaum vermeiden kann, kommen wahrscheinlich auf allen Augenabteilungen oder in anderen Kinderspitälern vor.

Masern im Kinderspitale 1897.

Diese Epidemie erwähne ich deshalb, weil zugleich mit größerer Intensität auch Scarlatina (siehe weiter) auftrat, und beide nebeneinander lange Zeit bestanden.

1.	F. Smejkal	5. III.	Diarrhoea	6. III.	Exanthem	— ?
2.	F. Hromková	19. VI.	Kerat. flyct.	3. VII.	Exanthem	18. VII. s. d.
3.	A. Malina	10. VI.	Rhachitis	1. VIII.	Exanthem	2. VIII. †
			unter Erscheinungen einer krupösen Stenose des Larynx.			
4.	S. Pánková	21. VI.	Diarrhoea	5. VIII.	Exanthem	8. IX. s. d.
5.	M. Vašínová	7. VII.	Rhachitis	12. VIII.	Exanthem	20. VIII. † an Pneumonie.
6.	J. Lepková	23. VIII.	Lupus	17. IX.	Exanthem	? s. d.
7.	E. Maršal	1. IV.	Rhachitis	21. IX.	Exanthem	— ? s. d.
8.	J. Adam	2. IX.	Kerat. flyct.	28. IX.	Exanthem	31. X. † Meningitis ex otitide.
9.	A. Winkler	13. IX.	Rhachitis	6. X.	Exanthem	7. X. † an Pneumonie.
10.	R. Pohl	26. IX.	Otitis suppur.	19. X.	Exanthem	21. XI. s. d.
11.	A. Grambal	10. X.	?	31. X.	Exanthem	— s. d.
12.	A. Jeřábková	13. III.	Caries	25. X.	Exanthem	18. XII. †
				Enteritis follicularis und Periproctitis.		

Mit Ausnahme vom ersten und fünften Fall also insgesamt Hausinfektionen; im ganzen eine schwere Epidemie (11 : 5 †), wogegen bei der erstangeführten von der Augenabteilung die Mortalität 17 : 2 beträgt.

Scharlach im Kinderspitale in den Jahren 1895 bis 1898.

Die Grundkrankheiten, wegen deren die Kinder aufgenommen wurden, werden hier nur in den Fällen angeführt, wo sie einen Zusammenhang mit der Disposition haben, oder wo sie den schweren Krankheitsverlauf erklären. Das erste Datum bedeutet die Spitalsaufnahme, das zweite den Tag, wo Exanthem konstatiert und das Kind ins Epidemiespital transferiert wurde.

1895.

1.	R. Schmidt	1. X.	Angina	2. X.	
2.	J. Ledvina	17. XII.	Angina	18. XII.	

1896.

3.	A. Trmačová	10. I.	—	14. I.	
4.	J. Vodková	15. I.	Bronchitis	21. I.	Miliares Exanthem.
5.	F. Kubínová	7. IV.	—	17. IV.	Kollaps † 19. IV.
6.	R. Gretz	13. IV.	Skrofulose	20. IV.	Enteritis † 30. IV.
7.	J. Prokop	23. IV.	—	1. V.	Bronchitis, Krup † 10. V.
8.	M. Bučková	29. IV.	—	3. V.	Otitis.
9.	P. Otřísal	15. V.	—	23. V.	
10.	O. Šimberský	8. VI.	—	16. VI.	
11.	J. Schedlik	27. VIII.	—	1. IX.	
12.	C. Barr	3. VII.	—	7. IX.	Somnolenz, Kollaps †
13.	A. Chlubná	21. IX.	—	28. IX.	Enteritis † 31. X.
14.	K. Hlavina	23. VIII.	—	2. X.	
15.	A. Křemlička	20. IX.	Pertussis	6. X.	Otitis.
16.	K. Pollach	12. VII.	—	10. X.	Nephritis.

1897.

17.	A. Smetanová	17. XII.	—	4. I.	Erysipelas faciei.
18.	M. Jedličková	8. I.	—	14. I.	Pneumonia, Otitis † 6. II.
19.	A. Masařík	19. I.	—	3. II.	
20.	A. Jeřábek	24. II.	—	1. III.	
21.	J. Pellas	16. III.	—	22. III.	Enteritis, Otitis.
22.	J. Tomanec	25. III.	Caries multipl.	30. III.	Somnolenz, Kollaps † 1. IV.
23.	J. Reichstätter	28. V.	Nephritis post scarl., Desquamation 29. V. transferiert: Hydrops, Endocarditis, Uraemia, vorübergehende Hemiplegie. Sanatus demissus.		
24.	E. Kozlová	29. V.	—	10. VI.	
25.	M. Kresa	16. V.	—	16. VII.	
26.	F. Dobrovolny	27. VI.	Rhachitis	1. VII.	Keine Angina (?), Otitis, Exanthem.
27.	M. Konečná	20. IX.	Keratitis	1. X.	Otitis, Kollaps † 3. X.
28.	J. Modlitba	14. IX.	Caries mult.	1. X.	Otitis, Kollaps † 3. X.
29.	O. Skoláková	9. VIII.	Genu valg.	9. X.	Otitis, Enter., Sepsis † 28. X.
30.	A. Hovorková	2. X.	—	12. X.	
31.	R. Beindlich	23. X.	—	14. XI.	
32.	V. Kolář	20. XI.	Abscessus colli, Desquamatio 21. XI. Otitis.		
33.	N. Sedláková	21. XI.	Kerat. flyct.	26. XI.	Erysipelas frontis exfurunculo † 15. XII.
34.	F. Vorlicky	28. XI.	Angina	30. XI.	Exanthem.
35.	J. Bedřich	7. XI.	—	7. XII.	Otitis, Sepsis †
36.	J. Dédek	10. XII.	Coxitis	17. XII.	Enteritis, Uraemia † 3. I.
37.	A. Bašlová	30. XI.	Bronchitis	26. XII.	Enteritis, Pneumonia † 16. I.
38.	J. Antl	30. XI.	—	30. XII.	Nephritis, Ict. catarrh. s. d.
39.	F. Čáslava	19. XII.	Coxitis	5. I.	Kollaps † 9. I.
40.	R. Marek	15. I.	—	22. I.	Otitis
41.	J. Mertová	11. IV.	—	14. IV.	Nephritis.

42.	F. Hoffmann	13. IV.	—	22. IV.	
43.	F. Dolníček	3. IV.	Spondylitis	30. IV.	Enteritis, Nephritis.
44.	J. Košábek	12. IV.	Tumor abdom.	19. IV.	Enter., Pneumonia † 30. IV.
45.	F. Adamová	1. V.	—	7. V.	
46.	M. Vladíková	21. V.	—	29. V.	Pertusso.
47.	A. Sláma	24. VI.	Tbc. pulm.	1. VII.	Enteritis, Otitis 27. V. Sepsis † 1. VIII.
48.	A. Stummvoll	10. VII.	—	11. VII.	Pertussis.
49.	V. Olša	17. VII.	—	29. VII.	
50.	A. Schlögel	9. VII.	Tbc. pulm.	16. X.	

Diese Epidemie endete dadurch, daß das alte provisorische Kinderspital eine Zeitlang geschlossen wurde und von Neujahr ab die Kinder in das neue aufgenommen wurden. Im ganzen wurden also 50 Fälle betroffen, von denen 17 tödlich verliefen. Nur eine ganz geringe Zahl der Fälle wurde eingeschleppt, genau kann man sie jedoch von der Hausinfektion nicht trennen, da die Inkubinationsdauer des Scharlachs keine konstante ist.

Es möge zugleich bemerkt werden, daß in der Stadt und Umgebung gleichzeitig eine Zunahme der Erkrankungen gegenüber früheren Jahren konstatiert wurde. Man muß diesen Umstand deswegen beachten, weil der Einfluß von Witterung nach Johanessen nicht geleugnet werden darf. Im Epidemiespitale (außerhalb der Stadt aufgebaut) wurden behandelt:

Jahr	Scharlach	Masern
1892	20 (4 †)	—
1893	9 (1 †)	16 (0)
1894	20 (2 †)	53 (3 †)
1895	61 (9 †)	—
1896	162 (32 †)	30 (5 †)
1897	127 (44 †)	65 (5 †)
1898	111 (25 †)	27 (1 †)

Städtische Statistik (das Epidemie- und Kinderspital mitgerechnet):

Jahr	Scharlach	Masern
1892	356 (80 †)	610 (12 †)
1893	161 (23 †)	972 (33 †)
1894	202 (25 †)	956 (43 †)
1895	411 (43 †)	15 —
1896	758 (103 †)	1413 (62 †)
1897	629 (147 †)	932 (45 †)
1898	369 (75 †)	1065 (36 †)

Es möge bemerkt werden, daß in den Jahren 1892 bis 1895 beiderlei Exantheme zeitweise auch in einem Isolierzimmer des alten

Kinderspitales behandelt wurden, weshalb auch die Zahlen der Epidemieabteilung nicht groß sind (und auch nicht vollkommen). Erst nach der Errichtung des neuen Epidemiespitales (1895) wurden sämtliche Fälle dorthin dirigiert. Dieser Umstand erklärt wohl die schlechten hygienischen Verhältnisse im alten Kinderspitale.

Diese üblen Erfahrungen, daß ein Kind, mit irrelevanter Krankheit behaftet, eine Infection mit eventuell tödlichem Ausgange akquirierte, nur deshalb, weil die Verhältnisse keine hygienischen waren, sind mir ein Grund geworden, daß ich im Jahre 1897 eine neue Methode von Prophylaxe gegen beide Krankheiten zu prüfen anfing. Es wurden mir nämlich (1. Oktober 1897) auf der Augenabteilung die augen- und ohrenkranken Kinder zugewiesen. Dieselben waren damals wegen großen Platzmangels in einer Gartenbaracke untergebracht. Die Zeit vor meinem Dienstantritte wies folgende Bilanz auf: Es befanden sich in der Baracke durchschnittlich 15 bis 25 Kinder auf 18 Betten. Die ebenerdige „luftige“ Baracke war insofern für die Kinder günstig, da sie meist skrofulös, lymphatisch waren. Ungünstig war nur, daß man die Wände (aus Papiermaché) nicht gut reinigen konnte. Bis Anfang Dezember 1896 waren hierselbst interne Erkrankungen untergebracht gewesen, und zwar gewöhnlich die schlechteren Fälle (auch das Erysipel). Im Dezember erst zogen die Kinder ein. Diese Bemerkung war notwendig vorauszuschicken, damit das Bestehen von zwei Epidemien in der Baracke erklärt wird.

Scharlach im Jahre 1897.

1.	S. Navrátilová	10. XII. 1896	—	30. I.	1897	(Exanthem, transferiert)
2.	F. Jedlička	28. I. 1897	—	31. I.		
3.	F. Tišnovská	19. I.	—	1. II.		
4.	A. Večeřa	5. I.	—	1. II.		
5.	J. Krumal	12. II.	—	18. II.		
6.	A. Požár	24. II.	—	2. III.		
7.	F. Rybníček	15. IV.	—	22. IV.		
8.	A. Pazdera	15. VI.	—	21. VI.		

Der letzte Fall war unklar; entweder war es eine Scarlatina levis, oder ein schwererer Fall von Rubeola — das Exanthem wird nicht genau beschrieben. Man kann nicht entscheiden, ob diese Epidemie durch den zweitangeführten Fall eingeschleppt wurde, oder ob sie (gemäß der Streptokokkentheorie) eine autochthone war. Zwischen den internen Fällen der Vorperiode waren nämlich zwei Erysipele dort behandelt und man konnte die Baracke später, wie gesagt, nicht gut reinigen. Von allen 8 Fällen starben zwei: der dritte an Scharlachsepsis, der vierte an Urämie.

Morbilli im Jahre 1897.

1. A. Vyhnálek, 30. Dezember 1896. — 1. Januar 1897, ein irrtümlich eingeschleppter Fall — Conjunctivitis — wurde wie gewöhnlich als eine idiopathische Entzündung aufgenommen, und später zeigte sich, daß dieselbe eine morbillöse war, als sich das Exanthem entwickelte. Eine weitere Infektion durch diesen Fall kam nicht vor, dagegen florierte eben, wie oben ersichtlich, die Scarlatina.

2. R. Valoušek 18. VI. — 21. VI. ebenfalls irrtümliche Einschleppung.
3. M. Kahaj 9. VI. — 6. VII.
4. J. Nečas 22. IX. — 26. IX. eingeschleppt.
5. A. Dlask 5. VII. — 7. X.
6. T. Schon 25. IX. — 16. X.

Zwischen beiden Epidemien befindet sich ein zeitliches Intervall, das dadurch erklärt wird, daß Ende April die Baracke so gut, wie es nur möglich war, gescheuert und desinfiziert wurde. Die zwei letzten Fälle ereigneten sich schon vor meinen Augen und zeigten mir die Gefahr, denn die zwei Kinder wurden sicher erst im Spital infiziert.

Eine Isolation in dem Sinne wenigstens, daß kein Zuwachs mehr auf die Baracke aufgenommen wurde, war unmöglich — und das Reinigen gelang ebenfalls nicht mit Erfolg, denn man konnte vorläufig die Kinder nicht in einem anderen Raume unterbringen, so daß die Vorbeugungsmaßregeln sich auf den Bettwäscheaustausch und Abwaschung desjenigen Bettes, wo sich die letzte Infektion ereignete, beschränkte.

Ich entschloß mich also einen anderen Weg zu betreten: ich wollte mich nicht um die Umgebung der Patienten kümmern, sondern um sie selbst, und wollte erproben, ob es nicht möglich ist, den Respirationstrakt, hauptsächlich seinen Anfangsteil, zu desinfizieren, damit die invadierenden Mikroben keinen geeigneten Entwickelungsboden finden, eventuell in ihrem Wachstum gehemmt werden.

Ich wollte also mit anderen Worten die Angina und Rhinoconjunctivitis entweder vermeiden oder wenigstens derart lindern, wenn sie sich überhaupt trotzdem entwickeln sollten, daß sie nur als eine leichte lokale Entzündung sich abspielen, obwohl sie spezifischer Natur wären. Ich war der Meinung, daß das unbekannte Kontagium mit dem Staube, der in der Krankenatmosphäre fliegt, aspiriert wird, und gewöhnlich in den Anfangsteilen der Atmungsorgane sitzen bleibt, dagegen wenig in die Lungen selbst gelangt. Und ich hielt es für möglich, diesen Anfangsteil zu desinfizieren.

Bei der Wahl der Mittel waren folgende Umstände von Wichtigkeit: Das größte Kontingent der Kranken rekrutiert sich aus dem Kindesalter, und man mußte also eine für Kinder passende Art der Desinfektion wählen. Das Gurgeln z. B. ist eine Kunst, die nicht oft gut ausgeführt wird. Dazu werden dadurch auch nicht alle Pharyngealräume abgespült und man müßte noch eine Nasendusche anschließen.

Der einzig praktische Weg sind die Inhalationen oder der Spray mit antiseptischen Lösungen, minder tauglich sind schon die Pulverinsufflationen. Bei der Inhalation werden die Flüssigkeitspartikelchen durch den Atmungsstrom in einen Wirbel gebracht, der Strom zersplittert sich nach allen Richtungen und kann somit alle Winkel erreichen, ja sogar, wie experimentell nachgewiesen wurde, bis in die Lungenalveolen in beträchtlichem Maße eindringen. Es ist doch selbstverständlich: wenn verschiedene Mikroben und Coniosen in die Lunge gelangen können, so kann wohl auch die fein verstaubte Flüssigkeit dasselbe tun.

MLADĚJOVSKÝ[1] stellte eine Reihe von Versuchen so an, daß er in einen Kasten, worin Kaninchen eingesperrt waren, einen 10prozentigen Tannigenspray 1 Stunde lang strömen ließ. Dann wurden die Tiere getötet und die Lungen auf 24 Stunden in eine Lösung von Eisenchlorid gelegt. Man fand sodann beträchtliche Färbung des Lungengewebes selbst, intensiver als in den Bronchien, mikroskopisch schwarze Körner zwischen den Epithelialzellen. Die Alveolarzellen hatten jedoch zerfallene schwarze Kerne, die sich mit Anilinfarben nicht färben ließen. Aus diesen Versuchen ist ersichtlich, daß inhalierte Stoffe (Flüssigkeiten) in die Lunge gelangen können.

Ein weiterer Punkt war die Wahl der Desinfektionslösung, da man für das Kindesalter nicht-toxische und wenig reizende Stoffe wählen mußte, damit nicht die Schleimhaut durch Ätzung in einen Reizzustand versetzt werde, wo sie dann nur noch mehr zur Infektion disponiert wäre. Um diesen entgegengesetzten Effekt zu vermeiden, wählte ich:

1. Aqua calcis (mit destilliertem Wasser āā), welche hier in Brünn bei Diphtherie zur Inhalation gebraucht wurde und gewiß einen guten Anteil neben dem Serum an der Heilung hat.

2. Acid. boricum in 3 % Lösung, welches zwar indifferent für die Schleimhaut, aber auch nicht besonders stark desinfizierend wirkt.

3. Jodi trichlorati solutionem 0·05 %, unschädliches Desinfektionsmittel.

4. Natr. chlorati sol. 3 % schwach desinfizierend, eher aber die physiologische Schleimhautwirkung unterstützend.

Die Wirkung sämtlicher erwähnten Mittel mußte bei der Inhalation erstens mechanisch durch Lösung der dicken Sekrete und ihre Abspülung wirken, ferner sollte sie eine Sekretionssteigerung hervorrufen (einen Strom der lymphatischen Elemente durch Schleimhautstomata

[1] Rozpravy České Akademie.

erzeugen), drittens durch Reizung eine Hyperämie und lokale Phagocytose steigern, und schließlich sollte dieselbe eine chemische, desinfizierende sein. (Es gibt wohl noch mehrere geeignete Stoffe, auf welche ich später noch zurückkomme, aber damals handelte es sich für mich darum, daß das Prinzip sich bestätige; es steht zu erwarten, daß die Form der Durchführung in der Zukunft verschiedene Änderungen erfährt.) Ich erprobte damals abwechselnd alle vier Lösungen zur Inhalation, und dieselbe wurde zweimal täglich angewendet und zwar so, daß jedes Kind 5 Minuten lang vor dem Inhalationsapparate stehen blieb, und somit binnen einer Stunde die ganze Prozedur fertig war. Es gab keine Renitenz, und wenn auch einmal ein Kind anfangs schrie, so war's eigentlich noch besser; aber das waren nur Ausnahmen, die Kinder gewöhnten sich bald daran. Wenn ich eine Rötung der Rachenschleimhaut oder Nasenschleimhaut konstatierte, dann mußte das betreffende Kind $^1/_4$ Stunde lang inhalieren. Die Untersuchung der Kinder wurde regelmäßig vorgenommen, und auch die Temperaturen wurden gewissenhaft registriert.

Von den Kindern, deren Zahl am 16. Oktober 1897, dem Anfangstage der Inhalationen, 18 betrug, gab ein Teil in der Anamnese an, schon früher „irgend welches Exanthem“ gehabt zu haben, bei kleineren konnte man es nur während eines Elternbesuches eruieren. Aber sämtliche Angaben waren unverläßlich, so daß ich sie nicht erwähne. Ich lasse lieber dem Einwand die Türe offen, daß von ihnen manche, die ein Exanthem schon durchgemacht hatten, gegen eine zweite Infektion teilweise immun waren, vielleicht alle. Nur muß ich den Umstand geltend machen, daß die meisten, die nur ein einziges Exanthem mitgemacht hatten, gegen das zweite sicher empfänglich geblieben sind, so daß ein solcher Einwand an Wert verliert.

Der Erfolg der Inhalationen war nun der, daß kein einziger Fall von Masern noch Scharlach vorgekommen ist. Der Erfolg ist um so auffallender, da er von der Endemie im Kinderspitale und von der Zunahme der Epidemie in der Stadt frappant absticht (siehe oben). Um Weihnachten 1897 wurden dann die Kinder von der Baracke in neue Lokalitäten Nr. 29 übersiedelt, wo früher unreine, eiterige chirurgische Fälle lagen. Auch hier bestand die Gefahr einer Infektion, da gewiß eine Menge von Kokken nach Phlegmonen zurückgeblieben war, und es wurden deshalb die Inhalationen weiter fortgesetzt.

Die Krankenbewegung weist folgende Zahlen aus: in der Baracke lagen vom 10. Dezember 1896 bis 16. Oktober 1897 im ganzen 169 Kinder. In dieser Zeit spielten sich die zwei oben erwähnten Epidemien ab. Am 16. Oktober standen 18 Kinder daselbst in Behandlung und von diesem Tage bis zum 1. April 1898 betrug der Zuwachs 79. Es wurde also im ganzen an 97 Kindern die Wirkung der Inhalation geprüft. Bei diesen fand ich 28 mal in der Anamnese eine exanthematische Krankheit, bei vielen war es unmöglich, dies zu eruieren. Ich wiederhole aber, daß man trotzdem diese Kinder nicht ganz ausscheiden kann bei der Verwertung, aus Gründen, die oben erklärt wurden.

Ich muß nun neben dem „negativen" Resultat, daß keine Exantheme beobachtet wurden, einige interessante Daten hervorheben. Es wurde nämlich bei den 97 Fällen während der oben erwähnten Zeit neunmal irgend eine Entzündung beobachtet und zwar:

1. A. Kovaríková, 15. Januar 1898 aufgenommen (Zimmer Nr. 29), bekam 20. Januar eine akute „blenorrhoische" Conjunctivitis unter heftigen Fiebererscheinungen und mit akuter Bronchitis verbunden. Sanata 26. I.

2. A. Naglitz, 17. Januar aufgenommen, zeigte am 20. Januar hohes Fieber, dessen Ursache zuerst eine Bronchitis war, die jedoch nach 2 Tagen in eine Bronchopneumonie sich verwandelte. Am 24. Januar Entfieberung. Diese Patientin wurde wegen einer Conjunctivitis aufgenommen und ich hege Verdacht, daß hier a priori ein eingeschleppter Fall von Morbillis sine exanthemate vorlag. Waren vielleicht die spezifischen Katarrhe durch Inhalationen gelindert und lokalisiert, so daß es zu einer Eruption nicht kam?

3. A. Vlček, 3. Januar aufgenommen, bekam am 29. Januar Bronchitis unter hohem Fieber. Nach 4 Tagen normale Temperatur.

4. A. Voškeruškova, 29. Januar. 1. Februar aufgetretene Bronchitis acuta bei einer Keratoconjunctivitis flyctaenulosa.

Diese vier Fälle erweckten damals Verdacht, daß es zur Exanthemeruption kommen werde, dies geschah aber nicht. Daß aber wenigstens infektiöse Katarrhe hier vorlagen, sieht man aus dem Umstande, daß sie in ganz kurzen Intervallen und bei Kindern desselben Zimmers auftraten. (Zimmer Nr. 29 war nämlich früher eine Privatwohnung, aus fünf Räumen bestehend, die wegen Platzmangel zu Spitalzwecken adaptiert wurde.) Im ganzen war der Verlauf der Katarrhe ein leichter, vielleicht eben durch die Wirkung der Inhalationen, durch welche die Sekretion angeregt wurde, und die während des Fiebers ausgiebiger angewandt wurden. Die übrigen fünf Fieberfälle hatten: Erysipelas faciei, Panaritium, Enteritis, Angina catarrhalis und Typhus abdominalis (irrtümlich mit Conjunctivitis hierher aufgenommen).

Anfangs April mußte ich auf 3 Monate von der Augenabteilung weggehen. Damit nun die bisher in mir erweckte Überzeugung von der Schutzkraft der Inhalationen eine negative Stütze bekomme, hatte ich dieselben eingestellt und meinem Substituten nichts mitgeteilt. Der Verlauf der Dinge war nun folgender:

A. Am 23. April wurde J. Matěj mit Otitis suppurativa in stadio desquamationis scarlatinosae abends aufgenommen; in der Früh wurde es bemerkt und der Kranke deshalb sofort in das Epidemiespital transferiert.

B. Am 27. April bemerkte man bei dem am 29. März aufgenommenen J. Hrabálek eine exanthematische Erkrankung, die sich jedoch im Epidemiespitale als eine Varicella erwies.

C. Am 11. Mai erkrankte J. Mrázek (aufgenommen am 4. Mai) an Scarlatina und wurde sofort transferiert. 3 Tage lang zuvor fieberte er und hatte Angina, die später (im Epidemiespitale) in eine membranöse Form überging, mit Drüsenschwellungen am Halse. Nebstdem war Otitis suppur. und katarrhale Nephritis kompliziert. Sanata demissa. Diesen Fall kann man mit großer Wahrscheinlichkeit als eine Spitalinfektion bezeichnen, die vom A. ausging.

Im ganzen wurden in der Zeit vom 1. April bis 11. Mai zusammen 44 Fälle behandelt, am 11. Mai blieben dann 19 zurück. Da die Gefahr einer Weiterverbreitung imminent war, so teilte ich der Direktion mit, was ich früher dagegen getan habe, und was während meiner Abwesenheit eingestellt wurde. Auf Wunsch des Direktors wurden nun (am 12. Mai) die Inhalationen von neuem vorgenommen und der Erfolg davon war — daß kein einziger Fall von Exanthem auf diesem Zimmer weiterhin vorkam. Die Inhalationen wurden jetzt regelmäßig bis Weihnachten fortgesetzt. In dieser Zeit waren 98 Fälle zugewachsen, mit den 19 Verbliebenen also 117 Fälle, an denen in der zweiten Periode die Wirkung der Reinigung des Respirationstraktes versucht wurde. Im ganzen wurden 97 + 117 = 214 Kinder der systematischen Inhalation durch 6 und $7\,^1/_2$ Monate (also über 1 Jahr lang) unterworfen. Und ich betone nochmals, daß zur selben Zeit die Scharlachepidemie im Kinderspitale, in der Stadt und auch in der Umgebung eine auffallende Zunahme aufwies, wie man aus obigen Tabellen sehen kann.

Zu Neujahr 1899 wurde das neue Kinderspital eröffnet, und es wurden alle Kinder vom Zimmer Nr. 29 dorthin übersiedelt, wodurch auch die Versuche mit den Inhalationen beendet waren. Erst später trat auch im neuen Kinderspitale eine Überfüllung ein und es wurden dann (obzwar in geringerem Maße) kindliche Augen- und Ohrenfälle wieder in das allgemeine Krankenhaus aufgenommen.

Als ich seiner Zeit diese Erfahrungen publizierte,[1] habe ich mich sehr reserviert über den Wert dieser prophylaktischen Methode geäußert. Denn in der ganzen Versuchsreihe ist die Möglichkeit nicht ausgeschlossen, daß vielleicht die betreffenden Hausepidemien keine Intensität zur Weiterverbreitung hatten, und daß sie vielleicht spontan in demselben Augenblicke, wo man zu den Inhalationen griff, erloschen. Und ich kann natürlich eine solche Möglichkeit nicht leugnen. Ein mehr wahrscheinliches oder verläßliches Urteil könnte man erst dann

[1] Sborník Klinicky. 1899. Ferner in der Wiener klin. Wohenscchrift. 1899. Nr. 38.

sich bilden, bis die Methode unter analogen Umständen, und zwar in vielen Fällen ausgeprobt wird. Nun bot sich mir im Laufe der Zeit einigemal Gelegenheit, ihren Wert von neuem zu erproben.

Zum zweiten Male griff ich zu diesem Schutzmittel im Frühjahr 1898 auf Zimmer Nr. Klein 1, wo 7 Fälle von Conjunctivitis follicularis untergebracht waren; von diesen hatten bisher vier kein Exanthem durchgemacht. Ende März erkrankte einer von diesen 4 Knaben an Masern, und ich ließ nun die Übrigen durch 8 Wochen lang mit 3 prozent. Borsäurelösung inhalieren und ordnete ausgiebige Ventilationen des Zimmers an. Es kam kein neuer Fall von Exanthem vor, auch nicht nach dem Aussetzen der Inhalationen.

Zum dritten Male wurde im Februar 1899 auf Zimmer Nr. 26 ein 7jähriger Knabe aufgenommen, und zwar wiederum irrtümlich wegen Konjunktivitis, die sich jedoch als eine spezifisch morbillöse erwies, denn Tags nachher kam es zum Exanthemausbruch. Zu dieser Zeit waren bereits wieder 7 Knaben, 8 bis 13 Jahre alt, auf diesem Zimmer, es ließ sich aber nicht genau eruieren, ob jemand von ihnen ein Exanthem, und zwar speziell Masern durchgemacht hatte. Auch hier wurden nach der Entfernung des Kranken Ventilation und systematische Inhalationen mit 3prozent. Borsäurelösung angeordnet. Es wurden auch später viele Kinder hierher aufgenommen, es kam aber zu keinem Fall von Exanthem mehr.

Zum vierten Male habe ich in der letzten Zeit Gelegenheit gehabt, den Wert dieser Methode zu erproben — wiederum auf der Augen- und Ohrenabteilung des Prim. Plenk, wo auf Zimmer Nr. 26 ein Masern- und ein Scharlachfall kurz nacheinander auftraten. Es wurde nämlich am 24. November 1901 wegen Otitis ein 13 Monate alter Knabe (J. Hon) aufgenommen, bei dem nach 10tägigem Spitalaufenthalte morbillöses Exanthem ausbrach, nachdem er 3 Tage lang vorher schon eine Rhinokonjunctivitis zeigte. In Anbetracht der nachgewiesenen Tatsache, daß das Inkubations- und Initialstadium 13 bis 15 Tage beträgt, ist ersichtlich, daß diese Infektion bereits vor der Spitalsaufnahme stattfand (übrigens war seit $1^1/_2$ Jahre kein Masernfall auf dem Zimmer beobachtet). Am 4. Dezember wurde das Kind in die epidemische Abteilung transferiert. Da seit dem 24. November bis jetzt im selben Zimmer 6 Kinder zwischen 1 bis 15 Jahren (neben noch älteren Individuen) sich befanden, ersuchte ich den Kollegen Dr. Freudenfeld, die Desinfektionsinhalationen bei diesen als Schutz zu prüfen. Dieser schrieb den Wärterinnen vor, daß die Kinder zweimal zu inhalieren haben. Aber am 9. Dezember trat bei einem 9jährigen Mädchen (J. Lapil), welches am 3. Dezember wegen Keratitis aufgenommen worden war, typischer Scharlach auf. Mit Bezug auf die kurze Dauer des vorausgegangenen Spitalaufenthaltes, sowie auf den Umstand, daß seit vielen Jahren keine Scarlatina hier beobachtet wurde, ist klar, daß auch diese Infektion von außen eingeschleppt wurde, und man setzte die Inhalationen fort. Nach altem Usus wurden die Betten dieser transferierten Kinder herausgestellt, ihre Wäsche desinfiziert, sonst aber wurde Reinigung des Zimmers vorgenommen. Am 9. Dezember waren hier 7 Kinder (1 bis 15 Jahre), 1 Säugling und 5 Weibspersonen (15 bis 25 Jahre) untergebracht. — Aber am 13. Dezember beobachtete Dr. F. während der Nachmittagsvisite bei der 13jährigen J. Truska, die am 9. Dezember aufgenommen worden war, plötzliches Erbrechen und Halsbeschwerden; am anderen Tage trat eine Temperatursteigerung über 40° ein, die Angina war intensiv erythematös, Halsdrüsen geschwollen. Es wurde mir Meldung davon gemacht am 14. Dezember. Die Sache schien mir schon damals verdächtig, als trotz angeordneter Inhalation doch die Scarlatina ausbrach. Ich kam auf das Zimmer und konstatierte, daß die Wärterinnen zwar die Kinder inhalieren ließen, daß aber der Apparat defekt war und der Dampf nicht die Desinfektionsflüssigkeit mitriß. Aus der Flasche, die die Desinfektionsflüssigkeit enthielt, war fast gar nichts verbraucht, und die Wärterinnen gestanden, daß die ganze Flüssigkeit im Glase des Apparates immer zurückblieb, so daß die Kinder nur Dampf inhaliert hatten. Die Sache wurde sofort repariert, und da die Gefahr sich verdoppelte, so griff ich zu stärkerer Konzentration und nahm Aqua calcis ohne jede Verdünnung zur Inhalation. Der somnolente Zustand der oberwähnten Angina und das Fieber dauerten noch am 15. Dezember, so daß Dr. F. das Kind isolieren wollte. Mir kehrte aber wieder der Mut zurück, als ich sah, daß nur die fehlerhafte Ausführung an dem bisherigen Mißerfolge schuld war, und ich überredete den Kollegen, das Kind auf dem Zimmer zu lassen. Schon am 16. Dezember sank die Temperatur und nach weiteren 2 Tagen war dieselbe bereits apyretisch. Wer will, mag diesen Fall für eine einfache Angina halten — ich kann das Gegenteil nicht beweisen; aber der unparteiische Beobachter muß zugestehen, daß die Provenienz dieser Angina nach kurz vorhergegangenem Scharlach daselbst und das initiale Erbrechen, die Somnolenz sehr dafür sprechen, daß hier eine Scarlatina sine exanthemate vorhanden war. Ich ordnete zugleich ausgiebige Ventilation des Zimmers an, aber die Bettwäsche von dem Anginafalle wurde nicht desinfiziert, und der Verkehr mit den übrigen Kindern, sofern sie zu seinem Bette kamen, nicht beschränkt. Nebstdem erkrankte weiter am 14. Dezember die 21jährige Wärterin (J. Veselá) an einer pseudomembranösen Angina, unter hohem Fieber und verbrachte 14 Tage mit dieser Krankheit (auf der internen Abteilung) zu Bette. Auch die zweite Wärterin, J. Juran (28 Jahre alt) beklagte sich zu dieser Zeit über mäßige Halsbeschwerden, konnte aber den Dienst weiter besorgen. Vom 4. Dezember bis zum 30. Januar wurden in diesem verseuchten Zimmer 10 Säuglinge (bezw. Kinder unter einem Jahre), 37 Kinder zwischen 1 bis 15 Jahren, und 28 Weibspersonen (15 bis 25 Jahre) behandelt (die noch älteren sind nicht gerechnet). Während dieser ganzen Zeit, wo nun die Inhalationen unter meiner Aufsicht vorgenommen wurden, und auch später kam kein einziger Fall von akuten Exanthemen mehr vor. Es möge aber verzeichnet werden, daß hier während dieser Zeit zweimal ein Gesichtserysipel beobachtet wurde, und daß ferner bei einem 2jährigem Kinde unter Fiebererscheinungen eine mit croupähnlichen Symptomen einhergehende Pneumonie auftrat, bei der es mir schien, als ob es larvierte Masern wären.

Mit Rücksicht auf diese vorzüglichen Resultate mehrerer Versuchsserien glaube ich mit noch größerer Berechtigung, als dies in meiner erwähnten Publikation geschah, heute annehmen zu können, daß man in den Desinfektionsinhalationen ein Mittel hat, welches verläßlichen Schutz gegen die Einnistung des Infektionsstoffes der akuten Exantheme im Respirationstrakte gewährt und den Ausbruch der Krankheit verhindert, oder wenigstens den Erfolg hat, daß die eingedrungene Infektion nur eine lokale Reaktion hervorruft und sich nicht zu generalisieren vermag. Ja ich glaube sogar, daß man auch eine bereits weit vorgeschrittene Lokalaffektion von Scharlach oder Masern durch energische Desinfektion coupieren kann. Gleichzeitig mit den Inhalationen muß auch ausgiebige Ventilation eintreten, womöglich eine permanente. Eine Sicherheit über die Richtigkeit dieser, bereits heute sehr wahrscheinlichen Anschauung wird man erst dann erlangen, bis eine größere Reihe von Versuchen gemacht worden sein wird, die unter ebenso ungünstigen hygienischen Verhältnissen, wie es in unserem Spital der Fall war, angestellt werden.

Ich leugne nicht, daß ein viel verläßlicherer und bequemerer Schutz durch die Isolation erreicht wird. Da ich aber überzeugt bin, daß eine ideale, konsequente Isolation sehr selten möglich ist, so halte ich es für das Beste, beides zu vereinigen, d. h. nach der Isolation noch die Desinfektionsinhalationen bei den Kranken und auch den verschont Gebliebenen vorzunehmen. Bei der oben beschriebenen Einrichtung ist dieselbe keineswegs teuer.

Ich bin nun auch überzeugt, daß der positive Erfolg meiner Beobachtungen dafür spricht, daß die Prämisse, deren Richtigkeit heute bloß als wahrscheinlich gilt, daß nämlich die Infektion bei akuten Exanthemen durch den Respirationstrakt stattfindet, tatsächlich richtig war, und ich will in den folgenden Kapiteln dartun, inwiefern dieser Ansicht auch die Pathologie, die Pathogenese der Krankheit entspricht.

Schließlich möge noch bemerkt werden, daß die Erfahrungen auch auf die Therapie der bereits entwickelten Krankheit einen Einfluß haben müssen. Denn man darf sich nicht vorstellen, daß die Invasion der Toxine und der Bakterien bei akuten Exanthemen in einem einzigen Momente geschehe; vielmehr ist wahrscheinlich, daß dies während des ganzen Bestandes der Katarrhalaffektionen statthat, somit noch in den späteren Krankheitsperioden. Und es ist deswegen ganz rationell, daß diese Lokalaffektionen durch energische Desinfektion behandelt werden. Dadurch wird erstens eine Ansteckung der Angehörigen und Wärterinnen (durch Herabsetzung der Virulenz), ferner wird auch das Zunehmen der Intoxikation und Hämotomykose hintangehalten und schließlich auch eine Reihe von lokalen und regionären Komplikationen verhindert (insbesondere die Otitiden mit allen ihren Folgeerscheinungen, und andererseits die Lungenkomplikationen).

Und es bleibt vielleicht nur in den pestähnlich verlaufenden Fällen (Heubner), wo der Tod nach 1—2—3 Tagen eintritt, die durch eine enorme Virulenz des Kontagiums bedingt sind, das oben angegebene Verfahren machtlos, denn bei denselben wird das Individuum nicht von seiten der Lokalaffektionen, sondern vielmehr durch die Intoxikation gefährdet. Hier bleibt das Feld für ein (Schutz-)Serum offen.

Durch diese neue Methode will ich also dasselbe erreichen, was in der Chirurgie durch Einführung der Antisepsis erzielt worden ist. Sowie die chirurgischen Säle früher eine Brutstätte für Eiterkokken und andere gefährliche Mikroben waren, durch welche bei ganz irrelevanten Verletzungen oder Operationen eine tödliche Septikopyämie herbeigeführt wurde, so sind noch viele Kinderspitäler verhängnisvoll für das Leben der Kinder, indem sich dort sehr oft Scharlach und Masern einnisten. Und wie verblüffend die Wirkung der Antisepsis resp. der Asepsis in der Chirurgie ist, so ist auch anzunehmen, daß die Luftreinigung (Ventilation) und Desinfektion des Respirationstraktes ähnliches zur Folge haben wird. „Die Medizin muß chirurgisch werden," prophezeite der große Billroth.

Spezieller Teil.

I. Scharlach.

Ätiologie der Scarlatina.[1]

Im Jahre 1884 wurden durch Loeffler in den Membranen einer Scharlachangina Streptokokken gefunden, die den Kaninchen injiziert, schwer eiterige Arthritiden hervorriefen. Dies wurde auch von Heubner in einem Falle bestätigt. Ein Jahr später konstatierten Fraenkel und Freudenberg bei 3 Fällen in den Lymphdrüsen, der Milz und den Nieren pyogene Streptokokken, sie erklärten dies aber für eine Sekundärinfektion und nicht die Ursache des Scharlachs. Ihr Befund erklärt auch den schweren Verlauf mancher Fälle. Als Invasionspforte, durch die die Streptokokken in den Körper eindringen, bezeichneten sie den Rachen, wo auch das spezifische Scharlachkontagium invadiert.

Crook, Thin kultivierten ebenfalls Streptokokken und halten dieselbe für die Ursache der Krankheit. Dieselbe Ansicht wird von Klein, Smiths eingehalten.

Jamieson und Eddington (1887) fanden im Blute und Epidermisschuppen einen Diplococcus scarlatinae, und zwar im Blute bis zum dritten Fiebertage, in den Schuppen erst nach der dritten Woche. Die Injektion dieser Mikroben ruft bei Kaninchen ein Erythem um die Einstichstelle und Fieber hervor; aus deren Blute und Desquamationen kann man später dieselben Kokken kultivieren. Jamieson sagt, daß die Entwicklung des Fiebers am 2. bis 4. Tage der Biologie dieses von Eddington gefundenen Kokkus entspricht, da sich derselbe nur am 1. bis 3. Tage vorfindet. Nach seinen Angaben ist derselbe 2 bis $5\,\mu \times 0{\cdot}5\,\mu$ groß. Wenn zugleich mit ihm auch Mikrokokken sich kultivieren lassen, dann pflegt das Exanthem und die Desquamation intensiv zu sein. — Die Kommission, die in London diese

[1] Diese Daten sind entnommen aus Virchows Jahresberichten, Schmidts Jahrbüchern und Baumgartens Jahresberichten.

Befunde kontrollierte, fand, daß sich die beschriebenen Kokken zwar oft, aber doch nicht immer im Blut konstatieren lassen, und daß deren Injektion bei Kälbern negativ ausfiel.

Lenhartz (1889) wies im Eiter einer Scharlacharthritis Streptokokken nach, durch welche bei Tieren ein erysipelatoides Exanthem und Tötung erzielt werden konnte. Er hält seine Streptokokken mit denen Fehleisens für identisch, und als Beweis dafür gibt er an, daß Prof. Heubner, dem das betreffende Kind ins Gesicht gehustet hat, an einem von der Nase ausgehenden Erysipel erkrankte. (Heute differenziert man übrigens den Streptokokkus Fehleisens vom gewöhnlichen pyogenen auch nicht mehr.)

Wurtz und Bourge kultivierten aus Anginamembranen neunmal Streptokokken, sechsmal Staphylokokken.

Soerensen (1890) hält für die Ursache des Scharlachs Mikrokokken, die er nicht nur auf der Schleimhaut, sondern auch in den Organen immer konstatieren konnte, und als Beleg dafür führt er an, daß bei Scarlatina chirurgica et puerperalis dieselben Kokken in den regionären Lymphdrüsen zu finden sind. In dem nekrotischen Halsgewebe hat er sie immer konstatiert, auch in den Thromben anderer Organe. Er ist von dem Kausalnexus derselben mit Scharlach überzeugt. Ferner beschreibt er, daß diese Kokken sich gewöhnlich in kurze Ketten vereinigt vorfinden, aber auch in unregelmäßigen Massen. Ihre Dimensionen sind etwas kleiner als die der gewöhnlichen Staphylo- und Streptokokken.

Bourges (1891) konstatierte, daß auch die einfach erythematöse Form der Scharlachangina durch Streptokokken bedingt ist, und er konnte mit denselben immer eine diphtheroide Entzündung der Schleimhaut bei Tauben erzeugen.

Méry und Lovrain (1897) konstatierten ebenfalls Streptokokken.

Sellner (1895) untersuchte auf Widerhofers Klinik in Wien die Scharlachangina bei 103 Fällen, von denen 83 einen leichten Belag bereits bei der Aufnahme aufwiesen, wogegen bei 14 Fällen auch noch später sich der membranöse oder nekrotisierende Charakter einstellte. Er untersuchte immer in den ersten 24 Stunden. In 2 % fand er den Löfflerschen Diphtheriebazillus, 7 mal pseudodiphtherische Bazillen, — sonst aber fast konstant Streptokokken, und daneben häufig auch Staphylokokken.

Pearce (1898) untersuchte 17 Fälle von Scharlach und fand im Blut, in der Leber, Lunge, im Pleuraexsudate und verschiedenen Abszessen nur Streptokokken.

Epidemiologische und klinische Erfahrungen über die Natur des Kontagiums.

Da Scharlach zu den kontagiösen Infektionskrankheiten gezählt wird, so ist dabei implicite auch gemeint, dass der Ansteckungsstoff an den kranken Körper gebunden ist. Das Infektionsagens wird also im Kranken reproduziert, d. h. es vermehrt sich daselbst derart, daß dadurch nicht nur das befallene Individuum bedroht ist, sondern es wird ein größeres oder kleineres Quantum des Ansteckungsstoffes durch Sekretion, Desquamation in die Umgebung verbreitet. Es ist somit selbstverständlich, daß man durch den Verkehr mit Kranken gefährdet ist, und wenn man diesen also meidet, so kann man von der Infektion verschont bleiben. Dies ist aber nur cum grano salis richtig. Denn man kann viele Beweise anführen, daß das Kontagium eine große Tenazität hat und somit lange Zeit in virulentem Zustande auch außerhalb des Körpers existieren kann. Man muß also den Begriff „Kontagiosität" erweitern, insofern man auch eine indirekte Art der Übertragung — durch ein lebendiges (Mensch, Tier) oder nicht lebendiges Medium — zuläßt.

Was die Tenazität des Kontagiums anbelangt, so sind manche einschlägige Angaben in der Tat sehr auffallend, und ich will einige aus Thomas' Monographie[1] citieren: „Murchison hat oft gefunden, daß eine Familie, die ihre infizierte Wohnung verlassen hatte, Monate darauf nach Neubeziehen derselben wieder Scharlachfälle bekam; Benedikt erzählt einen Fall, wo mehrere Kinder unmittelbar nach der Rückkehr in ein Zimmer ergriffen wurden, in welchem zwei Monate vorher sich ein Scharlachtodesfall ereignet hatte, obwohl man dasselbe gründlich gereinigt und gelüftet hatte; Richardson berichtet, daß das Kontagium im Strohdach eines Hauses so fixiert ward, daß noch fünf Monate nach der ersten Erkrankung neue heftige Krankheitsfälle auftraten, sobald Kinder das unter jenem Dache gelegene infizierte Zimmer zu bewohnen anfingen; v. Hildebrands Rock behauptete $1^1/_2$ Jahre hindurch seine Kontagiosität. Nach Prior erkrankten einer Mutter, welche von drei scharlachkranken Kindern zwei verloren hatte, trotz langdauernden Aufenthaltes an einem fremden Orte und Wechsels der Wohnung die übrigen Kinder, nachdem Kleider eines der Verstorbenen in Gebrauch genommen worden waren; Guersent, Hennig und Pyle beobachteten eine Integrität des Kontagiums noch mehrere, Ogle mindestens zehn, Fitzpatrick neun Wochen, nachdem die Erkrankung des ersten Kindes vorüber war. Alle diese Erfahrungen deuten darauf

[1] Ziemssen, Spez. Pathologie u. Therapie. I. 2.

hin, daß das Kontagium kein flüchtiges Gas, sondern ein fester Stoff ist, welcher anderen Gegenständen leicht und fest anhaftet, so daß ihm, vermöge der Kleinheit und Widerstandsfähigkeit seiner Elemente durch die gewöhnlichen Reinigungsmaßregeln schwer beizukommen ist, und der selbst durch langdauernde und energische Lüftung nur unvollkommen entfernt werden kann. Nach Hillier soll dasselbe erst durch Siedehitze zerstört werden, nach Thoresen verträgt es strenge Kälte, ohne seine Lebensfähigkeit einzubüßen."

Eine große Reihe von Erfahrungen über die indirekte Übertragung des Infektionsstoffes bei Scharlach ist in den Amtsberichten über die Epidemie auf den Färöern 1873 bis 1875 enthalten. Aber Jürgensen[1] bezweifelt, daß diese Verbreitungsart eine allzu häufige in der erwähnten Epidemie gewesen wäre, weil die Möglichkeit nicht ausgeschlossen ist, daß manche sich von Kranken, die nur mit einer Scharlachangina (sine exanthemate) ergriffen waren, infiziert haben konnten; denn der Berichterstatter Petersen gibt andernorts selbst an, daß wahrscheinlich viele leichte Erkrankungen (sc. auch die ohne Exanthem) der ärztlichen Aufmerksamkeit entgingen. Und man muß also einräumen, daß es sich nicht immer in solchen Fällen wirklich um eine indirekte Ansteckung handelte. Und für unsere heutigen Zustände ist eine ähnliche Möglichkeit noch viel wahrscheinlicher, weil der Verkehr intensiver ist und es ermöglicht, daß von anderswo die Infektion durch eine exanthemfreie aber doch kranke Person eingeschleppt wird. Man kann also heute, wo die Ätiologie der Krankheit noch nicht gelöst ist (sc. die Biologie des Erregers), alle diese Angaben nicht für ganz verläßlich halten. Trotzdem aber steht fest, daß eine indirekte Übertragung durch Gegenstände oder nichterkrankte Personen stattfinden kann — nur weiß man nicht genau, wie lange die Tenacität des Kontagiums sich halten kann. Es wird allgemein angenommen, daß dieselbe eine viel größere als bei Masern ist. Dieses Moment ist für prophylaktische Zwecke sehr wichtig: während bei Masern keine allzu große Aufmerksamkeit der Wohnungsdesinfektion gewidmet zu werden braucht, wenn nur eine gute Lüftung und gewöhnliche Reinigung vorgenommen wurde, so ist auf diesen Umstand bei Scharlach ein viel größeres Gewicht zu legen. Eine indirekte Übertragung kann also bei Scharlach jedenfalls am meisten dann vorkommen, wenn sie von einem noch Kranken oder bald nach seiner Rekonvaleszenz ausgeht. Sehr oft begegnet man Angaben, daß ein Brief, oder das Spielzeug, welches ärmeren Kindern verschenkt wurde, zum Infektionsträger wird (Richardson, Petersen, Murchison, Mason Good).

[1] Nothnagels Spez. Pathologie u. Therapie. IV. 2.

Im allgemeinen kann man annehmen, daß Gegenstände von rauher Oberfläche viel eher Träger des Ansteckungsstoffes als die glatten sein können, und man muß diesbezüglich somit in erster Linie mit der Wäsche und den Kleidern rechnen (Teppichen, Polstermöbel). Und immer größer wird die Gefahr, wenn es sich um Gegenstände handelt, die der Kranke oft benutzt hat. — Wenn aber auch diejenigen Gegenstände, die der Kranke zwar nicht berührt hat, die aber in seiner Nähe sich befanden, das Kontagium tragen können, so folgt daraus, daß der Ansteckungsstoff aus dem kranken Körper zuerst in die Luft gelangen muß (kann), ehe er sich auf die Umgebung niederläßt. Die Richtigkeit dieser Annahme folgt auch aus noch anderen Erfahrungen: es genügt (obzwar ein solches Ereignis weniger oft als bei Masern vorkommt) manchmal ein kurzer Aufenthalt in der Atmosphäre nahe dem Kranken zur Aufnahme der Krankheitskeime, ohne daß die betreffende Person etwas berührte. Dieser Umstand spricht dafür, daß das Kontagium sich in der Wohnungsluft halten kann, solange es aus dem kranken Körper produziert wird (und auch noch eine Zeitlang darüber), und erst dann senkt sich dasselbe auf die nahestehenden Gegenstände. Laut einigen Beobachtungen scheint es, als ob die Scharlachkeime spezifisch schwerer wären als die der Masern, und daß sie demnach nicht so weit vom Krankenbett und auch nicht so lange schweben können. Dafür spricht der Umstand, daß eine Isolation des Kranken oft auch noch dann einen Erfolg hat, wenn sie in einer Privatwohnung nur halbwegs durchgeführt wird: wenn der Kranke und seine Wärterin sich in einem zweiten Zimmer befinden, so können schon bei diesen ungenügenden Vorkehrungen die übrigen Kinder verschont bleiben, falls der Verkehr verhindert wird. Ferner sind keine Fälle bekannt, daß sich das Kontagium durch die Luft auf größere Entfernung übertragen könnte, wie es bei Masern nachgewiesen ist. Denn das Scharlachkontagium scheint zu schwer zu sein und meiner Ansicht nach ist hier noch der Umstand beteiligt, dass dasselbe aus dem Körper nicht mit so großer Vehemenz, Propulsion exhaliert wird, wie dasjenige der Masern, weil bei Scharlach das Niesen fehlt und der Husten nicht so stark ist. Aber davon später!

Die angegebenen Eigenschaften des Scharlacherregers erklären also, warum im allgemeinen die weitaus größte Mehrzahl der Fälle die Infektion bei direktem oder nahem Verkehr mit Kranken eher sich zuzieht als durch bloßen Aufenthalt im Krankenzimmer, oder indirekt durch Berührung infizierter Gegenstände und dritter Personen. Der Ansteckungsstoff kommt außerhalb seines Produzenten nur in dessen größter Nähe vor und haftet insbesondere jenen Gegenständen an, die dem Kranken nahestehen. Der Bezirk der Ausbreitung des Kontagiums ist also viel beschränkter als bei den Masern.

So gelangen wir zum zweiten Teile unserer Frage: wir wollen jetzt dartun, in welchem Krankheitsstadium die Umgebung am meisten gefährdet ist, ob die ganze Krankheit hindurch oder ob nur in einzelnen ihrer Perioden. Ferner ist zu erwägen, auf welche Art das Infektionsagens in die Umgebung verbreitet, zerstreut wird.

Was den ersten Umstand anbelangt, so sind die Verhältnisse viel komplizierter als bei Masern. Da ich keine eigenen Erfahrungen in dieser Hinsicht habe, so will ich die Anschauungen hervorragender Forscher, soweit mir dieselben zugänglich waren, erwähnen.

Es werden Fälle beschrieben, wo ohne jeden Zweifel die Infektion von einem Kranken, der in der Initialperiode sich befand oder in der Florition stand, ausging (Trousseau, Marson). Indessen scheint dies nicht die Regel zu sein, und es ist wohl Thomas' Einwendung richtig, daß die Isolation in Familien, obwohl erst dann, wenn eine Eruption des Exanthems sich eingestellt hat, angewendet, Erfolg hat; wenn hier, wie bei den Masern, die Ansteckungsfähigkeit die Regel wäre, so könnte der Erfolg nicht eintreten. Laut Erfahrungen des letztgenannten ist die Kontagiosität am größten in der Floritions- und Defloritionsperiode, wo die Kranken sehr große Massen vom Infektionsstoff produzieren, wogegen die allgemeine Annahme über die Gefahr während der Desquamation ihm gar nicht nachgewiesen zu sein scheint. Girard, Volz leugnen überhaupt die Infektiosität der Epithelialabschuppungen.

Vogl, den ich nach Jürgensen citiere, gelangte während einer Epidemie in Münchener Kasernen zur Überzeugung, daß die Infektion bei Scharlach meistens durch direkten Kontakt in der Inkubationsperiode, d. h. 3 bis 5 Tage vor dem Erscheinen der Krankheit, stattfindet.

Jürgensen fügt hinzu: „Die Ansichten der Ärzte gehen darüber weit auseinander, wann der Scharlachkranke für seine Umgebung am gefährlichsten ist. Meist neigt man jetzt der Meinung zu, die erste Zeit sei die bedenklichste, aber es gibt noch genug Anhänger der älteren Lehre, welche die Abschuppungsperiode vorwiegend beschuldigt. So z. B. Hoff nach seinen Beobachtungen auf den Färöern. — Von großer Wichtigkeit wäre es, wenn man den Zeitpunkt bestimmen könnte, wann der krank Gewesene überhaupt nicht mehr den Scharlach übertragen kann, wann er ungefährlich wird. Gewöhnlich sagt man, sobald die Abschuppung vollkommen beendet ist. Und wenn man die Abstoßung der Haut von den Fußsohlen und den Handtellern noch mitrechnet — von einigen wird das für unnötig erachtet — dann ist der Termin lang genug bemessen.“

NEUREUTTER[1] äußert sich, daß „die Infektiosität des Scharlachs über seinen ganzen Verlauf sich erstreckt, am größten ist sie jedoch in der Periode der Desquamation. Dafür spricht die Beobachtung in Spitälern, daß Scharlach bei einem Kranken eher auftritt, wenn in sein Zimmer ein Scharlachkranker, der sich abschuppt, gelegt wird, als einer, der sich in der Initial- oder Eruptionsperiode befindet. Es scheint also, als ob das Gift in den Hautschuppen enthalten wäre, so wie es bei Pocken in deren Schorf ist, aber nur in geringerem Grade. Gewöhnlich kann man nicht die direkte Infektion nachweisen und sagt dann, daß sie indirekt entstand, und zwar durch Wäsche, Kleider, Spielzeug, Personen u. a.“

Man sieht aus dieser kurzen Auslese, daß die Ansichten fast diametral divergieren, und man könnte dies vielleicht teilweise so erklären, daß die Scharlachinfektiosität während der ganzen Krankheitsdauer besteht, und einmal wegen stärkerer Exhalation bei schwerer Angina eher die Initialperiode die Umgebung gefährdet, wogegen das andere Mal wegen verschiedener äußerer Bedingungen die Übertragung der Ansteckung durch Epidermisschuppen mehr zur Geltung kommt. Im ganzen muß man jedoch gestehen, daß die Sache noch nicht klargelegt ist.

Soviel ist sicher, daß die Prophylaxe beide Momente ausnützen muß, wie wir später dartun wollen: man muß also den Kranken in allen ihren Krankheitsperioden ausweichen, weil das Infektionsagens einmal in den Exhalationen, das andere Mal in den Abschuppungen enthalten sein kann. Dadurch will ich natürlich nicht sagen, daß die Krankheitserreger nur im Respirationstrakte oder Schlunde und in der Haut enthalten wären (auch ist noch zu bemerken, daß beides nicht zu gleicher Zeit stattfindet — sondern anfangs geht die Gefahr von den Exhalationen, später von den Abschuppungen aus), sondern es ist schon laut des Begriffes einer Allgemeininfektion anzunehmen, daß dieselben im ganzen Körper sich vorfinden müssen. Davon aber später das Nähere.

Das Infektionsagens kann somit seine **Virulenz** im kranken Körper über die ganze Krankheit aufrecht halten, nur weiß man nicht, ob dieselbe eine gleiche bleibt, oder abnimmt, vielleicht auch zunimmt. Es scheint mir wahrscheinlicher zu sein, daß die Virulenz mit dem Verlaufe des Scharlachs immer abnimmt — damit will ich aber nicht sagen, daß sich die Infektionsgefahr ebenso vermindert. Denn bei dieser spielt nich nur die Virulenz mit, sondern auch eine Reihe von äußeren Umständen: Die Propagation der Keime ist in allen Perioden

[1] EISELT, Spec. Pathologie a Therapie. I. 1878.

eine andere, der Verkehr ebenfalls (während der Abschuppung geht Patient bereits herum) etc.

Wollen wir unsere Aufmerksamkeit jetzt der Auseinandersetzung der Bedingungen widmen, die die Entstehung von Epidemien erklären. Ich will hierher zuerst die Worte NEUREUTTERS[1] setzen: „Für den praktischen Arzt hat eine besondere Bedeutung der Umstand, daß Anginen, Phlegmonen, Diphtherien auffallend häufig eine Zeitlang beobachtet werden, bevor sich eine Scharlachepidemie entwickelt. Während des Bestehens einer solchen sieht man widerum Anginen besonders bei Erwachsenen, dann sehr oft Diphtherie und das Wochenbettfieber. Nach der Beendigung der Epidemie zeichnet sich keine von diesen Erkrankungen durch Häufigkeit aus." Den Charakter der Epidemien beschreibt derselbe Autor folgendermaßen: „Die Scharlachepidemien sind im ganzen nicht so häufig und zeichnen sich im Gegensatze zu Masern und Pocken dadurch aus, daß ihr Verlauf sehr langsam und schwankend ist. Es ist nämlich allgemein bekannt, daß einzelne Scharlachfälle längere Zeit aufzutreten pflegen, bevor es zur epidemischen Verbreitung kommt. Wenn die Epidemie ihr Maximum erreicht, so bleibt sie nicht wie Masern eine Zeitlang gleich hoch stehen, sondern sie sinkt und steigt wiederum. Diese Schwankungen dauern eine Zeitlang, dann kommt die Zeit, wo die Epidemie allmählich abzunehmen anfängt und sie endigt wieder mit vereinzelten, sporadischen Fällen. In großen Städten pflegt Scharlach endemisch zu sein, in anderen ist die Rückkehr der Epidemien ganz unregelmäßig. Scharlach kann in jeder Jahreszeit ausbrechen, am liebsten noch im Frühjahr und Herbst. Eine jede Epidemie hat einen eigentümlichen Charakter, indem sie sich durch gewisse Symptome und Komplikationen auszeichnet. Davon kommt es, daß es keine Krankheit gibt, deren einzelne Epidemie, was die Sonderbarkeit anbelangt, so veränderlich wäre wie Scharlach. Deshalb ist die Epidemie bald leicht, bald schwer, dann wieder anfangs leicht und später schwer und umgekehrt."

Es hat mich immer die Behauptung NEUREUTTERS interessiert, daß vor den Scharlachepidemien und während ihres Bestehens eine Menge von Anginen und Eiterungen beobachtet werden soll. Diese Tatsache hätte dann auf die Ätiologiefrage einen Einfluß und sie hat auch einen Zusammenhang mit der Disposition zu Scharlach. Wie wir später dartun wollen, so behauptet man, daß die allgemeine Disposition für Scharlach keineswegs eine so regelmäßige Erscheinung ist, wie bei den Masern. Die Zahlen aus den Färöern sind in dieser Hinsicht markant:

[1] EISELT, a. a. O. Unter Diphtherie ist wohl in jener Zeit (1878) eine membranöse Angina überhaupt gemeint worden.

wogegen (bei der Stadtbevölkerung) durch Masern in der früheren Epidemie 99 % Leute erkrankten, so wurden vom Scharlach nur 38 % der Bevölkerung befallen. Diese Erscheinung war mir deswegen auffallend, weil Scharlach durchschnittlich einen viel schwereren Charakter hat als die Masern (damals auf den Färöern war es freilich umgekehrt). Wenn also der Scharlacherreger in einzelnen Fällen mehr am Leben gefährdet als Masern, so könnte man glauben, daß im allgemeinen, in den Epidemien dasselbe Verhältnis eintreten sollte. Ich will also soviel sagen, daß mir das Verhältnis 99:38 nicht ohne Bedenken annehmbar zu sein scheint. Und da gab mir Neureutters Beobachtung einen Schlüssel zu einer gewissen Erklärung dieser Sache. Ich glaube nämlich, daß in den Epidemiebeschreibungen nie und nirgends das wahre Bild der Verbreitung des Scharlachkontagiums dargestellt sein kann; denn, wenn es sich um amtliche Infektionsanzeigen handelt, so werden nach der gewöhnlichen Paxis nur die mit Exanthem befallenen Fälle gemeldet, und die exanthemfreien außer acht gelassen. Heute kann man übrigens auch nichts anderes verlangen; die Scharlachdefinition muß derart präzisiert und beschränkt sein, weil die Bakteriologie unbekannt und die klinische Diagnose der exanthemfreien Fälle nicht immer möglich ist. Aber ich bin überzeugt, daß diese Zahlen ganz anders ausschauen werden, wenn man sämtliche Anginen, besonders bei Erwachsenen, während der Epidemien als scarlatinöse wird differenzieren können.

Eine schöne Illustration dazu scheint mir meine folgende Beobachtung zu sein. In einem Brünner Mädchenpensionate trat im Oktober 1901 ein Scharlachfall auf, dessen Provenienz folgende war: im großen Zimmer, wo sich derselbe ereignete, wohnten 6 Mädchen von 15 bis 18 Jahren. Vom 1. Oktober bis zum 20. machten alle von ihnen nacheinander eine Angina durch, wie aus folgendem ersichtlich ist:

1. E. K., 18 Jahre alt, erkrankte am 1. Oktober an einer leichten Angina (37·8°). Sie war noch nie scharlachkrank und gab an, daß sie im Pensionate von ihrem Bruder öfters besucht wurde, der in Proßnitz, wo Scharlach herrschte, in einer öffentlichen Waschanstalt beschäftigt war.

2. J. T., 16 Jahre alt, die früher Scharlach und Diphtherie durchgemacht, erkrankte am 8. Oktober an tonsillärer Angina (37·8 bis 39·5°), welche 6 Tage lang dauerte. Sie verkehrte mit keinem Scharlachkranken.

3. D. P., 15 Jahre alt, die bereits Morbillen durchmachte, wurde am 10. Oktober von einer heftigen Angina tonsillaris mit leichtem Belage befallen (38 bis 39·6°). Die Krankheit dauerte 12 Tage lang, und war die schlimmste von allen übrigen. Die Kranke gab an, daß in ihrer Heimat, von wo ihr die Wäsche geschickt wurde, gerade eine Scharlachepidemie herrschte.

4. F. D., 17 Jahre alt, hatte früher Diphtherie, später Scharlach überstanden. Sie erkrankte am 15. Oktober an einer stark membranösen Angina (38·1 bis 39·6°).

Die Krankheit dauerte 6 Tage. Außer dem Verkehr mit den übrigen Mädchen gab sie keinen kausalen Moment an.

5. C. M., 15 Jahre alt, Diphtherie und Masern durchgemacht, erkrankte am 15. Oktober an schwacher Angina (Maximum 37·8°) von 3tägiger Dauer.

6. Z. Ch., 16 Jahre alt, welche nie krank gewesen war, und die außer ihren Kameradinnen im Pensionate mit sonst niemand verkehrte (seit dem Eintritte in das Pensionat 5 Wochen), erkrankte nun am 20. Oktober an geringer Angina (37·8°), welche binnen 3 Tagen sich verschlimmerte, die Temperatur stieg maximal auf 38·5° und erst am 3. Krankheitstage erschien ein Scharlachexanthem auf der Brust und den Händen, tags nachher auf dem ganzen Körper. Sie wurde ins Spital überführt, wo die Krankheit leichten Verlauf nahm und mit typischer Desquamation Ende November endete.

Ich kann nicht gut erklären, wie dieser Fall von Scharlach seinen Ursprung nahm. Entweder war es der erste Fall E. K., der die ganze Reihe von Anginen hervorrief, oder erst der dritte — D. P. — war spezifisch. Ich kann auch nicht entscheiden, ob in das Pensionat eine a priori scarlatinöse Infektion eingeschleppt wurde, welche anfangs weniger virulent — erst später sich steigerte, derart, daß der ganze Syndrom vom Scharlach resultierte. Ich will schließlich auch nicht die Möglichkeit diskutieren, welche auf der Annahme basiert, daß Scharlach eine Streptomykose ist, die erst durch eine gewisse Virulenzmodifikation in Scharlach ausarten kann (dann wäre wahrhaftig die ganze Reihe von Anginen förmlich eine Passage der Keime durch mehrere menschliche Organismen, und nach jeder Passage würde sich die Virulenz steigern, bis zuletzt daraus ein Scharlach resultieren würde). Aber das Eine sehe ich wenigstens in dieser Reihe von Erkrankungen, daß dem Scharlach mehrere Anginen vorausgingen, ganz in der Weise, wie es Neureutter beschrieb. Und man kann die Möglichkeit nicht in Abrede stellen, daß wenigstens einige von diesen Anginen eine spezifische Scharlacherkrankung ohne Exanthem darstellten, weil man sonst den letzten Fall von Scharlach mit Exanthem gar nicht erklären könnte. In der Schule kam keine derartige Erkrankung vor und das Mädchen verkehrte sonst mit niemand außerhalb des Pensionats.

Es ist also mit Recht anzunehmen, daß auch während der großen Epidemien ein analoger Sachverhalt vorhanden ist, und man muß vielleicht dann alle Anginen in Rechnung ziehen. Übrigens constatierte Hoff selbst, daß außer den 38 % Ergriffenen, die dem Arzte gemeldet wurden, wahrscheinlich eine nicht gerade kleine Zahl von leichteren Erkrankungen der ärztlichen Aufmerksamkeit sich entzog. Nach alledem scheint es, daß die Scharlachdisposition viel höher ist, als die Ziffer 38 % bezeichnet; man müßte nur besser die exanthemfreien Fälle kontrollieren. Ein statistischer Beweis wird vielleicht erst dann möglich (?) sein, bis man die bakteriologische Kontrolle wird ausführen können. (Wenn es sich aber zeigen sollte, daß Scharlach durch Streptokokken bedingt ist, so wird auch dieser Nachweis unmöglich, weil Streptokokken im Rachen immer vorhanden sind.)

Treten wir nun näher an die Charakteristik der Epidemien und erwägen wir, welchen Einfluß die Jahreszeit auf ihre Entwickelung und Kulmination hat.

Hirsch stellte 435 Epidemien von Scharlach nach ihrem Entstehungsdatum zusammen[1]:

Im Herbst	29·5 %
Winter	24·7 %
Frühjahr	21·8 %
Sommer	24·0 %.

Gutmann[1] fand, daß von 390 Epidemien 100 im Herbst, 120 im Winter, 80 im Frühjahr, 90 im Sommer angefangen haben.

Johanessen[1] rechnet unter 52 Epidemien 42·3 % auf Herbst, 25 % auf Winter, 17·3 % auf Frühjahr, 15·4 % auf Sommer.

Und was die Kulmination anbelangt, so fand derselbe Autor, daß im Herbst 13 mal, im Winter 25 mal, Frühjahr 7 mal, Sommer 6 mal das Maximum vorhanden ist.

Wenn man diese Daten mit denen bei Masern vergleicht, so sind sie ziemlich ähnlich. Der Unterschied bezieht sich auf die Kulmination: Masern breiten sich augenblicklich über die ganze Gemeinde aus und kulminieren somit gleich am Anfange der Epidemie, wogegen Scharlach, wie wir bereits mit Neureutter's Worten dargetan haben, allmählich sich zu verbreiten und ebenso auch zu verschwinden pflegt. Trotzdem ist es sicher, daß in der kalten Jahreszeit Scharlach viel häufiger auftritt als in den warmen Monaten. Aber man darf daraus nicht deduzieren, daß die niedrige Temperatur die direkte Ursache dieser Erscheinung ist, weil es viel wahrscheinlicher ist, daß die Lebensverhältnisse hier die größte Rolle spielen. Im Herbst und Winter halten sich die Leute viel mehr zu Hause, überfüllen die Wohnung und bei schlechter Ventilation ist der Boden für Bakterien frisch gemacht. Auf die Sommerzeit fallen übrigens auch überall die Schulferien, und dieses Moment ist für Epidemieentwicklung ebenfalls wichtig, wie es Johanessen mit Recht betont. Denn da kommen die Kinder weniger zusammen und zerstreuen sich auch auf das Land.

Auf ein besonderes Moment macht Johanessen aufmerksam bei der Besprechung der Epidemien in Norwegen. Er konstatierte ein Übereinstimmen zwischen der Scharlachverbreitung und Jahren, wo in

[1] Johanessen, Die epidem. Verbreitung des Scharlachfiebers in Norwegen.

der Natur eine auffallende Vermehrung einzelner Tiergattungen (spez. der Lemminge) beobachtet wurde. Und er sagt, daß man annehmen kann, daß das Kontagium als ein organischer Stoff wohl ebenfalls den Natureinflüssen, wie alles Lebende überhaupt unterliegt. Und wenn also die Natur einmal Verhältnisse schafft, die für die Vermehrung einiger Organismen günstig sind, so könnte man dafür halten, daß auch die einzelnen Krankheitserreger unter günstigen meteorologischen Umständen sich mehr verbreiten. Und vielleicht basiert auch die Periodizität der Epidemien gerade auf diesen unbekannten Naturerscheinungen.

Ob schließlich die Entwickelung einer Epidemie durch die Lage der Stadt, ihren Untergrund, die Bodenfeuchtigkeit unterstützt wird, das ist nicht nachgewiesen.

Es ist aber noch die Ansicht, welche besonders in England propagiert wird, zu erwähnen, ob die Kuhmilch Ursache von Epidemie werden kann. Diese Erscheinung wird auf zweierlei Weise erklärt. Gewöhnlich so, daß die Milchproduzenten (selbst, oder ihre Familien) scharlachkrank sind, und da konnten beim Melken die Infektionsstoffe in die Milch gelangen. So erklärt wenigstens Dornblüth[1] eine kleine Epidemie von 36 Fällen in Rostock, wo nur einzelne Gassen ergriffen wurden, und wo der Nachweis gelang, daß nur diejenigen erkrankten, die aus einer verseuchten Landmolkerei die Milch kauften. Dornblüth gibt an, das wenigstens die ersten Fälle dieser Epidemie durch die Milch verursacht waren, und nicht durch Berührung mit der Person der Verkäufer. Ähnliche Beobachtungen werden in großer Zahl besonders in der englischen Literatur zitiert, und dort findet man auch die Vermutung ausgesprochen, daß manchmal die Kuh an wahrem Scharlach erkranken kann, ohne daß die Melker bei der Infektion beteiligt wären. Diese Vermutung ist aber nicht bewiesen.

Im ganzen kann man dafür halten, daß in der größten Zahl dieser Fälle die Schuld eher die Verkäufer als die Milch selbst hat. Viele von ihnen waren erwiesenermaßen scharlachkrank, und es ist möglich, daß sie bei Übergabe der Milchgefäße die Infektion in die Wohnung entweder mittels dieser Gegenstände oder durch ihre Katarrhalaffektion eingeschleppt haben. Diese Meinung scheint mir aus dem Grunde wahrscheinlicher zu sein, weil die Milch doch in der weitaus größten Mehrzahl gekocht wird, und man sie dann nicht mehr beschuldigen kann. Viel eher sind sodann die äußeren Umstände schuld. Nichtsdestoweniger scheint in dem erwähnten Rostocker Fall die Beobachtung richtig zu sein, weil nur diejenigen erkrankten, welche die infizierte

[1] Jahrbuch für Kinderheilkunde. Bd. 36 (nach Jürgensen).

Milch in ungekochtem Zustande verzehrten, wogegen die übrigen Familien (in demselben Hause) verschont blieben.

Es ist gar nicht bekannt, worin die Ursache der verschiedenen Intensität der Epidemien nicht nur in Betreff der Qualität der Fälle, sondern auch der Quantität, zu suchen ist. Als SYDENHAM zum ersten Male Scharlach als eine Erkrankung sui generis beschrieb, fügte er hinzu, daß ihr Verlauf so leicht ist, daß sie kaum den Namen einer Krankheit verdient. Aber gleich einige Jahre später kam eine Epidemie, die von MORTON als eine schreckliche geschildert wird. Und HIRSCH gibt an, daß die Lethalität bei Scharlach zwischen 3 bis 30 % schwanken kann. TROUSSEAU äußerte sich, daß er bei seinen Patienten nie einen Todesfall erlebte. THOMAS sagt: „Daß dieser, so verschiedene Charakter der Epidemien Folge lokaler und nicht, wie früher vielfach behauptet wurde, atmosphärischer Verhältnisse ist, geht auch aus dem Umstande hervor, daß das Scharlach gleichzeitig benachbarte Orte in milder und in bösartiger Weise heimsuchen kann. So gedenkt STIEBEL der Frankfurter Epidemie von 1816 als einer der leichtesten, während dieselbe von KOPP im benachbarten Hanau als eine der schlimmsten beschrieben wird.“

Trotzdem kann man besonders bei pandemischer Verbreitung der Krankheit den Gedanken fassen, daß an der Verbreitung von Scharlach auch Naturverhältnisse partizipieren. Welche — das weiß man nicht.

Über Disposition und Immunität.

Bei der Scharlachdisposition hat das erste Wort das Alter. Mögen hier einige einschlägige Zahlen angegeben werden. Zuerst die Statistik von MURCHISON (nach THOMAS).

Unter 1 Jahr .	9 999	unter 5 Jahre	. 95 070
1 bis 2 Jahre	. 20 975	5 bis 15 „	. 47 267
2 „ 3 „	. 23 842	15 „ 25 „	3 871
3 „ 4 „	. 22 528	25 „ 35 „	1 306
4 „ 5 „	. 17 726	35 „ 45 „	671
5 „ 10 „	. 38 591	45 „ 55 „	331
10 „ 15 „	8 676	55 „ 100 „	313

Es waren also:

63·87 % der Kranken weniger als 5 Jahre alt, oder
89·8 % war unter 10 Jahre und
95·63 % war unter 15 Jahre, wogegen nur
1·75 % über 25 Jahre alt war.

JOHANESSENS Statistik über das Scharlachfieber in Norwegen führt an, daß 90·2 % Kinder unter 15 Jahren betrafen, und 9·8 % Leute älter als 15 Jahre.

Tripe gibt an (nach Johanessen), daß in England unter 1000 Fällen durchschnittlich 962 oder 96·2 % Kinder unter 15 Jahren sind, und daß nur 3·8 % das höhere Alter betreffen.

Aus diesen Daten geht hervor, das man den Scharlach unter die Kinderkrankheiten zu zählen hat, da nur 3·8 % bis 9·8 % Leute, die älter als 15 Jahre sind, betreffen. Ausnahmsweise sind einige Epidemien verzeichnet, wo das Altersverhältnis nicht ein solches war, sondern die Erwachsenen fast gleich häufig erkrankten wie Kinder; Zangerle (Württemberg) führt sogar eine Epidemie an, wo mehr Erwachsene als Kinder betroffen waren. Und es möge mir erlaubt sein hinzuzufügen, daß in der Zukunft, wenn alle spezifischen Anginen (Scarlatina sine exanthemate) gerechnet werden können, die Altersverhältnisse auch im allgemeinen Durchschnitte etwas anders sich gestalten werden. Soviel bleibt aber zu erwarten, daß das Kindesalter immer prävalieren wird, solange keine Immunisation erfunden wird; denn Kinder repräsentieren Individuen, die bisher noch nicht durch frühere Erkrankung geschützt sind und nebstdem haben sie auch mehr Gelegenheit (in der Schule) zur Ansteckung.

Man kann also einen gewissen Einfluß des Alters auf Disposition nicht leugnen, es steht aber zu erwarten, daß durch eventuelle Immunisation die Verhältnisse sich umgestalten werden, wie es bei der Variola geschah.

Es wird behauptet, daß einige Familien eine größere Scharlachdisposition besitzen, einige wiederum eine auffallend kleine. Im ersten Falle erkranken nicht nur alle Mitglieder, sondern die Krankheit erhält auch einen außerordentlich schweren Charakter — im zweiten wird wiederum nur ein einziges Kind einer mehrköpfigen Familie betroffen, und nebstdem ist seine Erkrankung eine sehr leichte (ich meine dabei nur solche Familien, deren Kinder noch nicht immunisiert, erkrankt waren). Die Familienhistorien können manchmal sehr tragisch werden, wenn die Mortalität der Epidemie und ihr Charakter ein schwerer ist. Man weiß aber wieder nicht, ob dabei innerliche Momente (der Mangel an Immunität) oder äußerliche Ursachen (soziale Wohnungsverhältnisse) in Wirkung treten.

Was nun speziell diese äußeren Verhältnisse bei der Disposition anbelangt, so muß man gestehen, daß etwas Bestimmtes noch nicht nachgewiesen wurde. Nur soviel wird allgemein zugegeben, daß in den ärmeren Volksschichten mehr Erkrankungen als bei Reicheren vorkommen. Man muß vermuten, daß dabei nicht so sehr der Ernährungsunterschied als die Wohnungsverhältnisse und die Lebensweise im Spiele sind. Die höhere Lethalität bei den Ärmeren ist aber noch kein Beweis dafür, daß die Wohnung schuld daran wäre, denn es ist anzunehmen, daß eine bessere und rechtzeitig vorgenommene Behandlung und Wartung bei den vermögenden Volksschichten die Zahl der Todesfälle verringert. Nur in Bezug auf die höhere Scharlachmorbidität der Armen ist dafürzuhalten, daß die mangelhafte Wohnungshygiene (Überfüllung und schlechte Lüftung der Wohnung) das Einbürgern des Kontagiums unterstützt. Auch die minder reinliche Lebensweise trägt viel dazu bei, daß hier die Konzentration der Keime gesteigert wird.

Eine bedeutende Wichtigkeit weisen die Dispositionsverhältnisse des Schulalters auf. Wenn man die obigen (MURCHISONS) Zusammenstellungen beachtet, so findet man zwar, daß die noch nicht schulpflichtigen Kinder mit einem größeren Prozent partizipieren, als die Schulkinder — daraus kann man aber nicht schließen, daß die Schuld der Schule an Epidemiewachstum zu bezweifeln ist. Alle Autoren stimmen überein, daß derselben die meiste Schuld beizuzählen ist. Man muß sich also die Sache derart erklären, daß die Schulkinder viel eher die Infektion sich zuziehen können, und sie werden dann die Träger, welche das Kontagium ihren kleineren Geschwistern nach Hause bringen. Auf welche Weise die Schule die Ansteckung vermittelt, wird in dem betreffenden Abschnitt näher dargetan werden. (Siehe über Prophylaxe in der Schule.) Hier möge nur soviel bemerkt werden, daß die Krankheit in die Schule durch ein im Initialstadium des Scharlachs befindliches Kind oder durch einen desquamierenden Rekonvaleszenten eingeschleppt werden kann. Die mittlere exanthematische Periode wird gewöhnlich erkannt und das Kind nach Hause geschickt, wenn es nicht schon durch den schweren Allgemeinzustand selbst genötigt war, zu Hause zu bleiben. Daß die Schwangerschaft sich durch erhöhte Disposition auszeichnen sollte, das erscheint keineswegs begründet zu sein, und TROUSSEAU, SENN u. a. bekämpften schon vor langer Zeit diese Idee. Bei den Wöchnerinnen waren es wohl verschiedene septische Zustände, die eine Verwechslung mit Scharlach herbeiführen konnten.

Etwas auffallender ist die Erfahrung, daß Säuglinge in den ersten 6 Monaten außerordentlich selten von Scharlach betroffen werden. Es ist sehr schwer herauszufinden, worin man diese herabgesetzte Disposition suchen soll. Es scheint, daß die Säuglinge überhaupt weniger einer Ansteckung ausgesetzt werden, weil sie zumeist nur mit der Mutter in Verkehr kommen, und wenn auch ältere Geschwister einmal die Infektion nach Hause bringen, so legen sie sich selbst ins Bett, und es bleibt der Kontakt mit dem Kleinsten wieder aus. Manche Autoren lassen aber trotzdem innerliche Momente zu, daß nämlich bei Säuglingen die Disposition herabgesetzt sein soll. Die Sache ist also noch unaufgeklärt.

Heutzutage noch mit einer Scharlachdisposition der Verletzten, Operierten und Gebärenden zu rechnen, erscheint unmöglich, da man die Scarlatina chirurgica und puerperalis nicht mehr kennt. Diese Krankheit verschwand mit der Einführung der Antisepsis. Wenn die früheren Beobachtungen richtig waren (obzwar dasselbe von manchen bezweifelt wird, die es durch ein septisches Exanthem erklären), so mußte man daraus deduzieren, daß Scharlach eine modifizierte Infektion mit Streptococcus pyogenes ist. Es ist anzunehmen, daß damals die Kokken in verschiedener Virulenz existierten und daß die Verunreinigung der Wunden einmal zur Sepsis (so wie man dieses Wort heute versteht) führte, das zweitemal zum Wundscharlach. Ein richtiges Urteil darüber auszusprechen, ist kaum möglich. Die obigen Worte sind nur eine Hypothese.

Eine angeborene Immunität ist bei Scharlach ein häufigeres Ereignis als bei anderen Exanthemen. Wir haben bereits Hoffs Angaben erwähnt, daß auf den Färöern die Maserndisposition in 99% der Bewohner vorhanden war, wogegen an Scharlach nur 38% erkrankt sein sollten. Dieses Verhältnis wird gewöhnlich dadurch erklärt, daß die Immunität mit zunehmendem Alter wächst, sodaß meist nur Kinder betroffen werden. Aber andererseits muß man erwähnen, daß Hoff selbst die Möglichkeit einräumt, daß viele leichte Fälle sich der ärztlichen Beobachtung entzogen haben. Und meiner Meinung nach geschieht dies auch heutzutage in einer Zahl, die vielleicht viel größer ist, als man vermuten würde. Man beobachtet z. B. in einer Familie, daß die Kinder an Scharlach erkranken, die Mutter an einer schweren Angina — und es ist sehr wahrscheinlich, daß ähnliche Fälle als Scarlatina sine exanthemate aufzufassen sind. Dieselben können auch Leute betreffen, in deren Familie kein Scharlach vorhanden ist, die sich aber anderwärts infizierten. Und ich glaube deshalb, daß die Disposition zur Scharlacherkrankung eine viel größere ist, nur darf man sich bei der Statistik nicht auf die mit Exanthem behafteten Fälle beschränken, sondern sollte auch die suspecten Anginen mitrechnen. Heutzutage ist aber dieses Vorgehen noch nicht ganz gut möglich, da die bakteriologische Differenzierung noch nicht entdeckt wurde.

Die erworbene Immunität entsteht nach einmaligem Überstehen des Scharlachs. Dieselbe gilt als eine so regelmäßige Erscheinung, daß nur außerordentlich selten Ausnahmen vorkommen sollen. Thomas gibt an, daß es ihm gelang, in der Literatur nur 200 Fälle von zweimaliger Erkrankung und einige, die noch mehrmals ergriffen wurden, zu sammeln. Wenn man aber je Angaben über mehrmalige Erkrankung findet, so basieren dieselben meist nur auf den Aussagen der Kranken, und es ist nicht ausgeschlossen, daß das erstere Exanthem ein ganz anderes war; es geschieht meist mit Rubeola eine Verwechslung, denn dieselbe wurde bis zur Zeit THOMAS nur für eine Scharlachvarietät gehalten. Derselbe Autor gibt des weiteren an, daß diejenigen, welche Scharlach einmal überstanden haben, in späteren Epidemien von einer mehr oder minder intensiven Angina ohne Hautexanthem betroffen werden können, daß aber trotzdem nachher eine Desquamation beobachtet werden kann. THOMAS selbst hegt Zweifel darüber, ob in Anbetracht dieses Umstandes die Erwerbung einer Immunität für eine fast ausnahmslose Regel gelten könne; jedenfalls sind solche Anginen sehr verdächtig, und man müßte dann die Sache derart präzisieren, daß ein Wiederholen des ganzen Syndroms der Scharlachsymptome (einschließlich des Exanthems) eine Seltenheit ist.

MAISELIS[1] glaubt, daß die durch einmalige Erkrankung erworbene Immunität in der Regel keineswegs dauerhaft ist, sondern so temporär, wie man es auch bei der Vaccination findet. In seiner Tabelle der aus der Literatur gesammelten Fälle befinden sich 144 zum zweitenmal an Scharlach Erkrankte, zum drittenmal und 3 noch öfter Ergriffene. Zum Schlusse sagt er: „Mit Bezug darauf, daß bei Ärzten und Laien die Überzeugung herrscht, daß man Infektionsprozesse nur einmal im Leben durchmacht, pflegt die Diagnose einer zweitmaligen Erkrankung schwieriger zu sein, und da auch nicht vorauszusetzen ist, daß alle diesbezüglichen Fälle publiziert wurden, so kommt man zur Überzeugung, daß eine wiederholte Erkrankung an einer Infektionskrankheit (die Abhandlung betrifft Variola, Masern, Scharlach, Darmtyphus, Cholera) keineswegs selten ist. Dadurch ist erwiesen, daß es eine gewisse Analogie zwischen der angeborenen und erworbenen Immunität auch hinsichtlich ihrer Dauer gibt."

Trotzdem ich keine eigenen Erfahrungen in dieser Angelegenheit besitze, so kann ich doch nicht schweigend übergehen, daß mir die Frage über die Erwerbung der Scharlachimmunität insofern zweifelhaft erscheint, weil ich das Hautexanthem nicht für einen unbedingt notwendigen Krankheitsteil halte, und daß also im Leben sehr viele spezifisch scarlatinöse Anginen ihrem Nachweise entgehen. Ich möchte die Sache also folgendermaßen präzisieren: Durch einmaliges Überstehen des Scharlachs erreicht man manchmal eine absolute und zugleich dauernde Immunität, manchmal aber nur eine relative (dauernde) Immunität. Vielleicht gibt es auch Fälle von absoluter temporärer und relativer temporärer Immunität.) Unter absoluter Immunität versteht man soviel, daß das betreffende Individuum gegen die Krankheit überhaupt gefeit ist (also nicht nur gegen das Exanthem, sondern auch gegen Angina ohne

[1] VIRCHOWS Archiv. Bd. 137.

Exanthem), wogegen eine relative Immunität soviel bedeutet, daß der Betreffende nur von einer Angina, aber ohne Exanthem, befallen werden kann. Denn es ist wohl anzunehmen, daß die exanthemfreien Fälle gewissermaßen rudimentäres Scharlach repräsentieren, eine Erkrankung, die durch Gegenwart verschiedener Schutzstoffe im Organismus gemildert wird und ihre volle Virulenz nicht entwickeln kann. Ich glaube also auch, daß Scharlach nicht immer eine absolute Immunität hinterläßt, daß aber schon dieser teilweise Gewinn sehr wertvoll ist, gerade so, wie bei der Vaccination als ein Vorzug derselben hervorgehoben wird, daß die Variola, wenn sie auch nicht vollkommen verhindert wird, doch dann einen minder gefährlichen Charakter hat (Varioloid.)

Die Pathogenese des Scharlachs.

Um nachzuweisen, daß Scharlach eine allgemeine Infektionskrankheit (Hämatomykose) ist, müssen wir zuerst die Tatsachen erwähnen, welche beweisen, daß im Blute das Infektionsagens oder seine Produkte enthalten sind. Erst dann wollen wir die Frage zu lösen versuchen, von wo das Virus in den Blutkreislauf eindringt, was für die Zwecke der Prophylaxe der wichtigste Umstand ist, und zugleich werden wir prüfen, ob die Pathologie (der Verlauf der Symptome und die Komplikationen) der Krankheit im Einklange mit der gefundenen Art der Invasion sich befindet.

Daß im Scharlachblute Ansteckungsstoffe vorhanden sind, wurde bisher — mangels bakteriologischen Nachweises — aus zweierlei Erfahrungen deduziert: aus den Inokulationsversuchen und aus der intrauterinen Übertragung auf den Fötus.

Die Blutinokulation wurde in früheren Zeiten öfters zu dem Zwecke ausgeführt, um wie bei der damals gepflogenen Variolisation eine leichte Scharlacherkrankung hervorzurufen, welche dem Individuum eine Immunität gegen schwere Scharlachinfektion hinterlassen sollte. Aber der Versuch mißlang insoferne, als die hervorgerufene Krankheit nicht immer eine leichte Form hatte. Die Versuche beweisen, daß im Blute das Contagium enthalten ist. Es wurden auch Tierexperimente in dieser Hinsicht ausgeführt. Coze und Feltz injizierten 66 mal den Kaninchen menschliches Scharlachblut und es gingen 62 Tiere unter Fiebererscheinungen zugrunde, wogegen nur 4 genasen — ein Beweis, daß im Blute virulenter Infektionsstoff sich befand. Auch Riess hat eine Versuchsserie an Kaninchen mit Erfolg gemacht.

Viel schwieriger kann man den Beweis führen auf Grund einer Übertragung des Scharlachs von der kranken Mutter auf den Fötus. Ein Hindernis entsteht dabei durch den unbestimmten Charakter der

Haut des Neugeborenen, denn eine Rötung und später folgende Desquamation derselben gehören zu den Normalerscheinungen, sodaß die Diagnose schwer ist. Es ist aber auch z. B. durch MURCHISON nachgewiesen worden, daß ein von einer Scharlachkranken geborenes Kind frei von der Erkrankung sein kann. Nebstdem sind oft die Angaben über angeborenen Scharlach sehr unzuverlässig. So gibt z. B. GREGORY[1] an, daß sein eigenes Kind mit ausgesprochenem Fieber auf die Welt kam, am zweiten Tage trat eine maligne Angina dazu, und das Kind starb nach drei Tagen, ohne daß sich Exanthem zeigte. Es ist wohl kaum anzunehmen, daß die Angina durch eine intrauterine Infektion entstand. Denn die direkte Blutinfektion manifestiert sich in den inneren Organen, nicht aber durch Angina. Wenn eine Scharlachinfektion in diesem Falle vorlag, so entstand dieselbe durch die Aspiration der Virus durch den Atem der Mutter, oder es geschah dies beim Stillen aus der Brusthaut, eventuell durch die Muttermilch — also erst nach der Geburt.

Den zweiten — wichtigsten — Teil unserer Frage, nämlich durch welche Stelle der Ansteckungsstoff in den Körper eindringt, kann man heute meiner Meinung nach nur mit einer Wahrscheinlichkeit auf die Weise lösen, daß man aus der Pathologie das Primärsymptom herauszufinden trachtet, welches dann als die lokale Primäraffektion der Krankheit anzusehen ist und uns den Weg zeigt, wo das Kontagium in den Körper eindringt. Denn ich betone nochmals, daß eine allgemeine Infektionskrankheit, insofern dieselbe nicht direkt ins Blut inokuliert wird, immer zuerst eine lokale Entzündung auf der Invasionsstelle hervorruft. Auszuschließen wären nur diejenigen Fälle, welche pestähnlich rasch verlaufen (Sc. siderans), wo also die Intozikation mit Produkten der außerordentlich virulenten Mikroben so rasch eintritt, daß es nicht einmal zur Entwickelung dieser lokalen Entzündung kommen kann. Diese Fälle sprechen aber nicht gegen die Richtigkeit der oben erwähnten Forschungsmethode; sie sind übrigens auch sehr selten.

Behufs Erforschung des Infektionsmodus bleiben wir also nur auf die Deduktionen aus der Pathologie des Scharlachs angewiesen.

Unsere Kenntnisse über die Inkubationsperiode sind noch nicht genau. Soviel ist festgestellt, daß dieses Stadium verschieden lang sein kann, und man behauptet, daß bei einer starken Virulenz der Infektion und bei gleichzeitiger Disposition des Individuums sogar wenige Stunden nach der Infektion der Tod eintreten kann (scarlatina siderans). Als Maximum werden 14 bis 16 Tage angegeben. Der weitaus größten Zahl der Fälle kommt eine 4- bis 5tägige Inkubations-

[1] Vgl. THOMAS, a. a. O.

dauer zu, meine Erfahrungen aus den Hausepidemien weisen mit aller Wahrscheinlichkeit dahin, daß eine 7 Tage lange oder etwas kürzere Frist anzunehmen ist. Ich will einige Zusammenstellungen anführen:

JOHANESSEN:

in 5 Fällen	1 Tag
3 „	2 Tage
2 „	$2\frac{1}{2}$ „
3 „	3 „
2 „	6 „
2 „	8 „
1 Fall	10 „
1 „	12 „

MURCHISON:

2 Fälle weniger als	1 Tag
1 Fall .	1 „
1 „	$1\frac{1}{3}$ „
1 „	$1\frac{1}{2}$ „
1 „	$1\frac{3}{4}$ „
2 Fälle	3 Tage
1 Fall .	$3\frac{1}{2}$ „
1 „	4 „
3 Fälle	5 „
1 Fall .	6 „

HAGENBACH:

1 Fall (weniger als) .	1 Tag
1 „	1 „
1 „	2 Tage
4 Fälle .	3 „
5 „	4 „
1 Fall	5 „
7 Fälle .	6 „
3 „	7 „
4 „	8 „
2 „	9 „
1 Fall	10 „
5 Fälle .	11 „
1 Fall	12 „
4 Fälle	13 „
2 „	14 „
5 „	15 „
2 „	17 „
1 Fall	18 „
2 Fälle .	19 „
1 Fall	20 „

Durchschnittlich:

THORESEN .	2 bis 4 Tage
BAGINSKY	2 „ 4 „
NEUREUTTER	3 „
FÜRBRINGER	3 „ 6 „
THOMAS	4 „ 7 „
LEUBE	4 „ 7 „
MOORE	7 „
VEIT-BÖMING	. 11 „ 16 „

Eine Erklärung dieser Differenzen wird vielleicht später durch die Kenntnis der Biologie des Kontagiums erbracht werden können. Denn es scheint, daß an der Sache weniger der Mensch und seine Disposition mitbeteiligt ist, als eben die Natur des Kontagiums. Dafür möchte eine Angabe JOHANESSENS sprechen, welcher sich dahin äußert, daß dabei gewöhnlich die Intensität der Epidemie entscheidet: wenn dieselbe eine leichte ist, so dauert die Inkubation länger (Ost-Lofoten —

10 Tage), in den mittelschweren ist sie kürzer (Follo — 6 Tage) und in den schweren sehr kurz (Nord-Möre — 36 Stunden). Ferner sagt auch Thoresen (auf den ich mich nach Johanessen berufe), daß die Lokalsyptome desto schwerer sind, je kürzer die Inkubation war. — Thomas beschuldigt dagegen mehr die Dispositon des Einzelnen als die Ursache der Schwankung der Inkubationsdauer.

Die Symptome dieser Periode haben einen ganz unbestimmten Charakter. Höchstens wird Appetitlosigkeit, Mattigkeit beobachtet, die Kinder wollen nicht mehr spielen — die Mutter fühlt, daß dem Kinde etwas fehlt, aber der Arzt kann nur in der Zeit einer Epidemie derartige ganz unbestimmte Beschwerden verwerten.

Die Initialperiode manifestiert sich gewöhnlich sehr rapid. Das erste Scharlachsymptom pflegt das Fieber oder Erbrechen zu sein, welche gleich nacheinander folgen: Manchmal unterscheiden sich diese Initialsymptome gar nicht vom Beginne anderer Infektionskrankheiten, oft werden sie aber sehr intensiv. Das Fieber kann 41·5° C. erreichen, dasselbe ist mit Frösteln, Beschleunigung der Herzaktion auf 140 bis 160 Pulse verbunden. Die Erwachsenen beklagen sich über schweren Kopfschmerz, bei Kindern erscheint eine Aufregung, welche sogar in ein Delirium übergehen kann. Oft tritt eine leichte Ohnmacht, Erkalten der Extremitäten ein. Bei Kindern wiederum werden häufig allgemeine Konvulsionen beobachtet. Gleich danach setzen wieder diese Reizung und Intoxikationssymptome aus, und es stellt sich eine enorme Mattigkeit, Schwere der Glieder und weitere Zunahme des Fiebers ein, welches das Kranheitsbild beherrscht. Mit dem Fieber tritt auch Schlaflosigkeit, Unruhe ein. So präsentiert sich der Beginn besonders bei kleinen Kindern.

Die größeren geben aber unter den ersten Symptomen Halsschmerzen und Schlingbeschwerden an, und so wird der Arzt auf eine bestimmte Stelle aufmerksam gemacht und kann nachher bald eine erythematöse Angina mit starker entzündlicher Schwellung der Schleimhaut und Tonsillen konstatieren. Sehr selten sind diejenigen Fälle, wo sich nicht schon während dieser Zeit im Halse Katarrhalerscheinungen nachweisen lassen; dann treten sie im späteren Stadium auf. Dagegen sind die Beschwerden von seiten der Verdauungsorgane (das Initialerbrechen ausgenommen) absolut irrelevant; es pflegt die Verstopfung die Regel zu bilden, wogegen Durchfälle nur selten und in geringer Intensität auftreten.

Da für die Lösung unserer Frage, auf welchem Wege die Infektion in den Körper gelangt, gerade diese Initialsymptome am wichtigsten sind, so müssen wir uns näher mit denselben beschäftigen.

Neureutter [1] äußert sich folgendermaßen: „Gleichzeitig mit dem Fieber oder dem Erbechen stellen sich sichtbare Schleimhautveränderungen im Munde und Rachen ein. Die Tonsillen und der Rachen sind mehr oder weniger geschwollen, gerötet. Auf dem weichen Gaumen und den Gaumenbögen sieht man kleine dunkle Knötchen. Die Zunge ist weiß oder grau belegt, an der Spitze jedoch und an den Rändern intensiv rot. Wenn nicht ein Magenkatarrh die Ursache dessen ist, so ist der Zungenbelag durch Schleimhautschwellung und nachfolgende Verfärbung bedingt. Die Erwachsenen geben Schlingbeschwerden an, bei Kindern sieht man dieselben beim Essen und Trinken. — Manchmal pflegt auch die Bindehaut und Nasenschleimhaut mitergriffen zu sein, weshalb die Kinder lichtscheu werden, niesen und oft auch Nasenbluten haben. Der Darm verhält sich verschieden; entweder ist Verstopfung vorhanden oder seltener Durchfälle. Oft kann man schon jetzt eine Milzschwellung nachweisen."

Thomas beschreibt zuerst die allgemeinen unbestimmten Initialsymptome, und sagt im weiteren: „Sehr charakteristisch sind die Halserscheinungen. Manche, besonders ältere Kinder und Erwachsene geben als erstes Symptom schmerzhaftes Schlingen oder auch ohne solches ein Stechen in der Gegend der Mandeln an, bald nimmt man denn auch eine Rötung an diesen sowie am Zäpfchen und weichen Gaumen wahr. Allerdings gibt es aber auch einerseits Fälle, wo die Angina ganz fehlt, oder sich erst später entwickelt, andererseits können einfache Amygdaliten ohne Scharlach dieselben Beschwerden hervorrufen. — Mittlerweile fangen schon frühzeitig die lokalen Entzündungen sich weiter zu entwickeln an. Nicht nur sind die Rachensymptome intensiver geworden, indem sich die Rötung über den weichen Gaumen verbreitet hat und eine mehr oder weniger beträchtliche Schwellung der Tonsillen entstanden ist, sondern auch die Haut fängt an Veränderungen zu zeigen. Nach meinen Beobachtungen beginnt das Exanthem in der Regel schon am ersten Krankheitstage hervorzubrechen, in einer entschiedenen Minderzahl der Fälle wird es erst am zweiten Tage, selten noch später sichtbar."

Jürgensen sagt im übersichtlichen Krankheitsbilde: „Als Begleiter der Allgemeinstörungen treten auf: Klagen über Trockenheit, Brennen, wirkliche Schmerzen im Hals, die bei dem Schlucken vermehrt werden. Die Rachenschleimhaut ist gerötet und geschwellt, die Mandeln und die Lymphdrüsen unter den Kieferwinkeln sind bald etwas vergrößert." In der näheren Beschreibung liest man weiter folgendes: „Das Scharlachgift hat zu den Rachengebilden engere Beziehungen — in ihnen

[1] Eiselt, Odbarná pathologie a therapie. I.

ruft es ihm eigenartige Erkrankungen wach. In dieser sehr allgemeinen Fassung wird der Satz als streng erwiesen hingestellt werden dürfen. Daß Ausnahmen vorkommen, ist schon früher erwähnt, allein sie sind ebenso zu beurteilen, wie jene, wo der Ausschlag auf der Haut fehlt und ändern nichts an der Tatsache. Dagegen sind darüber die Anschauungen noch nicht übereinstimmend, ob das Scharlachgift allein, ob neben ihm anderweitige Krankheiten in Betracht kommen. Letzteres ist möglich, das wird wiederum allgemein zugestanden und kann keinem Zweifel unterliegen. Aber — so spitzt sich die Frage zu — kann das Scharlachgift selbst die schweren Gewebestörungen in dem Rachen hervorrufen, oder sind sie, die mit Vernichtung der betroffenen Teile einhergehenden, immer an die Mitwirkung anderer Kleinlebewesen gebunden? — Zunächst handelt es sich um das Gefühl „der Trockenheit im Halse", leichte Stiche bei dem möglicherweise etwas gesteigerten Bedürfnis zum Schlucken für den Kranken, um eine Rötung innerhalb der Rachenhöhle mit einer deutlichen oder weniger deutlichen Schwellung der betroffenen Gebilde für den Arzt. Das ist anfangs fast stets da. Was aber weiter daraus wird, hängt von der Entwickelung im Einzelfalle ab. Ich glaube, daß man mit der an eine bestimmte Zeitfolge sich bindenden Verbreitung dieser entzündlichen Vorgänge hier nicht so rechnen darf wie bei den Masern. Wenigstens habe ich eine Gesetzmäßigkeit nicht erkennen können. Es ist die wechselnde Stärke der Infektion, sei es die einfache, vom Scharlachgifte allein bedingte, sei es eine mehrfache, durch andere sich dieser gesellenden Krankheitskeime erzeugte, welche dann rasch in die Fläche wie in die Tiefe fortschreitende Zunahme der Störungen, dann wieder ein sich allseitig eng beschränkendes Verweilen auf dem von vornherein eingenommenen Gebiete bedingt. Eines ist allerdings wohl als Regel anzusehen: Die Entzündung der Schleimhaut zeigt sich zuerst mehr als gleichmäßige einförmige Rötung, welcher später die umschriebene, stärker getönte Fleckung einzelner Teile folgt. Diese heben sich dann auch über ihre Umgebung leicht hervor, und so entsteht ein Bild, dem auf der Haut sich zeigenden ähnlich.

Monti[1]: Die Pharyngealorgane pflegen bei Scharlach nicht so parallel mit dem Exanthem ergriffen zu sein, wie es bei Masern der Fall ist. Die Intensität dieser Affektionen pflegt eine verschiedene in einzelnen Epidemien zu sein. Monti unterscheidet mehrere Formen von Anginen (über die übrigen Katarrhe siehe weiter).

1. Angina scarlatinosa simplex: wenn nicht eine schwere

[1] Über die Schleimhautaffektionen bei Scarlatina. Ref. in Virchows Jahresberichten. 1873.

Form von Angina vorhanden ist, so fehlt wenigstens diese bei Scharlach nie, nicht einmal bei rhachitischen Kindern, welche dagegen bei Masern manchmal frei von den Initialkatarrhen sein können. Diese Angina ist gewöhnlich das allererste Symptom und sie beschränkt sich auf den Pharynx als eine gleichmäßige Rötung. Manchmal fängt sie zentral an der Uvula, den Arkaden an, und nie erscheint sie ausschließlich nur auf der hinteren Rachenwand, welche oft sogar frei von Entzündungserscheinungen zu sein pflegt. Die Schleimhautschwellung ist anfangs klein. MONTI hält dieses Erythem für ein Analogon des Vorexanthems bei Variola. Binnen 12 bis 24 Stunden wird die Schleimhaut fein punktiert, intensiver rot, und es treten auf derselben stecknadelkopfgroße Effloreszenzen auf, und zwar 6 bis 12 Stunden vor der Hauteruption. Zugleich steigern sich die Schlingbeschwerden, Halsschmerzen. Noch vor dem Ausbruch des Hautausschlages oder kurz nach seiner Eruption verliert sich dieses Erythem. In anomalen Fällen pflegt es livid zu sein, es tritt ferner Uvulaödem und starke Sekretion auf; das andere Mal entstehen wieder weißliche Bläschen, aus denen sich später Geschwüre bilden. Die Tonsillen schwellen auch bei der Angina simplex stark an, manchmal berühren sie sich gegenseitig und ihre Follikel platzen.

2. Angina scarlatinosa simplex maligna wurde von M. in 17 % der Fälle beobachtet. Sie zeichnet sich von Anfang an durch schwere Prodromalsymptome aus. Die Individualität hat hier keinen Einfluß. Die Form pflegt beiderseitig zu sein und erscheint als livide Tonsillenvergrößerung, welche enorme Deglutitionsbeschwerden und sogar Erstickungsanfälle erzeugt. Die livide Rötung breitet sich auf den Gaumen aus, bald schwellen die parotidealen und submaxillaren Lymphdrüsen an und gehen in Eiterung über. Oft gangränescieren die Tonsillen und der Verlauf ist dann immer letal bei dieser primären Gangrän, wogegen die sekundären (nach pseudomembr. Scharlachprozeß auftretenden) gangränösen Veränderungen noch manchmal ausheilen können.

3. Angina diphtheritica (besser diphtheroides) bildet 32 % aller Fälle. MONTI fand sie in 3 Fällen schon im Initialstadium als solche ausgeprägt, wogegen 28 % erst in der Eruptionsperiode aus der erythematösen Form sich entwickelten. Dieser Prozeß läßt den Larynx gewöhnlich frei und hinterläßt auch keine Paresen und Paralysen im Gegenteil zur wahren Diphtherie. Sie ist entweder zircumskript, oder (gewöhnlich) diffus. Das erste ist in der Eruptionsmethode möglich, das zweite wurde einmal in der Initialperiode und zehnmal in stadio floritionis beobachtet. Das Fieber pflegt hoch zu sein, der Verlauf ein typhöser. Die Affektion greift gerne auf die Nase über, seltener auf den Kehlkopf. Sie heilt entweder binnen 1 bis 4 Wochen, oder geht in die

4. Angina diphtherica septica über, welche einen tiefen stinkenden Zerfall der Halsgewebe vorstellt.

Was die übrigen Schleimhautveränderungen anbelangt, so erwähnt MONTI neben den bekannten Zungenerscheinungen, daß das Zahnfleisch, die Schleimhaut der Wangen und des harten Gaumens frei von Entzündungssymptomen zu sein pflegen. Dasselbe gilt von der Nase, welche nur sekundär ergriffen werden kann (er selbst beobachtete nur 1 Fall von primärer Rhinitis). Der Larynx partizipiert sehr selten.

Sehr plastisch ist die Beschreibung BAGINSKYS[1]: „Die Krankheit bricht urplötzlich und völlig unerwartet aus. Mitten im Spiel, bei voller Munterkeit, im Schlaf oder bei der Mahlzeit erkrankt das Kind. Das Gesicht wird bleich, die Hände sind kühl, die Augen matt, glanzlos, das Kind klagt über Übelkeit, und es erfolgt auch meist sofort Erbrechen. Darauf außerordentliche Müdigkeit, Frostschauer und die Notwendigkeit, Sofa oder Bett aufzusuchen. Die erschreckten Eltern begreifen kaum, was das Kind anficht; Diätfehler, Erkältung müssen ätiologisch herhalten. Nach kurzer Zeit werden die Wangen rot, glühend, die Haut trocken, heiß. Der Puls ist sehr rasch, 180 bis 200 Schläge in der Minute, und auch darüber. Das Thermometer zeigt über 40° C. — Todmüde, im Halbschlummer, hier und da mit den Zähnen knirschend und sich umherwerfend, oder gar von allgemeinen Konvulsionen ergriffen, zeigen, je nach der Individualität zwar verschieden, die Kinder das Eine gemeinschaftlich, daß sie schwer erkrankt sind. So ist durchschnittlich der Anfang — und doch nicht immer. — Rätselhaft, launenhaft, wie im weiteren Verlaufe, so ist der Scharlach auch im Beginn. Manche Kinder haben sich erbrochen, sind müde geworden, erholen sich wieder und spielen noch einige Zeit bei guter Laune, wenn auch nicht mit gewohnter Lust und Ausdauer, weiter; andere lassen gar nichts merken; ohne Spur einer Allgemeinaffektion zeigt sich auf der Haut der Ausschlag. — Bleiben wir bei der Mehrzahl. — Die erkrankten Kinder leiden Durst und trinken hastig; eine eigentümliche Trockenheit im Halse quält sie, und ältere Kinder klagen viel darüber. — Die Untersuchung zeigt die Zunge mit einen grauem Hauch überzogen oder dickgrau belegt, die Ränder sind rot, etwas trocken; das Velum palatinum ist rot, die Röte ist zuweilen feinsprenklig, zuweilen diffus. Die Farbe ist dunkel. Die Schleimhaut ist aufgelockert. Die Tonsillen treten hervor, sind von dunkelroter Farbe. Die Gegend des Unterkieferwinkels wird schmerzhaft, die Lymphdrüsen sind als kleine härtliche Knoten fühlbar, schmerzhaft. — Die Wangen sind gerötet, nur die Stirn, die beiden Seitenteile der

[1] Lehrbuch der Kinderkrankheiten.

Nase, die Mundpartie sind bleich, die Konjunktiven injiziert. Die Haut fühlt sich heiß an. Der Puls bleibt äußerst frequent, nicht selten 140 bis 160 Schläge. So bleibt der Zustand 12 bis 24 Stunden, selten länger. Nach dieser Zeit hat die Krankheit Farbe bekannt. Das Exanthem ist erschienen.“ — Bei Beschreibung der Scarlatina maligna schildert er den schweren Charakter der Allgemeinsymptome, wo das Kind binnen einigen Stunden plötzlich vom Tode ereilt werden kann und sagt: „Keine Spur eines Exanthems, einer Halsaffektion oder sonst eines für Skarlatina charakteristischen Zeichens gibt die Möglichkeit der Diagnose. Dieselbe wird nur gesichert durch die vorhandene Epidemie.“

Filatow[1] sagt, daß man im Rachen bereits am ersten Krankheitstage ein feinfleckiges oder punktiertes Exanthem, besonders am weichen Gaumen sehen kann, welches schon am zweiten Tage diffus rot wird und auf die Tonsillen übergreift. — Die Scharlachangina besitzt keineswegs eine solche Form, daß man einzig nach ihr den Scharlach erkennen könnte. Die Intensität und Art der scarlatinösen Rachenschleimhautaffektion hängen von der Virulenz der Grundkrankheit ab. In den leichten Fällen pflegt hier nur eine katarrhale oder erythematöse Angina vorhanden zu sein, in den mittelschweren Fällen deren Zahl die größte ist, eine follikuläre und lakunäre, in den allerschwersten Fällen eine diphtheritische, welche zu ihrem Entstehen nicht des Eindringens eines Diphtheriegiftes bedarf, weil dieselbe ja keine bloße Komplikation des Scharlachs, sondern das Resultat der Scharlachgiftwirkung ist. Der diagnostische Wert der Rachenerkrankung ist nichtsdestoweniger ein hoher, da dieses Symptom sehr konstant ist und man kann deshalb nicht so leicht deswegen, daß das Exanthem nicht dem scarlatinösen ähnlich ist, als eher deshalb, weil eine Angina fehlt, in Zweifel kommen, ob es sich um Scharlach handelt. — Bei der malignen Scharlachform wird die Rachenaffektion diphtheritisch und greift rapid auf die Nachbarorgane (Nase, Ohr) über; gleichzeitig schwellen auch die Halslymphdrüsen an und man kann bereits am 4. Tage eine beginnende Phlegmone nachweisen; solche Kranken überleben gewöhnlich kaum den 7. bis 9. Tag. — Die leichte Form von Scharlach zeigt manchmal eine schwache Angina, und es existiert auch Scharlach ohne Angina (ein sehr seltener Fall). — Da öfters Scharlach mit Masern verwechselt wird, so möge man noch hinzufügen, daß die Rötung der Bindehaut und der Schnupfen (der Ausfluß von durchsichtigem oder schleimigem Sekret aus der Nase) auch bei Scharlach, besonders bei den schweren Formen, vorkommen kann. Der Unter-

[1] Die Kinderkrankheiten.

schied ist hier aber, daß bei Scharlach Augen und Nase gewöhnlich erst nach der Exanthemeruption ergriffen werden, wogegen bei Masern die Konjunktivitis und Rhinitis im allerersten Anfange des Initialstadiums, oder wenigstens 1 bis 2 Tage vor dem Ausbruch des Hautausschlages beobachtet werden."

Die Eruptionsperiode datiert gewöhnlich vom zweiten Krankheitstage ab. Ich will nicht näher auf die Beschreibung der typischen Effloreszenz eingehen, weil es sich für den Zweck dieser Arbeit hauptsächlich um den Begriff des ganzen Krankheitsbildes handelt. Der Ausschlag betrifft den Hals und die Brust, die Achselhöhlen, Schenkel zuerst und bald breitet er sich über den ganzen Körper aus, und erscheint als eine Purpurröte, die wie Mosaik bei näherer Betrachtung vereinzelte Pünktchen zeigt. Die Haut ist dabei entzündlich geschwollen, hart.

Die Pharyngealaffektionen steigern sich in dieser Zeit gewöhnlich weiter: die Rötung nimmt zu, die Schleimhaut und Mandeln schwellen an. Die Zunge verliert aber ihren Belag und bekommt eine rote, glänzende Farbe mit Anschwellung der Papillen, welche Erscheinung unter allen übrigen Infektionskrankheiten für Scharlach charakteristisch ist (die Himbeerzunge). Die Schlingbeschwerden dauern oft weiter, das andere Mal spüren die Kinder keine Schmerzen dabei und mit Recht macht NEUREUTTER auf diesen Umstand aufmerksam, da der Arzt leicht zum Übersehen derselben verleitet wird, und durch Vernachlässigung können die Anginen im Späteren einen malignen Charakter annehmen mit allen seinen üblen Folgen. — Der Stuhl einmal diarrhoisch, das andere Mal Verstopfung. Die Temperatur bleibt noch immer hoch, über 40° C., desgleichen werden auch die übrigen Allgemeinsymptome, besonders die Mattigkeit und die Delirien, gewöhnlich schlimmer, wodurch sich Scharlach von den übrigen Exanthemen unterscheidet, wo mit der Eruption eine Linderung des Allgemeinbefindens einzutreten pflegt.

Das Exanthem verschwindet manchmal nach wenigen Stunden, das andere Mal bekommt es nach einigen Tagen einen schmutzig lividen Ton, und blaßt ab; binnen 5 bis 7 Tagen pflegt dieser Prozeß beendet zu sein, wenn es sich nicht um Suggilationen handelt, die langsamer sich resorbieren, wenn überhaupt ein hämorrhagischer Fall zur Heilung gelangt. Und es ist wiederum auffallend, daß die Allgemeinbeschwerden, in erster Reihe das Fieber mit dem Erblassen und Verschwinden des Exanthems nicht immer gleichen Schritt halten, sondern erst später allmählich abnehmen.

Die Desquamationsperiode pflegt am besten ausgeprägt zu sein: die Haut schuppt sich in großen Flächen ab. Sämtliche Beschwerden fangen an zu verschwinden: das Fieber, die Mattigkeit, Appetitlosigkeit, ebenso nehmen die Halskatarrhe und Lymphdrüsenschwellungen ab. In diesem Stadium (am häufigsten im Beginn der dritten Woche) pflegen sich Nephritiden hinzuzugesellen, deren Auftreten früher durch die Hemmung der Hautperspiration erklärt wurde. Aber es scheint viel wahrscheinlicher zu sein, daß die Noxe, die die Nephritis hervorruft, im Blute steckt, und daß die Filtration und Produktion des Urins die Glomeruli deswegen schädigen, weil die Niere jetzt ein abnormes Material verarbeiten muß, welches dieselben entzündlich zu alterieren vermag. Dafür sprechen auch viele exanthemfreie Scharlachfälle, zu denen Nephritis hinzutrat. Dieses Ereignis ist keineswegs selten.

Die Fälle von Scarlatina sine exanthemate sind für das Verständnis des Krankheitsbildes sehr wichtig. Sie werden gewöhnlich unter die nicht besonders häufigen Formen dieser proteusartigen Krankheit gezählt — aber ich bin überzeugt, daß man künftighin (nach der Entdeckung der Ätiologie) viel mehr derartige Fälle wird aufdecken können. Ich verweise wiederum auf die wichtige Tatsache, die zum ersten Male (soviel ich weiß) von Neureutter konstatiert wurde, daß in der Zeit vor einer Epidemie und auch während des Bestehens derselben auffallend häufig Anginen neben anderen eiterigen Prozessen vorkommen. Ich selbst konnte es in mehreren Fällen konstatieren, und man findet bei einigen Autoren übereinstimmende Beobachtungen. Ich denke, daß es sich bei den Anginen solcher Zeiten oft um einen spezifischen Scharlachprozeß handelt, oder mit anderen Worten, um eine Scarlatina sine exanthemate; denn die übrigen Symptome differieren gewöhnlich nur qualitativ von dem typischen Scharlach. Als eine Bestätigung der Diagnose könnte in manchen Fällen die später eintretende Nephritis gelten, da sonst bisher kein bakteriologischer Nachweis möglich ist.

Ebenfalls wichtig für die Erkennung der Scharlachpathogenese ist die Art der Komplikationen, die nun erwähnt werden sollen. Die regelmäßigen Komplikationen zerfallen in zwei Gruppen: in jene, die mit der Lokalaffektion im Zusammenhange stehen und solche, die durch die Hämatomykose zu erklären sind.

Die Angina selbst ist zwar keine Komplikation, sondern ein Kardinalsymptom; einige Autoren sprechen aber von einer Komplikation, wenn die Angina einen diphtheroiden oder gangränösen Charakter annimmt. Ich habe nicht das Recht, die Sache zu entscheiden, aber ich vermute, daß die Produktion von Pseudomembranen auf Rechnung des spezifischen Scharlachvirus zu setzen ist, weil sie ein zu häufiges Ereignis ist. Dagegen kann man darin übereinstimmen, daß die gangränöse Form durch eine kombinierte Sekundärinfektion, d. h. durch Streptokokken und vielleicht noch andere Mikroben bedingt ist. Dann wäre ein solcher Prozeß als Komplikation anzusehen. Die Entscheidung bleibt der bakteriologischen Forschung vorbehalten. — Selten kann sich die Angina scarlatinosa mit wahrer Löfflerdiphtherie komplizieren.

Zu den Komplikationen sind in erster Reihe Otitiden zu rechnen, denen mit Recht eine eminente Bedeutung zugesprochen wird, weil dieselben einerseits die Krankheit an sich selbst verschlimmern, andererseits schwerere Folgen haben können von seiten der Meningen u. s. w. Es scheint, als ob die diphtheroiden und gangränösen Formen am häufigsten zu Otitiden Anlaß gäben. Die Art der Entstehung ist ziemlich klar, es handelt sich um einfaches Übergreifen (per continuitatem) durch die Tuba hindurch ins Cavum tympani. Denn es ist nicht anzunehmen, daß nur bloße Obturation der Tuba vom Rachen aus Katarrh und Eiterung im Mittelohr hervorrufen könnte, weil dort de norma wohl keine Eiterkokken vorhanden sind. Die Zerstörung des Mittelohres ist wohl noch nicht der schlimmste Ausgang, aber die Möglichkeit von Mastoiditiden, Sinusthrombosen, Meningitiden, Hirnabszessen macht aus der einfachen Otitis einen gefährlichen Feind. Dieselbe etabliert sich rapid und führt manchmal ohne besonders große Subjektivsymptome zur Vereiterung. Oft tritt sie beiderseits auf (bis 80 % der Fälle).

Die ulceröse Stomatitis und Parotitis sind nicht sehr häufig; sie entstehen auch durch ein direktes Übergreifen entweder der spezifischen oder der sekundären septischen Affektion, da sie erst im späteren Verlaufe eintreten. Parotitis wird gewöhnlich erst in der zweiten Woche beobachtet.

Rhinitiden pflegen ebenfalls nicht unter den Initialsymptomen zu sein (wir haben erwähnt, daß sich dadurch der Prozeß von Masern unterscheidet), sondern treten erst dann auf, bis die Angina intensiver wird und sind dann eine bloße Verbreitung der Entzündung. Durch den Tränengang kann auch die Bindehaut ergriffen werden und nach konsekutiver Keratitis auch eine Panophthalmie eintreten.

Per continuitatem können weiter noch tiefere Erkrankungen der Atmungsorgane entstehen. Die Laryngitis ist nicht häufig. Dieselbe kann pseudomembranös sein (Croup) und oft wird auch Glottisödem beobachtet. Ich habe bereits erwähnt, daß die Seltenheit der Laryngitiden den Prozeß von der wahren Diphtherie unterscheidet.

Zu den regionären Affektionen (also gewissermaßen noch lokalen) gehören Lymphadenitis und Phlegmone des Halses. Sie pflegen sehr schwer zu sein, besonders wenn durch Arrosion größerer Gefäße eine Blutung hinzutritt; dann ist ein letaler Ausgang die Regel. Der schwere Charakter derselben erklärt sich übrigens auch daraus, daß sie hauptsächlich die schweren (gangränösen) Anginen begleiten.

Zu den regionären Affektionen (aber einer anderen Art) sind ferner Bronchitiden und Pneumonien zu zählen. Ich habe bereits früher erwähnt, daß schon in der Initialperiode Bronchitis und Bronchopneumonie beobachtet werden kann — aber in diesen Fällen stellt dieselbe keine Komplikation vor, sondern es entsteht zugleich mit der Angina auch eine primäre Lokalisation der Scharlacherkrankung in der Lunge. Diese spezifischen Bronchopneumonien (früher als „desquamative" bezeichnet) sind anatomisch von den übrigen zu unterscheiden; sie pflegen in den Lungenspitzen sich zu etablieren. Als eine Komplikation gilt nur jene Bronchitis und Pneumonie, die erst im späteren Krankheitsverlaufe auftritt. Je schwerer die Angina ist (besonders die gangränöse Form), desto eher und häufiger kommt es zu bedeutenden Lungenaffektionen. Auch soll die gleichzeitig bestehende Nephritis zur Pneumonieentwickelung disponieren. — Lungengangrän ist selten, weil der letale Exitus früher aus anderen Gründen bei solchen Prozessen eintritt, die oben zur Gangränentwickelung Anlaß geben, also die Aspiration von gangränösen Massen aus dem Rachen. — Pleuritis ist eine weitere Konsequenz dieser entzündlichen Lungenprozesse, obzwar manche Autoren ihren Ursprung ohne vorhergehende Pneumonie erklären wollen. Henoch behauptet, daß Pleuritiden dann häufig sind, wenn eine Scharlacharthritis gleichzeitig auftritt; sie wären demnach auch eine (durch Sepsis zu erklärende) Exsudation in eine seröse Höhle, wie es eben bei den Gelenkentzündungen ist. Fürbringer beobachtete sogar in 5 % seiner Fälle eine selbständige exsudative Pleuritis. Meist ist dieselbe eitrig. Da jedoch diese Autoren gleichzeitig behaupten, daß Pleuritis bei Scharlach nie große subjektive Erscheinungen, Beschwerden erzeugt, so ist nicht auszuschließen, daß in manchen Fällen doch eine per contiguitatem aus einem nahen unbemerkten bronchopneumonischen kleinen Herde entstand. Diese Möglichkeit scheint mir doch wahrscheinlicher zu sein, als der supponierte metastatische Entstehungsmodus.

Die Affektionen der Verdauungsorgane pflegen selten im Verlaufe des Scharlachs in den Vordergrund zu treten. Die Initialbeschwerden, zumeist vom Magen aus, sind wahrscheinlich nicht durch lokale Ursachen bedingt, sondern sie sind ein Zeichen der plötzlichen Intoxikation des Organismus. Die späteren Veränderungen entstehen wieder durch das Verschlucken der gangränösen und membranösen Massen aus dem Rachen. So beobachtete Henoch, daß der nekrotisierende Prozeß den ganzen Ösophagus ergreifen kann, ja sogar in den Magen sich fortsetzen kann. Fürbringer hält diese Erscheinung für eine Lokalisation der septischen Infektion. Derselbe konstatierte manchmal auch dysenterische Veränderungen im Dickdarme. — Gewöhnlich sind jedoch die Komplikationen von seiten der Verdauungsorgane nicht so wichtig, indem sich dieselben auf leichte Katarrhe, Diarrhöen beschränken; ich glaube, daß dies am häufigsten bei den leichteren Scharlachanginen der Fall ist (die ja auch prävalieren), wo das Verschlucken von Infektionsmassen nicht in großem Maße stattfindet.

Die zweite Gruppe von Komplikationen entsteht auf Grund der Hämatomykose eventuell der Toxämie.

Durch Toxämie sind wohl alle die unbestimmten Symptome der Initialperiode zu erklären, besonders das Erbrechen, der Kopfschmerz und auch die allgemeine Mattigkeit. Was die letztere anbelangt, so denke ich, daß sie durch akute Muskeldegeneration bedingt ist.[1] Das Blut enthält sicher sehr viel Toxine und kann somit den Organismus nicht in der normalen Weise ernähren. Man sagt von allen fieberhaften Krankheiten, daß sie zur parenchymatösen, fettigen, eventuell wachsartigen Degeneration der inneren Organe und der Muskel führen und man pflegt die lange Dauer des Fiebers und seine Höhe als dessen Ursache anzusehen. Ich glaube aber, daß man durch die hohe Temperatur die Sache nicht gut erklären kann: es müßten doch sonst alle Degenerationen bei den Fieberkrankheiten derselben Natur sein. Viel eher ist anzunehmen, daß die Ernährungsalteration (durch die im Blut vorhandene Toxine) den Grund der Degeneration bildet. Da es nun verschiedenartige Toxine bei den Infektionskrankheiten gibt, so resultieren daraus auch mehrere qualitative oder quantitative Unterschiede in der Degeneration. Und nach der Virulenz der einen oder anderen Krankheit kommt es somit zu verschiedenen (Stufen) Graden von Degeneration. Ich glaube also, daß nicht das Fieber und seine Dauer die Ursache derselben sind, sondern die Intensität der bakteriellen Intoxikation. Da jedoch das Fieber wahrscheinlich parallel mit der Produktion der Toxine fortschreitet, so kann man dasselbe als einen bequemen Indikator der Intoxikation ansehen, nicht aber als die Ursache der Degeneration. Es ist anzunehmen, daß bei Scharlach die größte Menge von Toxinen (abgesehen von einer Sekundärinfektion) im Beginne der Krankheit im Blut enthalten ist, und deswegen zeichnet sich auch der Anfang durch die größte Mattigkeit aus. Aus demselben Grunde kulminieren gleichzeitig auch die nervösen Symptome gleich zu Beginn: der Kopfschmerz, Delirien, Unruhe der Kranken tritt da bei

[1] Vgl. meine Abhandlung über Myalgien bei akuten Infektionskrankheiten. Wiener klin. Wochenschrift. 1901.

dem ersten irritativen Stadium der Intoxikation ein; und Kollaps, Verfallenheit, Somnolenz bei dem depressiven Stadium einer stärkeren Intoxikation. Besonders wird dies gleich im Anfang bei den pestähnlich verlaufenden Fällen (Scarlatina siderans) beobachtet.

Durch den Umstand, daß im Blute das Infektionsagens selbst enthalten ist, erklärt man sich weiter folgende Komplikationen.

An erster Stelle ist die Nephritis zu erwähnen, da sie nicht nur unter die schlimmsten Komplikationen durch ihren Verlauf und ihre Folgen gehört, sondern auch unter die häufigsten gezählt wird. Wir haben bereits erwähnt, daß man sie der alterierten Hautperspiration zuschrieb, daß dies aber deswegen unbegründet ist, weil sie auch bei den exanthemfreien Fällen des öfteren vorkommt. Man muß also ihre Entstehung so erklären, daß die im Blut zirkulierende Noxe (Kontagium) sich in den Glomerulis der Nierengefäße deponiert, wo sie durch günstige mechanisch-physiologische Umstände (die gewundenen Gefäße, Verlangsamung der Zirkulation) zurückgehalten wird. Es gibt zweierlei Nephritiden bei Scharlach: die frühen und späten. Die erste Form tritt gleichzeitig mit der Exanthemeruption auf und hat eine günstige Prognose, kurze Dauer. Es scheint, als ob dieselbe mehr degenerativer Natur wäre als wirklich entzündlicher. Dagegen stellt die Spätform, welche gewöhnlich in der dritten Woche beobachtet wird, eine viel schlimmere Komplikation dar. Das ist eben die eigentliche Glomerulonephritis. Die verschiedene Intensität der Epidemien führt es mit sich, daß sie verschieden häufig beobachtet wird. Es werden Zahlen angeführt, daß sie in einzelnen Epidemien 5% der Fälle betraf, in anderen wieder in 70 bis 90% konstatiert wurde. Es herrscht aber bis zur jetzigen Zeit eine Kontroverse darüber, ob man das spezifische Scharlachvirus für die Ursache derselben halten soll, oder ob dabei die sekundäre septische Infektion eine Kausalrolle spielt.

Die Herzaffektionen manifestieren sich als Degeneration (event. auch Entzündung) des Muskels und andererseits durch Endokarditiden mit nachfolgenden Klappenfehlern. Die erste ist durch Toxämie verschuldet, wogegen man für die Entstehung der Endokarditiden die Wirkung von Mikroorganismen voraussetzen muß (ebenso für Perikarditis). Es ist aber wiederum unentschieden, ob die Ursache von alledem der Scharlacherreger oder eine Sekundärinfektion ist.

Die Arthritiden müssen mit Recht in diese Rubrik eingereiht werden, weil immer mehr die Überzeugung Boden findet, daß eine Polyarthritis nur bei hämatomykotischen Zuständen sich zu entwickeln vermag. Es ist dies heute für die gewöhnliche (rheumatische) Polyarthritis fast nachgewiesen (und man erklärt dies durch eine „miligierte“ Sepsis — Hlava); bekannt sind dieselben bei allen septischen

Zuständen. Ob nun bei Scharlach die spezifischen Keime an dem Zustandekommen der Arthritis beteiligt sind, oder ob dies durch eine Mischinfektion herbeigeführt ist, das zu entscheiden, ist nicht unsere Sache, und es ist dies auch für den Zweck dieser Arbeit nicht notwendig.

Die hämorrhagische Diathese bei den anomalen Scharlachformen deutet ebenfalls auf eine schwere Blutalteration hin, welche zur Degeneration der Gefäßwände führt, so daß durch die leicht entstehenden Rupturen kleine oder große Hämorrhagien sich etablieren können, entweder in den Organen oder nach außen (Epistaxis, Hämatemesis, Hämaturie, Metrorrhagia, blutiger Stuhl u. s. w.).

Die Veränderungen des Blutapparates und der Ernährung motivieren wohl auch die ganze lange Reihe von Nervenstörungen und anderer anomalen Komplikationen (Paresen, Hemiplegien, Neuralgien, Psychosen). Die Degeneration der Nerven und die Hämorrhagien (durch Toxämie hervorgerufen) sind hier ätiologisch heranzuziehen.

Wir gelangen nun zu der wichtigen Aufgabe, aus der Pathologie der Krankheit auf die Art ihrer Pathogenese Folgerungen zu ziehen, nach welchen man erst der Prophylaxe eine rationelle Richtung geben kann. Im Anfang dieser Arbeit habe ich betont, daß man die Invasionspforte dort zu suchen hat, wo die Primäraffektion der Krankheit etabliert ist. Und man muß nun zuerst konstatieren, daß die Hautveränderungen in der Reihenfolge der Symptome sich keineswegs auf der ersten Stelle befinden und daß sie ferner viel öfter als andere Symptome fehlen können. Den für den objektiven Beobachter merklichen und nachweisbaren Anfang bildet eine Reihe von Allgemeinsymptomen, die einen Intoxikationscharakter haben, — also Fieber, Erbrechen, Kopfschmerz, Mattigkeit — und zugleich mit ihnen, oder manchmal um ein wenig später lassen sich verschieden intensive Katarrhalveränderungen im Rachen konstatieren (ausnahmsweise bemerkt man auch eine primäre Rhinitis, Konjunctivitis oder Bronchitis). Ich sage: zugleich oder etwas später lassen sich dieselben konstatieren, bin aber überzeugt, daß sie zugleich oder etwas früher ihren Anfang nehmen, ehe es zur Intoxikation des Organismus kommen kann. Beweisen kann ich es zwar nicht, aber es ist anzunehmen, daß die Vergiftungserscheinungen schon in einem Moment das Bild beherrschen, wo lokale Entzündung noch unseren Augen nicht manifest ist, obzwar sie doch älteren Datums ist, als die Intoxikation. — Soviel ist aber jedenfalls sichergestellt, daß in der zeitlichen Reihenfolge der Scharlachsymptome die allgemeinen und anginösen Beschwerden sich an der

Spitze befinden. Man könnte einwenden, daß Angina und die sonstigen Katarrhe damit erklärt werden könnten, daß der fieberhaft Erkrankte die Mundreinigung vernachlässigt, und daß die Anhäufung und Zersetzung von Infektionsmassen, die a priori im Munde waren, eine sekundäre Angina hervorruft, und daß man also dieses Symptom nicht als ein primäres anzusehen hat. Die Zunahme und Verschlimmerung des Prozesses verläuft wirklich parallel mit dem Fieber, so daß eine solche Annahme berechtigt scheinen würde. Aber es gibt eine Reihe von Fieberkrankheiten, wo die Primäraffektion ganz entfernt liegt, z. B. Bauchtyphus, Erysipel, Osteomyelitis, Puerperalfieber u. s. w., und hier kommt es doch außerordentlich selten zu Entzündungen im Rachen auf die oben beschriebene Weise. Dagegen ist die Angina bei Scharlach ein derart konstantes Symptom, daß man sie für etwas sekundäres nicht halten kann.

Eine ganze Reihe von wichtigen lokalen oder regionären Komplikationen, die im Verlaufe des Scharlachs auftreten können, spricht dafür, daß das Infektionsagens im Rachen und dessen Umgebung in sehr großer Menge angehäuft ist. Die Verdauungsorgane erkranken nur sekundär, und zwar selten und auch geringfügig. Beide Momente: das Auftreten von Angina gleich zu Beginn der Krankheit, ihre Steigerung bei schwerem Scharlachverlaufe, ferner auch die große Zahl von örtlichen und regionären Komplikationen weist darauf hin, daß die Infektionspforte im Rachen und seiner Umgebung zu suchen ist. Hier nistet sich das Infektionsagens zuerst ein und indem es Toxine produziert, ruft es auch nach ihrer Resorption die Reihe von allgemeinen Intoxikationssymptomen hervor. Wenn das Agens allzusehr virulent ist, so beherrschen diese Allgemeinsymptome das Krankheitsbild und der Verlauf kann so rapid werden, daß es zur ausgesprochenen Angina überhaupt nicht kommen kann, sondern es deutet nur eine unbestimmte Rötung (bei Erwachsenen vielleicht auch subjektive Empfindungen) darauf hin, daß der Körper auch örtlich reagierte. Gewöhnlich tritt aber erst nach einem gewissen Grade der Entwickelung von lokalen Veränderungen die Mikrobeninvasion in den Blutkreislauf ein, welche dann die Exanthemeruption zur Folge haben. Je virulenter die Infektion ist, desto schlimmer sind die Allgemeinsymptome und desto kürzer die Zeit, welche zur Generalisation der Infektion im Organismus notwendig ist.

Man kann sämtliche entfernte Komplikationen ganz natürlich aus dieser Krankheitsauffassung deduzieren. Auf dem Wege der Lymphbahnen wird die Infektion in die Halsdrüsen eingeschleppt, durch sekundäre Aspiration der Ansteckungsstoffe aus dem Rachen entwickeln sich Bronchitis, Pneumonie — durch Verschlucken der zerfallenen Gewebe entstehen Störungen der Verdauungsorgane. Die in der Gruppe der entfernten Komplikationen angeführten Erkrankungen (Nephritis, Endo-, Perikarditis, Degeneratiomyokardie, Arthritis u. s. w.) kann man wohl am besten durch die Annahme einer Metastase erklären: das im Blut zirkulierende Infektionsagens kann an verschiedenen ihm günstigen Stellen zurückgehalten werden und führt die Entzündung des betreffenden Organes herbei.

Bisher habe ich ganz außer Betracht gelassen, ob alle diese Komplikationen durch die Wirkung des spezifischen Scharlachkontagiums allein, oder ob dieselben (sämtlich oder zum Teile) durch eine hinzugetretene Streptokokkeninfektion bedingt sind. Es tauchten nämlich Ansichten auf, daß dem Scharlachkontagium pyogene Eigenschaften beizuzählen seien, und zwar aus dem Grunde, weil die Komplikationen ausschließlich nur suppurativen Charakter haben. Da nun in ihrem Eiter gewöhnlich Kokken konstatiert wurden, so wurde die Hypothese ergänzt und in der Weise modifiziert, daß man unter Scharlach eine Streptomykose anzunehmen hat, bei welcher verschiedene Momente im Organismus mitwirken, die die Virulenz der Streptokokken derart alterieren, daß nicht die gewöhnliche Sepsis (immer) resultiert. Ich werde noch später einige übereinstimmende Ansichten zitieren, und es ist anzunehmen, daß diese Erklärung recht wahrscheinlich klingt.

Auf der anderen Seite wird aber die Sache derart aufgefaßt, daß man nur einen gewissen Grad von Angina, ferner die Allgemeinsymptome, das Exanthem und vielleicht auch die Nephritis der Wirkung des spezifischen Scharlachgiftes zuschreibt, wogegen die pseudomembranöse Veränderung und der nekrotisierende Zerfall im Rachen als Resultat der symbiotischen Streptokokkenwirkung gelten, und durch dieselbe auch die übrigen septischen Komplikationen erklärt werden.

Es ist nicht meine Sache, diese Frage zu entscheiden; vielleicht ist es heute noch überhaupt unmöglich, solange die Scharlachätiologie unsicher ist. Für unseren Zweck ist das aber gar nicht notwendig: wir brauchen nur das zu wissen, wo höchstwahrscheinlich die Infektion in den Organismus eindringt. Ob es nun durch eine einzige Art von Mikroben geschieht, oder ob hier eine symbiotische Wirkung zweier oder mehrerer Arten vorhanden ist, das erscheint für unseren Zweck von untergeordneter Wichtigkeit, weil man die prophylaktischen Maßregeln derart einrichten muß, daß die Invasionspforte überhaupt von einer jeden Infektion, ob sie einfach oder gemischt ist, geschützt werde.

Und ich denke, daß aus den bisherigen klinischen und epidemiologischen Erfahrungen klar hervorgeht, daß in der weitaus größten Mehrzahl der Fälle die Infektion durch den Respirationstrakt (Rachen) zustande kommt. Nur ausnahmsweise kann sich eine Inokulation in die verletzte Haut oder eine andere verletzte Körperstelle ereignen — Scarlatina chirurgica et puerperalis — und ausnahmsweise kann wohl der Verdauungstrakt von einer primären Scharlachaffektion ergriffen werden. In solchen Fällen muß man sich den Sachverhalt so erklären, daß durch Vermittelung der Hände oder Nahrungsmittel (Milch) der Ansteckungsstoff in den Magen gelangt, ohne im Rachen zurückgehalten zu werden. Es ist anzunehmen, daß dieser Entstehungsmodus deswegen selten ist, weil das Magensekret, die Galle und Darmsekrete nicht so leicht die Einnistung des Virus in den Verdauungsorganen zulassen. Der Ansteckungsstoff müßte in großer Menge und in großer Virulenz vorhanden sein, um seine Existenz unter diesen ungünstigen Bedingungen zu behaupten.

Daß diese Anschauung keineswegs neu ist, wird sich aus den folgenden Belegen ergeben; einige Momente sind bereits früher erwähnt worden. Der erste, welcher überhaupt eine ähnliche Meinung von Scharlach ausgesprochen hat, war der vorzügliche norwegische Forscher Thoresen, den ich nach Virchows Jahresberichten vom Jahre 1867 zitiere. Nach demselben ist Angina die Ursache und das Wesen vom Scharlach, von ihr werden erst die Halsdrüsen entzündlich ergriffen; das Verhältnis beider ist also analog dem bei einem Ulcus molle und Bubonen. Da weiter das Infektionsagens im Blute zirkuliert, so entstehen daraus die weiteren Symptome und Komplikationen: das Exanthem, Nephritis, Arthritis und andere.

Aus Virchows Jahresberichten entnehme ich noch folgende Daten:

Böming (1870) erklärte, daß Angina bei Scharlach nie fehlt.

Wertheimber (1879) sagt, daß das Erbrechen, Fieber und Angina zur Scharlachdiagnose vor der Exanthemeruption genügen. Die Angina ist also als die Infektionspforte zu betrachten.

Heubner (1879) behauptet, daß Angina der Scharlacheruption immer vorausgeht. Dieselbe pflegt in der 2. bis 4. Woche in eine diphtheroide Form überzugehen, wobei der Arzt beim Kranken eine auffallende Unruhe, Zittern und Verschlimmerung des Allgemeinzustandes beobachtet. Von der wahren Diphtherie unterscheidet sich der Belag durch seine bis 10mal so kleinere Dicke der Membranen, weswegen sie auch nicht ausgehustet werden. Derselbe Autor erklärte in einer späteren Arbeit (1888), daß das spezifische Kontagium des Scharlachs zuerst Angina, dann Fieber, Exanthem und später eventuell auch die Nephritis hervorruft. Nach der Nekrotisation der Rachengebilde durch das Scharlachgift wird die Tür für eine sekundäre Infektion, nämlich die Streptokokkeninvasion, eröffnet, welche dann auf dem Wege der Lymphgefäße die Halsdrüsen und ihre Umgebung ergreifen, oder schließlich auch allgemeine Sepsis, eventuell eine septische Arthritis multiplex hervorrufen können. Derselbe Autor empfahl Inhalationen mit Terpentin und Bepinselung der Tonsillen mit Karbolöl und Spir. vini (1:4) zu therapeutischen Zwecken.

Clark (1879) ist überzeugt, daß Angina ein integrierender Teil des Scharlachs ist und daß eine rationelle Therapie derselben die größte Aufmerksamkeit widmen muß. Er empfiehlt Spray mit Aqua calcis, welche zur schnellen Ablösung der Pseudomembranen beiträgt. Wenn das Exanthem zu dunkel ist und mit Petechien gemischt, so empfiehlt er Chinin und organische Säuren.

Moelmann (1884) konstatierte unter 422 Fällen in 56% eine diphtheroide Angina, in den übrigen eine erythematöse, leichte Form derselben, und er kam somit zur Überzeugung, daß Angina für Scharlach ein konstanteres Symptom als das Exanthem ist.

Soerensen hält es für wahrscheinlich, daß Angina den Primärherd der Krankheit, die primär krankhaft veränderte Stelle der Infektion bildet.

Whittla (1885) referiert über die bakteriologischen Befunde bei Scharlach und ist überzeugt, daß die Infektion durch den Respirationstrakt erfolgt, vielleicht nach einer vorhergehenden Schleimhautverletzung durch die Nahrung. Als Beweis führt er seine Beobachtung an, daß auf der Epidemieabteilung, welche im 1. Stock über der Waschküche untergebracht war, von 133 Fällen nur 1 starb, und erklärt diese Erscheinung dadurch, daß die Luft von Seifendämpfen übersättigt, desinfiziert war.

Jamieson (1887), welcher bakteriologische Befunde publizierte (siehe oben), gelangte zur Überzeugung, daß in streng beobachteten Fällen eine Angina immer der Exanthemeruption vorausging.

Flemming (1898): Scharlach entsteht immer aus einer Angina, wobei die im Blut zirkulierenden Toxine später durch das Exanthem eliminiert werden. Er behauptet, daß die Krankheit nur während des Bestehens einer Angina übertragbar ist.

Fischer[1] gelangte zu dem Schlusse, daß Scharlach ein der Angina folgendes Sekundärereignis ist. Es handelt sich um eine Streptomykose, die mit Erysipel nahe verwandt ist, wie dies bereits von Soerensen behauptet wurde. Aus den Tonsillen verbreitet sich die Infektion in die Lymphdrüsen und die breiten Halsbindegewebsräume und man kann dabei nur Streptokokken nachweisen. Er unterscheidet einfache, phlegmonöse und septische Halsbubonen, selten werden Retropharyngealabszesse, oder Phlegmonen im Innern des Halses und der Epiglottis

[1] Langenbecks Archiv für klin. Chirurgie. 58. II.

beobachtet. Es kommen manchmal auch Senkungen in die tieferen Höhlen und Organe vor. Der äußerste Ausgang ist (allenfalls) eventuell die Pyämie, oder es kann der Tod durch Arrosion größerer Gefäße oder durch Venenthrombose eintreten. Er führt aus der Literatur 42 Fälle von Blutungen aus arrodierten Halsgefäßen an.

Ich selbst habe aus den Krankengeschichten der Brünner Krankenanstalt aus den Jahren 1892 bis 1898 folgende einschlägige Daten zusammengestellt.[1] Im ganzen wurden während dieser Zeit 510 Fälle von Scharlach behandelt. Bei der Aufnahme war bei 474 noch das Exanthem vorhanden, wogegen 36 im Desquamationsstadium (hauptsächlich wegen einer Nephritis) eingeliefert wurden und im ärztlichen Parere war ein Scharlachexanthem unter den früheren Symptomen erwähnt. Unter den 474 Fällen wurde konstatiert:

202 mal eine Angina erythematosa (und lacunaris.)
223 mal eine pseudomembranöse, diphtheroide Form derselben
41 mal eine Angina gangränosa und
8 Fälle ohne Angina.

In die Zahl der acht anginafreien Fälle rechne ich zwei ein, wo in der Krankengeschichte darüber überhaupt keine Anmerkung war (es wurde wohl nicht untersucht). Bei den übrigen sechs fand ich, daß sie am 4. bis 6. Tag der Krankheit eingeliefert wurden, so daß die Möglichkeit nicht ausgeschlossen ist, daß eine Angina zwar vorausging, aber bald nach der Eruption (vor der Spitalsaufnahme) wieder verschwand, da sie nur leichter, erythematöser Natur war. Eine solche Möglichkeit läßt auch Monti zu (vergl. oben). Aber auch ohne diese Eventualität bildet die Zahl 1·5 $^0/_0$ einen so kleinen Bruchteil, daß dadurch gewiß nicht die Regel gestört wird, daß Angina ein wesentlicher Teil des Scharlachbildes ist.

Was die zweite Frage anbelangt, ob nämlich Angina vor der Eruption immer erscheint, so kann man nach unseren Daten keinen Beweis oder eine Kritik führen. Das Epidemiespital ist außerhalb der Stadt erbaut, die Aufnahme findet aber in der Krankenanstalt statt, hier verlassen die Eltern das Kind. Eine Anamnese fehlt demnach bei kleinen Kindern, so daß nur in zwei Fünfteln anginöse Beschwerden verzeichnet sind. Trotzdem bin ich natürlich auch der Ansicht, daß dieselben das erste Symptom sind.

Eine interessante Beobachtung findet man bei Stöhr in seiner Studie über die Beziehungen der Angina zu den rheumatischen Polyarthritiden. Er konstatierte angeblich auf den Tonsillen und der Rachenschleimhaut gewisse mikroskopische Stomata, durch welche fortwährend

[1] Sborník Klinický II. 1 und Wiener klin. Wochenschrift. 1900.

Leucocyten auswandern und denkt, daß auf demselben Wege retrograd auch wiederum Bakterien in den Lymphstrom gelangen können. Normaliter geschieht es freilich nicht, erst unter krankhaft veränderten Umständen kann die Möglichkeit eintreten. GULLAND bestätigte diese Beobachtung und fügt hinzu, daß in einem geschwächten Organismus keine Strömung nach außen herrscht, so daß unter solchen Verhältnissen eine Mikrobeninvasion zuerst in die Lymphbahnen, später auch in den Blutkreislauf möglich ist. Diese Beobachtung wurde gemacht in Bezug auf das Eindringen von Infektionskeimen der Polyarthritis rheumatica, und man kann dafürhalten, daß — falls sich die Angabe STÖHRS über mikroskopische Stomata in der Schleimhaut und über ihre Kommunikation mit den Lymphräumen bestätigen sollte — dadurch das Eindringen von Bakterien und Toxinen auch bei anderen Infektionskrankheiten, also auch bei akuten Exanthemen, seine Erklärung finde. Der Mechanismus scheint uns ganz möglich zu sein, und vielleicht gibt es auch in den lymphatischen Elementen der Nasenschleimhaut, ebenso wie in der Bindehaut ähnliche Verhältnisse, wodurch die Art des Mikrobeneindringens besonders bei Masern und Flecktyphus klargelegt würde. Jedenfalls ist eine solche Hypothese viel begründeter als die früher supponierte Invasion durch die unverletzte Haut.

Sämtliche Lehrbücher der letzten Zeit stimmen darüber überein, daß das Scharlachkontagium in den Körper durch den Respirationstrakt, respektive die Rachenschleimhaut eindringt.

Wenn man nun die obigen klinischen und epidemiologischen Erfahrungen über die Natur des Kontagiums und die Art der Übertragung zusammenfaßt, so ergeben sich daraus folgende für die Prophylaxe brauchbare Momente:

1. Das Kontagium wird durch das kranke Individuum (re)produziert und ist an seine nächste Umgebung gebunden. Die kranke Person gefährdet die Umgebung anfangs durch ihre katarrhalen Exhalationen, später durch die Desquamation. Der direkte Verkehr mit Kranken (der Aufenthalt in seinem Zimmer oder seine Berührung, cutaner Kontakt) erzeugt die meisten Übertragungen.
2. Das Kontagium, welches sich durch relativ größeres Gewicht und Haftbarkeit auszeichnet, kann an Personen und Gegenständen der Umgebung des Kranken haften bleiben (Wäsche, Kleider, Möbel, Geräte, Spielzeug, Bart, Haare, Hände) und da es eine große Tenazität besitzt, so kann eine Ansteckung indirekt erfolgen. Vielleicht kann auch die Milch Träger des Kontagiums werden.

3. Schlechte Wohnungshygiene (Überfüllung, ungenügende Ventilation) unterstützt die Verbreitung der Infektion in den Familien und analoge Verhältnisse rufen auch die Schülerepidemien hervor. Besonders geschieht dies in der kälteren Jahreszeit, wo sich die Leute in der Wohnung mehr aufhalten und wegen Heizungsersparnis nicht lüften.
4. Am meisten ist das Kindesalter gefährdet, und man muß demselben die größte Aufmerksamkeit widmen (Schule.)

II. Masern.

Die Angaben über Masernätiologie.[1]

Schon HALLIER fand im Blute und Sputum morbillöser Kranken freischwimmende bewegliche, farblose Elemente, die mit einer Polargeißel versehen waren. COZE und FELTZ konstatierten wiederum verschiedene Bakterien im Blut und Nasenschleime.

MURRAY, BRAIDWOD und VACHER untersuchten die exspirierte Luft von kranken Kindern und zwar ließen sie dieselbe in Glasröhren (mit Glyzerin inwendig bestrichen) ein. Sie konnten nachher rundliche, glänzende Körperchen konstatieren, am meisten dann, wenn der Versuch am ersten und zweiten Eruptionstage stattfand. Auch in der Lunge und der Haut fanden sie dieselben und glaubten, daß die Lunge ihre Brutstätte sei, von wo sie auf dem Blutwege in den Körper eindringen.

KEATING fand in 16 Fällen im Blut ante und post mortem Mikrokokken entweder frei oder in Leukozyten eingeschlossen.

DOEHLE untersuchte das Blut gleich nach der Eruption des Exanthems in 8 Fällen und fand im Plasma und in den roten Blutkörperchen kleine, ovoide oder unregelmäßige Formelemente, welche er für verschiedene Entwickelungsphasen desselben Mikroorganismus hält. Diese Formelemente hielt er für Protozoa und erklärt sie für die Ursache der Masern.

CANON und PIELICKE fanden im Blut von 14 Kranken immer dieselbe Art von Bazillen während der ganzen Krankheitsdauer, und es gelang ihnen deren Kultivierung. Dieselben Mikroben konstatierten sie ferner auch im Sputum, Nasen-(sekrete) und Bindehautsekrete. Aber JOSIAS, LAVERAN und HLAVA konnten nie die Richtigkeit ihrer Angaben

[1] Diese Daten entnehme ich aus HONL's Studie: Über Pneumonia morbillosa. Rozpravy České Akademie VI. 29. Dortselbst ist die Literatur angegeben.

bestätigen — nur Czajkowski publizierte eine ziemlich ähnliche Beobachtung: zum ersten Male fand er in 37 Fällen kurze Diplobakterien (den Diplokokken ähnlich), zum zweiten Male (in 19 Fällen) konnte er neben dem mikroskopischen Befunde auch Kulturen und Experimente ausführen und erklärte zugleich diese Mikroben für identisch mit denen Canon-Pielicke's. Im Blut pflegen sie vereinzelt oder in Gruppen von 8 bis 20 vorzukommen. Sie färben sich nicht mit Gram, wachsen nur in Bouillon oder Serum, wo sie ein flockiges Sediment bilden.

Barbier[1] untersuchte bei 10 Kranken das Blut und die Schleimhautsekrete der Nase, Bindehaut und des Mundes. Die Kulturen aus Blut waren 7 mal steril, 3 mal fand er epiphytische Hautbakterien. Aus der Konjunktiva war 6 mal negativer, 31 mal positiver Erfolg und darunter erschien 16 mal ein dem Löfflerschen ähnlicher Bazillus (9 mal Reinkultur, 7 mal Mischkultur). Nasen- und Mundkulturen: unter 12 Fällen 9 mal pyogene Streptokokken.

Es ist somit klar, daß die Frage der Ätiologie dieser Krankheit bisher nicht gelöst ist. Auch die Befunde Canon-Czajkowski's sind bisher nicht bestätigt worden.

Epidemiologische und klinische Erfahrungen über die Natur des unbekannten Kontagiums.

Da also die Ätiologie nicht klargelegt worden ist, so bleibt nichts anderes übrig, als daß wir für unseren Zweck den locus productionis des Kontagium suchen und indirekt irgend einen Begriff über seine Natur deduzieren.

Es ist zuerst aufzuklären, ob der Infektionsstoff nur an den kranken Körper gebunden ist, oder ob derselbe auch außerhalb des Organismus existieren kann. Und da verhält sich die Sache folgendermaßen: In der weitaus größten Mehrzahl der Fälle handelt es sich um direkte Übertragung vom Kranken auf Gesunde, d. h. man muß in direkten Kontakt oder in die größte Nähe des Kranken geraten, wenn eine Infektion stattfinden soll. Der zweite Modus, die indirekte Übertragung, ist eine Ausnahme. Denn im Unterschiede vom Scharlach und Pocken besitzt das Maserngift zwei Eigenschaften, die uns das obige Ereignis erklären. Es klebt erstens nicht so fest auf Gegenständen aus der Umgebung der Kranken, so daß eine indirekte Infektion durch Bücher, Spielzeug, Wäsche zu den allergrößten Seltenheiten gehört. Auch auf den Kleidern jener Personen, die mit den Kranken in Berührung kommen, (Ärzte, Wärterinnen) haftet es nicht so leicht, daß dies eine Gelegenheit

[1] Nach dem Referate in Baumgartens Jahresbericht. 1897.

zur Epidemieverbreitung bieten würde. Es genügt manchmal eine einfache Lüftung der Kleider und der Wohnung, um eine Beseitigung der Infektiosität zu erzielen. Also die geringe Haftbarkeit, dagegen aber größte Flüchtigkeit (wahrscheinlich durch geringes spezifisches Gewicht bedingt) sind die Eigenschaften des Kontagiums.

Zweitens ist die Dauer der Virulenz des Maserngiftes eine kurze. Dadurch erklärt sich auch der gute Einfluß der Luft: wenn auch das Kontagium auf Kleidern haften bleibt, so verliert es bald seine Virulenz. Näheres über die Zeit, welche dazu notwendig ist, ist begreiflicherweise unbekannt, oder wenigstens unsicher.

Trotzdem sind aber in der Literatur Fälle verzeichnet, wo ganz bestimmt die Infektion indirekt durch Gegenstände oder gesunde Leute übertragen worden ist. Im ganzen ist jedoch die Zahl der Fälle so gering, daß man in Bezug auf Masern eine teilweise Berechtigung den Ansichten KERSCHENSTEINER's[1] zugestehen muß. Er beschränkt die prophylaktischen Maßregeln auf eine Isolation des Kranken; den Angehörigen, dem Wartepersonale und Ärzten gestattet er den Verkehr mit der übrigen Welt ohne jede Beschränkung und Vorsicht. Er glaubt, daß der Arzt manchmal irrtümlich sich selbst beschuldigt, daß er die Infektion nach Hause gebracht hat, indessen ist diese Erkrankung gleichzeitig mit dem Auftreten der Krankheit in den anderen Fällen eingetreten. Man kann sie wohl auch durch den Verkehr der Kinder untereinander in früherer Zeit erklären und braucht nicht den Vater zu beschuldigen. Auch in den offiziellen Berichten[2] über die Epidemien auf den Färöern findet man keinen einzigen Fall, wo die Ansteckung durch Gesunde oder Gegenstände vermittelt worden wäre, trotzdem die dortigen Ärzte dieser Angelegenheit eine besondere Aufmerksamkeit widmeten.

Und doch äußert JÜRGENSEN[2] einen, wie ich glaube, berechtigten Zweifel über die allgemeine Annahme einer geringen Tenazität des Kontagiums außerhalb des Körpers. „Im allgemeinen neigt man zu der Annahme, daß die Zeit (der Tenazität) keine gar langdauernde ist. Als Beweis wird angeführt, daß in Wohnräumen, welche Masernkranke beherbergten, nichts vom Ansteckungsstoff zurückbleibt. Es sind keine verbürgten Mitteilungen vorhanden, welche ergeben, daß Neueingezogene in solchen Zimmern häufiger als es den sonstigen Verhältnissen nach zu erwarten gewesen wäre, ergriffen werden. Aber ist daraus mit Sicherheit zu entnehmen, daß das Gift nicht mehr vorhanden sei? Es liegt auch die andere Möglichkeit vor, die, daß niemand vorhanden ist,

[1] Münchener mediz. Wochenschrift 1882.

[2] Nach JÜRGENSEN-NOTHNAGELS Spez. Pathologie u. Therapie. IV. 2. S. 55.

der angesteckt werden kann. Wieder und wieder macht sich die fast allgemeine Empfänglichkeit geltend. Wie groß ist die Zahl derer, die mit nichtdurchmaserten Kindern in eine von Masernkranken verlassene Wohnung einziehen? jedenfalls verschwindend gering, weil eben die Meisten der bei einem solchen Umzug beteiligten schon durch das Überstehen der Krankheit immun sind. Und wenn eine Epidemie da ist, wird man keine zutreffende Rechnung ansetzen können, da ja die Ansteckung von Person zu Person durchaus die Lage beherrscht. Ich möchte die Möglichkeit nicht ganz in Abrede stellen, daß von den ‚sporadischen' Fällen dieser oder jener durch einen innerhalb der Wohnräume zurückgebliebenen Giftrest entstanden sei."

Diese Ausführungen scheinen mir berechtigt zu sein; es wird deshalb bei den prophylaktischen Maßregeln die gehörige Sorge der Wohnungsdesinfektion gewidmet. Aus demselben Grunde können auch die aus der Krankenumgebung stammenden Gegenstände nicht für irrelevant gelten, wenn es sich um oft gebrauchte Sachen handelt; denn, wie wir später auseinandersetzen wollen, klebt das Kontagium am meisten an den Gegenständen, die dem Kranken am nächsten waren. Diese Umstände muß man besonders während der schweren Epidemien beachten und insbesondere in Ländern oder Ortschaften, deren Bewohner seit langer Zeit von dieser Krankheit verschont blieben; denn unter diesen Bedingungen pflegen die Epidemien einen sehr schweren Charakter zu haben. Und dann erscheint es als wünschenswert, daß nicht nur die gewöhnliche Art der Verbreitung (durch Verkehr mit Kranken) verhindert werde, sondern auch jene seltene indirekte mittels verschiedener Gegenstände, eventuell durch gesunde Personen.

Es wird weiter angegeben, daß die Flüchtigkeit des Masernkontagiums Ursache ist, daß die Krankheit auch auf größere Distanz ohne Vermittlung von Leuten oder Sachen sich übertragen kann. Es sind Epidemien in naheliegenden Häusern beobachtet worden, wo nach der Konstatierung von Masern in einem derselben jeder Verkehr der Kinder und Familien später bestimmt unterblieb, oder es waren Fälle, wo ein Verkehr auch früher nicht stattgefunden hat. Man muß zwar die Möglichkeit zulassen, daß in diesen Fällen manchmal die Kinder sich vom ersten Kranken bereits in jener Zeit infizierten, wo er noch in stadio incubationis oder prodromorum sich befand. Nichtsdestoweniger ist dadurch nicht die zweite Möglichkeit ausgeschlossen, daß die Giftübertragung durch die Luft auf eine größere Entfernung geschehen kann, obzwar dieses Ereignis wohl zu den größten Seltenheiten gehört.

Ein weit wichtigerer Umstand ist jedoch die Tatsache, daß das Kontagium in der größten Mehrzahl der Fälle an den kranken Körper und seine nächste Umgebung gebunden ist.

Betrachten wir zuerst, in welchem Stadium der Krankheit die Infektiosität möglich, und wann sie am größten ist. Bei THOMAS[1] liest man: „Es ist ganz sichergestellt, daß die Kranken schon im Anfange und im Prodromalstadium ein wirksames Kontagium produzieren, und die größte Verbreitung der Ansteckung geschieht gerade in dieser Periode." Bei der Beweisführung dieser Behauptung muß man bedenken, daß die Zeit vom Momente der Ansteckung bis zur Exanthemeruption eine ganz konstante Dauer besitzt, nämlich 13 bis 14 Tage, und wenn man diese Frist von jenem Datum abrechnet, wo sich bei dem zweiten Krankheitsfalle das Exanthem zeigte, so resultiert dabei gewöhnlich, daß der zweite Fall sich vom ersten infizierte, als dieses entweder im Inkubationsstadium oder der Initialperiode der Krankheit sich befand.

JÜRGENSEN sagt a. a. O.: „Mit aller Wahrscheinlichkeit beginnt die Ansteckungsfähigkeit in dem Augenblicke, wo die ersten Symptome von Katarrhen auftreten, und dauert so lange, als das Exanthem in voller Blüte steht, wogegen in der Abschuppungsperiode die Infektiosität abnimmt und sie bald nach dem Eintreten der Desquamation verschwindet.

Eine Reihe von Fällen, die bezeugen sollen, daß die Ansteckung stattfand in einer Zeit, wo bei dem Ersterkrankten noch keine Spur von Hautausschlag vorhanden war, führt PANUM aus den Färöern an, wo natürlich die Verhältnisse zur Konstatierung dieser Tatsache außerordentlich günstig waren. Der dortige Distriktsarzt PETERSEN konstatierte im J. 1875 während einer Epidemie, daß „ein Lehrer so lange lehrte, bis an ihm das Exanthem auftrat, und so steckte er alle Kinder an" (nach JÜRGENSEN).

NEUREUTTER[2] sagt übereinstimmend: „Die Ansteckung bei Masern findet fast ausschließlich in der initialen, d. h. fieberhaft-katarrhalen Periode statt, dann auch in der Exanthemzeit, sehr selten im Gegensatze zu Scharlach und Pocken in der Desquamationsperiode. Dadurch kann man auch erklären, warum eine Isolation der Kranken von Gesunden keinen Erfolg hat, wenn Masern in einer Familie auftraten, weil die Kinder miteinander in der Initialperiode verkehrten — und warum die Masern so schnell unter den Kindern sich verbreiten, welche Schulen, Anstalten etc. besuchen, weil die Kinder mit Initialsymptomen zum großen Teile noch nicht zu Hause bleiben."

---

[1] ZIEMSSEN, Spez. Pathologie und Therapie. I. 2.

[2] EISELT, Odborná pathologie a therapie. I.

Die Person des Kranken produziert also auf eine später zu erörternde Weise das Masernvirus, und zwar derart, daß der Anfang der Krankheit am gefährlichsten ist und später die Virulenz des Kontagiums immer mehr abnimmt. Ich habe bereits erwähnt, daß das Virus sehr flüchtiger Natur ist, daß daselbe nicht leicht haften bleibt — mit anderen Worten also, daß es leicht in die Luft übergeht und durch den Wirbel eines Luftzuges leicht auf entferntere Stelle hingetrieben werden kann. Es ist dies nur einfach eine Konklusion aus den obigen Tatsachen: wenn das Kontagium seines geringen Gewichtes wegen nicht auf den Gegenständen haften bleibt (und verschwinden kann es doch nicht), so muß man voraussetzen, daß dasselbe in der Luft schweben kann. Es sind nun wirklich Beobachtungen gesammelt worden, die sich in vollster Übereinstimmung mit dieser Voraussetzung befinden.

Es kommt oft vor, daß ein Kind nur das Zimmer des Masernkranken betritt, es berührt dortselbst nichts, und trotzdem tritt nach 13 bis 14 Tagen die Eruption eines Masernexanthems auch bei ihm auf, und man kann keinen anderen Ansteckungsgrund entdecken, als nur den Krankenbesuch. Manchmal ist natürlich zur Akquirierung der Infektion auf diese Art ein längerer Aufenthalt im verseuchten Zimmer notwendig und es möge bemerkt werden, daß diese Vorkommnisse fast ausschließlich in kleinen, ungelüfteten Wohnungen beobachtet werden. Auf dieses Moment vergessen die, welche eine Luftübertragung des Kontagiums bezweifeln: wenn nämlich die Wohnung oder die Spitalsräume groß sind und gut ventiliert werden, dann kommt es natürlich zu einer recht beträchtlichen Verdünnung des Quantums der in der Luft suspendierten Ansteckungsstoffe und dann verliert die Wohnung teilweise die Infektiosität, und die Besucher werden sodann nur durch einen innigeren Kontakt mit Kranken darin bedroht. Deshalb haben in den früheren Zeiten, wo die Spitäler überfüllt und schlecht ventiliert waren, die Mediziner und andere, die die Krankheit früher nicht durchgemacht hatten, sich leicht durch einfachen Aufenthalt im betreffenden Zimmer infiziert, ohne daß sie mit Kranken in Berührung kamen.

Wenn also die Luft in der Krankenumgebung stagniert, so häuft sich das aus dem Körper ausgeschiedene Kontagium immer mehr, wie ein unsichtbarer Nebel rings um den Kranken herum an. Es ist nun anzunehmen, daß die Zahl der Keime in ganz analoger Weise mit der Entfernung vom Krankenbett abnimmt, wie ähnliches von der Wärmestrahlung des Körpers gilt. Wenn eine Luftströmung im Zimmer entsteht, so kann diese Infektionswolke mehr in einer Richtung mitgerissen werden und es kann eine Ansteckung auch in größerer Entfernung stattfinden.

Eine epidemische Ausbreitung der Krankheit kann mit Rücksicht auf die hier angegebenen Erscheinungen besonders dann auftreten, wenn in einem Raume, wo sich viele Leute (resp. Kinder) aufhalten, ein Individuum vorhanden ist, bei dem die Krankheit schon keimt, oder sogar angefangen hat. Und eine solche Gelegenheit findet in den Schulen statt. Hier kommen die Kinder in nahen Kontakt miteinander, die Lüftung pflegt mangelhaft zu sein, und deshalb sättigt das kranke Kind, welches das Kontagium produziert, die ihn umgebende Atmosphäre bald mit dem Maserngifte und es kann eventuell die ganze Klasse auf einen Schlag (nach 14 Tagen) erkranken.

Man muß voraussetzen, daß das Masernkontagium verschiedene Grade von Virulenz besitzen kann, denn es wird beobachtet, daß die Intensität der Epidemien (nicht nur in Bezug auf die Zahl der Fälle, sondern auch hinsichtlich ihrer Qualität) nicht gleich zu sein pflegt, trotzdem die äußeren Bedingungen (der Verkehr etc.) im ganzen kaum von anderen Zeiten divergieren. Wodurch aber diese Unterschiede in der Virulenz bedingt sind, das wird man erst später klarlegen können, bis die Biologie der diesbezüglichen Mikroben bekannt sein wird. Vorläufig kann man verschiedene Angaben über den Einfluß des Wetters, der Jahreszeit und des Klimas als nachgewiesen nicht betrachten. Denn obzwar sämtliche Statistiken übereinstimmend angeben, daß in der kalten Jahreszeit die Epidemien häufiger und intensiver sind, so folgt daraus noch nicht, daß die Jahreszeit die direkte Ursache dieser Erscheinung wäre, sondern es ist viel eher möglich, daß dieselbe durch Wohnungsüberfüllung etc. bedingt ist. Die Leute halten sich des Sommers mehr draußen auf und lüften ihre Wohnung auch besser wie im Winter, und so ist die Gelegenheit für die Ansammlung des Kontagiums in der Wohnungsluft während der kalten Jahreszeit viel günstiger, und vielleicht beteiligt sich an dem Vermehren der Krankheitskeime die Witterung überhaupt nicht.

Hirsch gibt an, daß von 530 Epidemien in Europa und Nord-Amerika 339 = 63·7 % auf die kälteren und 191 = 36·3 % auf die wärmeren Monate fallen.[1] Derselbe Autor konstatierte unter 309 Epidemien der mittleren Wärmezone, daß von ihnen zufällt auf:

Monat	Zahl	Summe	Monat	Zahl	Summe
Jänner	55	111	Juli	16	40
Februar	14		August	8	
März	43		September	16	
April	28	70	Oktober	34	88
Mai	23		November	26	
Juni	19		Dezember	28	

Jürgensen a. a. O. fand in Basel binnen 50 Jahren das Verhältnis 52·8 %—47·2 %, also einen viel geringeren Unterschied.

[1] Nach Jürgensen, a. a. O.

Das Klima und die Rasse haben keinen Einfluß auf die Entwickelung der Krankheit und Epidemie.

Es erübrigt nun noch zu erörtern, wie man sich die Propagation des Ansteckungsstoffes aus dem kranken Körper in die ihn umgebende Luft vorzustellen hat. Man muß erstens die bereits erwähnte Erfahrung im Auge behalten, daß die am meisten ansteckenden Perioden der Krankheit diejenigen sind, wo noch kein Exanthemausbruch auftrat, am allerwenigsten aber gefährdet das Desquamationsstadium die Umgebung des Kranken. Und da ist man gezwungen, daraus ganz einfach zu deduzieren, daß von der Haut des Kranken aus die Infektion größtenteils nicht verbreitet wird, vielleicht gar nicht. Die einzige Möglichkeit, wie man sich die Emanation des Virus erklären kann, sind also die Exhalationen des Kranken durch die Atmung, den Husten, das Niesen. Es ist bekannt (und in einem späteren Kapitel werden wir noch auf die Sache zurückkommen), daß die initiale und Eruptionsperiode sich durch verschiedene Katarrhe der Atmungswege auszeichnen, und somit können die pathologischen Sekretionspartikel in die Luft disseminiert werden. Denn wenn sich die Infektionskeime in die Luft emporheben sollen, so ist dazu eine gewisse Propulsionskraft aus dem kranken Körper notwendig, und diese Bedingung wird durch Husten, Niesen, vielleicht auch durch die gewöhnliche Respiration erfüllt.

Denn es wird dabei aus dem Munde und der Nase eine Menge von Tröpfchen Sekrets aus den pathologisch veränderten Schleimhäuten zerstäubt, ein Umstand, der durch FLÜGGES Darstellungen bei der Tuberkulose genug bekannt und nachgewiesen worden ist, und diese Tröpfchen können eine Zeitlang in der Luft schweben. Daß mit denselben mitgerissene Infectionsagens wird durch die Feuchtigkeit seines Trägers bei Virulenz erhalten. Es ist somit die Atmosphäre rings um den Kranken mit Infektionspartikelchen übersättigt und umgibt ihn wie eine unsichtbare Wolke. Es ist begreiflich, daß je näher dem Kranken, desto größer auch die Gefahr für den ist, welcher in die Nähe tritt. Der Mund und die Nase des Kranken rauchen wie ein Vulkan schädliche Dünste aus, und je näher jemand zu diesem Krater tritt, desto eher kann er sich infizieren.

Wenn in einem Zimmer viele Masernkranke sich befinden, und wenn für keine gründliche Ventilation gesorgt wird, so verdichtet sich diese Wolke auch in großer Entfernung von dem Kranken. Deshalb sind in den kleinen, überfüllten und ungelüfteten Wohnungen der armen Volksschichten die Bedingungen für die Verbreitung der Krankheit auf die übrigen Familienmitglieder viel günstiger als bei den besser situierten Klassen. Es genügt, daß ein Nachbarkind nur eine solche Wohnung betritt, und schon trägt es den Keim der Krankheit mit.

Natürlich kann man nicht annehmen, daß es in einer gut situierten Familie immer erzielt werden könnte, daß die übrigen Kinder verschont bleiben. Denn es ist nicht die hygienische Wohnungseinrichtung die ausschließliche Bedingung zur Verhinderung der Infektion, sondern es ist auch der Verkehr der Kinder wichtig. Und wenn man mit der Isolation und Lüftung erst nach dem Ausbruche des Exanthems beim ersten Kinde anfängt, und in der Praxis wird nie anders vorgegangen, so kommen diese Maßregeln zu spät, weil die übrigen Kinder sich bereits früher von dem Kranken (während seiner Inkubations- oder Initialperiode) angesteckt haben konnten.

Disposition und Immunität.

Bei der Unbestimmtheit dieser beiden Begriffe, bei Unkenntnis ihres Wesens kann man natürlich nur über die Bedingungen reden, welche die Disposition, eventuell die Immunität erhöhen oder vermindern.

Man muß nun sagen, daß die Disposition bei allen Leuten gleich ist. Die Rasse macht hier keinen Unterschied, es werden alle gleich von Masern befallen. Das Alter wäre eigentlich im ganzen auch von untergeordnetem Einflusse. Freilich -- heute sind Masern bei uns eine Kinderkrankheit, so wie es einst auch bei Variola der Fall war. Um künftighin geschützt zu bleiben, muß man einmal die Krankheit überstehen, und das geschieht bei der jetzigen Verbreitung des Kontagiums meistens und am leichtesten schon im Kindesalter. Wenn aber je die Ansteckung in Länder eingeschleppt wird, wo mehrere Jahrzehnte lang diese Krankheit nicht beobachtet worden ist, so werden dann von ihr alle diejenigen, welche sie bisher nicht durchmachten, ohne Altersunterschied befallen. So geschah ähnliches insbesondere auf den Färöern u. a.; es werden dann bei solchen Umständen Beispiele angeführt, wo 80jährige Greise an Masern erkrankten. Dann nimmt begreiflicherweise eine solche Epidemie einen fürchterlichen Charakter an, und PANUM beschreibt, daß von den 7782 Bewohnern der Faröern nur 1500 von der Krankheit durch absolutes Vermeiden des Verkehres mit den verseuchten Gemeinden verschont blieben. „Der dadurch herbeigeführte Notstand war ein enormer, weil gewöhnlich alle Mitglieder der Familie gleichzeitig das Bett hüten mußten, ohne Rücksicht auf das Alter; eine ordentliche Krankenpflege existierte natürlich nicht. Nur die ältesten Leute, welche in der Kindheit (vor 65 Jahren) die Epidemie durchgemacht hatten, blieben verschont, wogegen kein einziges Individuum von den übrigen, auch älteren, insofern sie Masern noch nicht überstanden hatten und jetzt sich der Ansteckung aussetzten (durch Verkehr mit verseuchten Häusern), von der Krankheit verschont blieben."

Und doch wird angegeben, daß Säuglinge auffallend selten masernkrank werden. THOMAS erklärt dies dadurch, daß sie weniger Gelegenheit sich anzustecken haben, besonders wenn es sich um das einzige Kind einer Familie handelt; trotzdem läßt er aber zu, daß vielleicht die Säuglingsdisposition kleiner ist, als die bei größeren Kindern. Wir werden übrigens noch erörtern, daß auch ein Fötus erkranken kann, so daß vielleicht doch die äußeren Bedingungen der Disposition über die inneren Momente prävalieren (die Verminderung der Ansteckungsgelegenheit).

Mit Rücksicht auf diese Tatsachen erscheint die Möglichkeit begründet, daß dereinst durch antimorbillöse Immunisation in der Natur der Krankheit eine Änderung eintreten wird, daß nämlich Masern aufhören werden, das Privilegium des Kindesalters zu sein. Denn die Disposition hängt ganz bestimmt nicht vom Alter ab, ebensowenig wie das Geschlecht von Einfluß ist.

Auf Grund dieser Erfahrungen scheint es, daß auch die Entwickelung der Epidemien eher durch äußere Umstände unterstützt wird als durch Erhöhung der Disposition. Die inneren Ursachen können nur dann dem Umsichgreifen der Krankheit entgegentreten, wenn es sich um eine Bevölkerung handelt, die bereits die Krankheit durchgemacht hat, also immunisiert ist. Dadurch erklärt sich auch die Erscheinung, die als Periodizität der Epidemien bezeichnet wird. Es ist nämlich oft auffallend, daß Epidemien immer nach ziemlich gleichen Intervallen von einigen Jahren zurückkehren. Obzwar diese Tatsache nicht generalisiert werden darf, so wurde sie von vielen Autoren bestätigt. Man sagt, daß die Epidemien am liebsten nach 4jähriger Pause sich wiederholen. THOMAS fügt noch hinzu, daß je kürzer dieser Intervall, desto schwächer der Charakter der Epidemie zu sein pflegt, und je länger die Pause war, desto gefährlicher die Epidemie quantitativ wie qualitativ ist. In den Zeiten, wo die Verkehrsmittel noch primitiv waren und der Verkehr zwischen einzelnen Gemeinden und Ländern ein beschränkter war, kam diese Periodizität viel öfter zur Geltung, da die Leute nicht so viel Gelegenheit zur Ansteckung hatten. Heute sind aber Handel und Industrie, sowie auch die Kommunikationen viel entwickelter und ferner ermöglichte es auch das Wachstum der Städte, daß die Krankheit an vielen Stellen endemisch wurde, und man kann zugleich sagen, daß dadurch die Natur der Masern auch etwas weniger gefährlich wurde. Man kann es aus dem Umstande deduzieren, daß die Leute die Masern nicht so sehr fürchten wie früher, ja sie sind manchmal froh, wenn alle Kinder der Familie auf einmal die Krankheit überstehen, sie trachten sogar absichtlich das zu erzielen. Trotzdem bekommt aber in den Landgemeinden die Epidemieintensität oft einen bedenklichen Charakter.

Wir haben bereits früher erwähnt, daß die meteorologischen Einflüsse nicht so sehr an und für sich, als eher dadurch, daß sie die Lebensweise ändern, auch eine wichtige Mitwirkung an der Disposition des Menschen haben. Denn indem die Leute in ungelüfteten Räumen während der kalten Zeit sich zusammendrängen, erkranken sie viel leichter und es möge hinzugefügt werden, daß die Krankheit bei derartiger Lebensweise viel schlimmer verläuft.

Freilich haben wir auch gesagt, daß man die meteorologischen Einflüsse nicht ganz negieren kann, und man möge nur so viel beachten, daß besonders die (seltene) pandemische Verbreitung der Masern über das ganze Land, während des Friedens, wo also keine Änderung im gegenseitigen Verkehre der Bevölkerung eintritt, doch wohl nicht anders, als durch die unbekannte meteorologische Wirkung zustande gebracht ist. (Vergleiche übrigens Johanessens Meinung in Bezug auf Scharlach.)

Ich denke ferner, daß man bei der Erklärung der Disposition auch den sozialen Verhältnissen eine gewisse Bedeutung nicht absprechen kann; dieselben manifestieren sich bei allen epidemischen Krankheiten auf gleiche Weise. Ich will damit nur soviel sagen, daß die sozialen Verhältnisse den armen Volksschichten nicht gestatten, sich die Lebensweise nach hygienischen Forderungen einzurichten. Der Wohnungsverhältnisse haben wir bereits Erwähnung getan, und es ist ganz bestimmt eine nachgewiesene Tatsache, daß die vom Proletariate bewohnten Stadtviertel am meisten zu leiden haben, und es nimmt die Epidemie hier gewöhnlich auch ihren Beginn. Denn einerseits unterstützen die Häuser und die Wohnungsgröße die Einnistung der Krankheit, indem sie gewöhnlich überfüllt sind, anderseits haben diese Volksschichten kein Verständnis dafür, diese gegebenen Verhältnisse erträglicher, besser zu machen. Sie haben keinen Sinn für Ventilation (sie sind übrigens durch Not im Winter daran gehindert) und sie achten nicht besonders auf die Reinlichkeit der Wohnung, der Kleidung, des Körpers. Ihr ganzer Schmutz bildet dann einen günstigen Boden zur Einschleppung verschiedener Infektionskrankheiten. Die Hygiene stößt hier also nicht nur auf materielle Hindernisse, sondern noch mehr auf den Mangel von Intelligenz. Und soviel mir die heutigen Verhältnisse in den mittleren Kreisen der Gesellschaft (unter dem Kleingewerbe, Handel) bekannt sind, so kann man sie de facto kaum für bessere erklären. Auch hier konstatiert man eine Überfüllung der Wohnung, besonders wenn in einem Teile derselben das Gewerbe betrieben wird, und auch die Intelligenz steht durchschnittlich nicht auf einer Höhe, hauptsächlich in Bezug auf die Gesundheitslehre, die die Leute zwingen würde, mehr Geld auf eine geräumigere Wohnung zu wenden, mehr zu ventilieren. Hier kann man eine Besserung erst von der Zukunft erwarten, wenn man schon in der Volksschule dahin erzogen werden wird, daß die sanitären Ausgaben kein totes Kapital und kein Luxus sind.

Was die Frage der Immunität betrifft, so findet man in der Literatur Belege, daß Leute existieren, die eine ererbte Immunität besitzen. (Wir haben bereits erwähnt, daß während der ersten Lebensmonate wahrscheinlich auch eine relative Immunität existiert.) Es ist begreiflich, daß man nicht die Zahl der Immunen prozentuell nachweisen kann, denn es ist noch kein Beweis der Immunität, wenn jemand während einer Epidemie verschont bleibt. Ein solches Ereignis ist verhältnismäßig häufig und man erklärt dies dadurch, daß die Betreffenden keine günstige Gelegenheit zur Infektion hatten. Ein Beweis war nur bei der Variola früher möglich, als noch die Variolisation praktiziert wurde (es wurden durchschnittlich 5 % Pockenfeste gefunden). Bei den übrigen Exanthemen kann man diese Eigenschaft nur zufällig konstatieren, wenn eine Person während mehrerer Epidemien verschont bleibt trotz direkten Verkehres mit Kranken.

Es ist möglich, daß vielleicht, wie bei der Variola, auch bei Masern die Eventualität existiert, daß die Immunität einmal eine dauernde, das andere Mal eine nur vorübergehende und wieder einmal eine absolute und ein anderes Mal eine relative sein kann, indem jemand, der mit Schwerkranken in Kontakt kam, nur eine leichte Krankheitsform selbst darnach aufweist.

Man darf aber nicht verschweigen, daß die älteren Angaben über angeborene Immunität heute für unzuverlässig gelten können. Denn es wurde früher das Hautexanthem für das Charakteristikon der Krankheit gehalten; heute weiß man aber, daß das nicht richtig ist. Und wenn damals jemand an Masern sine exanthemate erkrankte, so konnte er in die Kategorie der Immunen per nefas eingereiht werden.

Bohn[1] versichert z. B., daß eine dauernde angeborene Immunität bei Masern überhaupt nicht angenommen werden kann, weil sie immer die ganze Bevölkerung ohne Unterschied durchseuchten, wenn sie in lang verschont gebliebene Länder eingeschleppt wären. Er glaubt also, daß nur der Mangel an Gelegenheit zur Infektion diese falsche Ansicht hervorrief. Jürgensen modifiziert diese Anschauung insofern, als er eine vorübergehende, temporäre Immunität zuläßt. Panum kon-

[1] Deutsche med. Wochenschrift. 1888.

statierte im Jahre 1846 auf den Färöern, daß alle, die früher (1791) verschont blieben, jetzt die Krankheit akquirierten.

Eine erworbene Immunität könnte auf zweierlei Art zustande kommen: erstens durch einmaliges Überstehen von Masern, wodurch man nämlich gegen eine zweitmalige Erkrankung für gewöhnlich geschützt bleibt. Zweitens könnte man erwarten, daß durch das Überstehen einer anderen leichten Erkrankung (analog zur Vakzination) oder eventuell durch Serumimmunisation eine Immunität in der Zukunft erfunden werden wird.

Was die erste faktische Modalität betrifft, so möge konstatiert werden, daß alle Autoren darin übereinstimmen, daß eine zwei- oder sogar mehrmalige Wiederholung der Masern zu den seltensten Ereignissen gehören, oder mit anderen Worten: man ist für gewöhnlich nach der ersten Durchmaserung gegen die Krankheit für künftighin geschützt.

Thomas bezweifelt l. c. sogar, ob die seltenen Fälle überhaupt als verläßlich anzunehmen sind, denn es ist keine leichte Sache, aus der Anamnese nachzuweisen, daß der Betreffende früher wirklich masernkrank war, und es kommt manchmal besonders mit Rubeola eine Verwechselung vor.

Panum fand in der überaus großen Zahl von eigens beobachteten Fällen keinen einzigen,' der zum zweiten Male die Infektion akquiriert hätte.

Hoff bezweifelt ebenfalls diese Möglichkeit, trotzdem zwei seiner Fälle in der Anamnese angaben, daß sie Masern früher gehabt hatten.

Maizelis [1] fand in der gesamten Literatur nur 103 Fälle einer zweimaligen, und 3 Fälle von dreimaliger Masernerkrankung.

Die Art der Invasion und die Pathogenese.

Die Masern werden zu den allgemeinen Infektionskrankheiten gezählt, bei welchen das Wesen der Krankheit darin besteht, daß entweder Toxine oder auch Mikroorganismen im Blutkreislaufe enthalten sind. Denn man kann sich das Zustandekommen der Generalisation nicht anders vorstellen, als durch Vermittlung des Blutkreislaufes. Und es sind tatsächlich Beobachtungen verzeichnet worden, daß bei Masern einerseits Toxine, andererseits auch das Infektionsagens selbst im Blute enthalten ist. Daß im Blute die Toxine zirkulieren, das wird klar aus der Symptombeschreibung einleuchten, und man kann sagen, daß die Toxine in allen Masernfällen ohne Ausnahme in deren Blute enthalten sein müssen. Anders verhält sich die Sache in Bezug auf die Mikroben selbst, denn es ist kaum zu denken, das die Bakteriologen

[1] Virchows Archiv 137.

aus einem anderen Grunde so oft negative Befunde konstatieren würden, als deswegen, weil entweder in einigen Fällen das Blut keine Mikroben enthält, oder nur in einzelnen Perioden der Krankheit; wenn man ein anderes Stadium untersucht, so ist dann das Blut keimfrei. Wenn es sich bestätigen sollte, daß manchmal im Blute die Mikroben überhaupt fehlen können, so müßte man sodann den ganzen Komplex von Allgemeinsymptomen durch die Wirkung der Toxine erklären, ja sogar das Exanthem für ein vasomotorisches Phänomen halten. Aber eine solche Möglichkeit ist nicht sehr wahrscheinlich.

Daß im Blute spezifische Mikroorganismen enthalten sein können, das beweisen erstens verschiedene Versuche aus früheren Zeiten, die Masern auf einen Gesunden durch Einimpfung des Blutes der Kranken zu übertragen. Ähnliche Versuche sind deswegen gemacht worden, damit durch das Hervorrufen einer milden Krankheitsform eine Immunität für spätere Zeiten auch gegen die schwere Maserninfektion erzielt werde. So wird angegeben, daß schon im Jahre 1758 Home in Edinburg mit Erfolg das Blut aus eingeschnittenen Effloreszenzen (im Beginne der Deflorition) mittels Tamponen in seichte Hauteinschnitte am Arme Gesunder übertrug. Es war auffallend, daß die inokulierte Erkrankung sich durch milden Verlauf auszeichnete, wogegen der Charakter der damaligen Epidemie ein schwerer war. (Eben deswegen scheint mir die Einwendung von Albers und Jürgensen unbegründet zu sein, welche die Möglichkeit einräumen, daß bei den damaligen schlechten hygienischen Spitalverhältnissen die Ansteckung auf eine andere Weise erfolgt sein könnte, und daß die Erkrankung nur zufällig eine gleichzeitige mit der Inokulation war.) Die mit Blut befeuchteten Tampone behielten 10 Tage lang ihre Virulenz. Die Angaben Homes wurden von vielen italienischen Autoren bestätigt; bei uns nahm Katona in Ungarn mehr als 1000 Inokulationen mit Erfolg vor (darunter aber einen Teil auch mittels Bindehautsekrets).

Und wenn man doch diese aus älterer Zeit stammenden Angaben bezweifeln wollte, so spricht noch ein anderer Umstand für die Existenz des Kontagiums im Blute Masernkranker: Die Geburt eines mit Masernexanthem behafteten Kindes aus einer Mutter, die vor der Niederkunft diese Krankheit akquirierte. Thomas sagt in dieser Beziehung: „Es gibt aber auch einzelne seltene Beobachtungen (trotz aller Bemühungen konnte ich nur sechs Beschreibungen solcher entdecken, in denen ein Zweifel über die Richtigkeit der Diagnose nicht statt hat), denen zufolge Kinder gleich mit der ausgebildeten und durch Exanthem charakterisierten Masernkrankheit geboren worden sind, nachdem die Mutter kurz vorher an Masern erkrankt war. Andere Beobachtungen sind insofern zweifelhaft, als nicht mehr das Masernexanthem, sondern bloß noch eine Abschuppung des Kindes bei der Geburt des Kindes gesehen wurde, die möglicherweise nichts weiter als die gewöhnliche Desquamation der Neugeborenen war. In noch anderen wurde die Krankheit des Fötus nur wegen seiner Unruhe während der Krankheit der Mutter vermutet. — VOGEL führt an, daß die Mütter dabei zu früh niederkämen. — CLARUS teilte in der medizinischen Gesellschaft in Leipzig mit, daß er bei einer im Abschuppungsstadium der Masern verstorbenen Schwangeren das Masernexanthem am Fötus ganz deutlich beobachtet habe."

Diese Erfahrungen zeigen wohl deutlich, daß das Infektionsagens im Blute zirkulieren kann. Bei den mangelhaften Kenntnissen über die Ätiologie wissen wir heute noch nicht, in welchem Krankheitsstadium die Mikroorganismen überhaupt im Blute vorkommen, und wann sie hier virulent sind. Auf welche Weise das Kontagium in das Blut hineingelangt, das wird später klargelegt werden. Beim Fötus kann man freilich die Infektion nur durch den Placentarkreislauf erklären.

Für die Zwecke der Prophylaxis ist es aber viel wichtiger, zu finden, auf welche Art das Kontagium normaliter in das Blut gelangen kann, als die Frage, welcher Natur dasselbe ist. Denn das Ziel der Prophylaxe ist es, zu erreichen, daß der Ansteckungsstoff entweder überhaupt nicht auf der Körperoberfläche sich niederlasse (dies erzielt man durch Isolation), oder man will wenigstens verhindern, daß dasselbe von der Oberfläche nicht in das Blut eindringe (oder eventuell, daß es im Blute keine günstigen Bedingungen zur Vermehrung finde). Mit anderen Worten: wir wollen einen entweder gänzlichen, absoluten Schutz oder wenigstens einen teilweisen (relativen) erzielen — einen relativen insofern, als daß man durch gewisse Mittel die Generalisation des Prozesses zu verhindern trachtet, damit das Kontagium nicht ins Blut gelange. Der relative Schutz trachtet also die Affektion auf den locus invasionis zu beschränken, wogegen der absolute überhaupt die Ansteckung vom Leibe fernhält.

Daß man durch eine rechtzeitig ausgeführte Trennung der Kranken von den Gesunden einen vollkommenen Schutz erzielen kann, ist eine alte Erfahrung. Die zweite Möglichkeit, nämlich das eingedrungene Kontagium auf seiner Invasionsstelle festzuhalten und die Generalisation zu verhindern, ist durch viele analoge Erfahrungen aus der Pathologie begründet. Man weiß, daß z. B. durch die Exzision einer Sklerose die Durchseuchung des Organismus mit Lues verhindert werden kann — man hat dasselbe beim Anthrax konstatiert — hierher gehört auch die alte Erfahrung über das Ausbrennen der Bißwunden, die von tollen Hunden entstanden sind — man weiß ferner, daß die Desinfektion der Wunden nicht nur lokale Eiterung, sondern auch die allgemeine Sepsis verhindert — und noch viele andere Infektionsprozesse verhalten sich ganz identisch.

Es ist somit ein ganz rationelles Postulat, daß durch die Prophylaxe der Infektionskrankheiten entweder die Entstehung einer Primäraffektion überhaupt verhindert werde, damit sich daraus im weiteren Verlaufe nicht die Allgemeininfektion bilden könne, oder man muß wenigstens trachten, daß eine infektiöse Primäraffektion, wenn sie einmal entwickelt ist, rechtzeitig gehörig behandelt werde. Unter Behandlung versteht man nun in solchen Fällen, daß die Infektionskeime auf der Stelle, wo sie sich zuerst eingenistet haben, sich entweder überhaupt nicht entwickeln können, oder wenigstens in ihrer Virulenz und ihrem Wachstum derart gehemmt werden, daß sie, falls sie doch ins Blut eindringen, daselbst keine Allgemeinerkrankung hervorzurufen vermögen, weil dann die Blutalexine genügen, sie zu überwinden.

Es ist also höchst notwendig, die Pforte zu kennen, durch welche das Masernkontagium in den Körper (und von da aus in das Blut) gelangt. Sonst kann man keine rationellen prophylaktischen Maßregeln erwarten. Da aber das Kontagium bisher nicht näher bekannt ist (geschweige den kultiviert oder biologisch erforscht), so ist man auf eine indirekte Deduktion auf Grund von epidemiologischen und klinischen Tatsachen angewiesen. Und ich bin überzeugt, daß man auch ohne bakteriologische Kenntnisse auf diesen Gründen eine ganz rationelle Prophylaxis ausarbeiten kann, und daß der Mikrobennachweis und die Kenntnis der Biologie des Kontagiums in der Zukunft nur eine Bestätigung dessen sein wird, daß die von den Epidemiologen und Klinikern gesammelten Tatsachen zur Durcharbeitung der prophylaktischen Maßregeln genügen.

Zuerst wollen wir untersuchen, ob die epidemiologischen Erfahrungen eine Direktive geben, um die Pforte zu erkennen, durch welche die Infektion in den Körper eindringt.

In früherer Zeit galten Masern für eine Hautkrankheit und die Prophylaxe war dementsprechend eingerichtet. Die Wärterinnen und Personen, die mit Kranken in Berührung kamen, mußten häufig ihre Hände waschen, und man riet ihnen, den Hautkontakt bei dem Verkehr mit Kranken auf das notwendigste zu beschränken. Damals wurde auch das Abschuppungsstadium für das gefährlichste gehalten, weil noch nicht genug bekannt war, daß die Inkubations- und Initialperiode ziemlich lange dauert (13 bis 14 Tage), und so wurde der Krankheitsbeginn auf einen späteren Zeitpunkt verlegt, welcher der Abschuppungszeit des Ersterkrankten entsprach. Ich will nicht behaupten, daß ein häufiges Händewaschen unnütz wäre, ja im Gegenteil ist dasselbe auch bei den heute ganz anderen Anschauungen über die Art der Ansteckung eine sehr nützliche Sache. Aber für sich allein gibt dasselbe keinen genügenden Schutz. — Dann ging man von der Ansicht aus, daß Masern eine Hautkrankheit seien, und es sollte durch Desinfektion der Hände der auf ihnen haftende Ansteckungsstoff beseitigt werden. Trotzdem aber kamen Infektionen vor, und es ist doch ziemlich wenig logisch, auf eine solche Art von Übertragung zu denken. Denn es müßte ja diejenige Stelle der Haut zuerst erkranken, die am meisten mit der Infektionsquelle in Kontakt kommt — man findet aber in allen Studien und Lehrbüchern die Angabe, daß die Hände zuletzt durch das Exanthem betroffen werden, und daß auch die Intensität der Eruption hier nicht so groß wie im übrigen Körper ist.

Und man wundert sich, daß diejenigen, welche von diesem Ansteckungsmodus überzeugt waren und an der Hautnatur der Krankheit festhielten, nicht zugleich auch die prophylaktischen Maßregeln dementsprechend vervollständigt haben. Wenn sie nämlich überzeugt waren, daß durch das Händewaschen der Infektionsstoff von den Händen beseitigt wird, und daß man sich (nur) auf diese Weise vor der Krankheit schützen kann, so wäre doch ein noch viel besserer Schutz das Baden des ganzen Körpers gewesen. Ich fand aber keine Angaben über derartige Prophylaxisversuche. Nur indirekt berührt THOMAS diesen Gegenstand, indem er sagt, daß ein krankes Kind nach dem Baden und Anziehen frischer Wäsche doch wieder ein Ansteckungsherd sein kann; dadurch will er vielleicht sagen, daß das Kontagium nicht auf der Haut sich befindet, wenigstens nicht ausschließlich.

Wir haben aber schon einige Tatsachen erwähnt bei der Beschreibung der Eigenschaften des Masernkontagiums, daß dasselbe flüchtig ist und in der Wohnungsluft der Kranken schwebt, so daß der Besucher dieses Raumes sich infizieren kann, ohne etwas zu berühren und obwohl er jeden Kontakt mit dem kranken Körper vermied. Es könnte die Einwendung gemacht werden, daß das Maserngift, auf der Haut des Kranken produziert, von da in die Luft gelangen könnte. (Dazu ist aber eine gewisse Propulsion notwendig und nebstdem ist ja bekannt, daß die Krankheit am ansteckendsten ist in der initialkatarrhalen Periode.) Und die Meinung, daß der Ansteckungsstoff aus der Atmosphäre auf die Haut des Besuchers sich niederlassen kann, und daß dadurch der ganze Prozeß hervorgerufen werde, scheint mir dem Strohhalm zu gleichen, an dem sich der Ertrinkende festhält, wenn er schon gar keine bessere Stütze mehr findet. Das Kontagium könnte doch nur auf das Gesicht und die Hände fallen, also auf Teile, die man oft zu waschen pflegt, und hier gibt es wohl keine günstigen Bedingungen zum Wachstum. Es ist möglich, daß man einen indirekten Beweis einmal führen könnte, wenn ein Kind, welches während eines solchen Besuches nichts im Krankenzimmer berührt hat, gründlich gebadet würde und trotzdem an Masern erkranken würde. Ich glaube, daß ähnliches auch schon öfters vorgekommen ist. Denn es ist die Erklärung viel wahrscheinlicher, daß der Ansteckungsstoff in der Krankenwohnung aus der mit ihm überfüllten Atmosphäre eingeatmet wird.

Eine weit größere Klarheit bieten aber in dieser Angelegenheit die klinischen Erfahrungen, da sie ganz deutlich beweisen, daß die Hautsymptome nicht für das Wesen der Krankheit unentbehrlich sind, und daß die Infektion in den Körper ganz anderswo eindringt.

Um diese Behauptung klarzulegen, muß man zuerst die Entwickelung und den Verlauf der Krankheit kennen, besonders aber die zeitliche Nacheinanderfolge der Symptome verfolgen. Wir wollen es aus dem Grunde tun, um eventuell auszuforschen, welches Symptom bei Masern für eine Primäraffektion zu halten ist, und welche dagegen als sekundäre, konsekutive zu betrachten sind. Wenn wir unterscheiden können, welches das primäre Symptom ist, so ist natürlich die Aufgabe der Prophylaxis sehr vereinfacht, denn dann kennt man schon jene Pforte, durch welche die Infektion in den Körper gelangt.

Das Inkubationsstadium genau zu erkennen, war eine schwierige Sache und es ermöglichten erst die überaus günstigen Beobachtungsbedingungen in den Epidemien auf den Färöern Panum, die Dauer dieser Periode genau bei einer größeren Zahl der Fälle (40) festzustellen. Panum gibt an, daß von dem Momente der Infektion bis zur Exanthemeruption (was also dem Inkubations- und Initialstadium zusammen entspricht) gewöhnlich 13 bis 14 Tage zu vergehen pflegen, und da die Dauer der initialen (prodromalen) Periode auf 3 bis 4 Tage bemessen wird, so resultiert daraus, daß man auf die Inkubation zehn Tage zu rechnen hat. — Diese Zeit pflegt gewöhnlich symptomenfrei zu sein, das Individuum (Kind) fühlt sich keineswegs unwohl. Erst am Ende derselben tritt zuerst eine geringe Temperatursteigerung auf (welche im folgenden Stadium rapid zunimmt) und auch leichte Katarrhalzustände der Atmungsorgane. — Dabei wird aber noch nicht der ganze Organismus ergriffen, es wird der Allgemeinzustand des Kindes nur wenig alteriert. Thomas,[1] dessen vorzüglicher Beschreibung ich mich oft bediene, sagt über die erwähnten Katarrhe: „sie sind am Ende dieser Periode keineswegs selten, und es ist möglich, daß durch ihre Sekrete jetzt schon eine Infektion verursacht werden kann.“

[1] Ziemssen, Pathologie und Therapie. I. 2.

Neureutter[1] beschreibt in diesem Stadium die Mattigkeit, Verstimmung, zeitweises Frösteln: „die Kinder pflegen während dieser Zeit traurig zu sein, legen sich öfters zu Bette, klagen über Kopfschmerzen und Bauchweh, sie hüsteln; die Symptome sind aber nie so heftig, daß der Kranke schon das Bett hüten müßte."

Die Initialperiode (diese Bezeichnung ist richtiger als der Name stadium prodromorum, weil sich die Krankheit bereits entwickelt) dauert 3 bis 4 Tage (ausnahmsweise 5). Das pathognomonische Symptom dieses Stadiums sind die Schleimhautkatarrhe der Atmungswege und der Bindehaut. In manchen Fällen datiert ihr Beginn schon aus der Inkubationszeit, wie schon bemerkt wurde, gewöhnlich aber gehören dieselben in die Initialperiode. Ich will hier die klassischen Worte Thomas' zitieren: „Regelmäßig ergriffen sind beim Masernprozesse auch die Schleimhaut der Nase, des Rachens, der oberen Luftwege und die Konjunktiva, und zwar in der Regel weit früher als die äußere Haut. Insbesondere ist die katarrhalische Affektion der oberen Luftwege an allen Punkten der Erdoberfläche, wo die Masern bisher beobachtet worden sind, eine so konstante Erscheinung, daß ihr mit Recht der Wert eines pathognomonischen Zeichens zuerkannt werden muß, ein Umstand, der insbesondere bei der Diagnose der Masern farbiger Rassen in Betracht kommt. Wie weit die morbillöse Schleimhauthyperämie in normalen Fällen gegen die Lungen und den Ösophagus zu hinabreichen kann, und in welcher Form sie in den entfernteren und unzugänglichen Schleimhautpartien vorhanden ist, ist unbekannt, an den sichtbaren Schleimhäuten bemerkt man dagegen folgendes:

„Nicht selten schon am Ende des Inkubationsstadiums, und jedenfalls im Anfang des Prodromalstadiums oder bald darauf findet man, entsprechend den in dieser Zeit sich einstellenden Symptomen des Niesens, Hustens und Tränens der Augen eine Injektion der Augen-, Nasen-, Rachen- und Kehlkopfschleimhaut, welche immer mehr zunimmt und kurz vor dem Ausbruche des Exanthems, sowie im Anfange der Eruptionsperiode am intensivsten zu sein pflegt; während des Maximums des Exanthems, bei intensivem Ausschlage spätestens mit dem Schlusse dieses Maximums, beginnt das Nachlassen dieser Hyperämie, welches gewöhnlich rasch fortschreitet und in wenigen Tagen vollendet ist. — Beim ersten Ergriffenwerden der Gaumenschleimhaut bemerkt man neben einzelnen etwas ausgedehnten Gefäßverästelungen häufig kleinste hyperämische Punkte in größerer oder auch sehr geringer Zahl, welche sich rasch ausdehnen. Während seiner stärksten Entwickelung, im Beginn der Eruption oder kurz vorher, bietet dieser Prozeß ein eigen-

[1] Eiselt, Odborná Pathologie a therapie. I.

tümliches Bild. Auf mehr oder weniger und besonders nach dem Zäpfchen und den Gaumenbögen zu stärker geröteter Schleimhaut finden sich reichlichere oder spärlichere stecknadelkopf- bis linsengroße und größere dunkler gerötete Stellen, von durchaus unregelmäßiger Form, in verschiedenem Abstande voneinander, mit verwaschenen Rändern, welche meistenteils mit benachbarten, an einzelnen Stellen durch schwächer gefärbte Streifen verbunden sind, seltener besteht eine fast allgemeine Konfluenz. Am Schlusse der wenigtägigen Affektion entstehen manchmal einige hirsekorngroße gerötete stärkere Anschwellungen, besonders auf den dunkler und gleichmäßiger geröteten hinteren Partien, wie sie in ähnlicher Weise und unregelmäßig verstreut auch bei gewöhnlichem chronischen Katarrh in verschiedener Zahl vorkommen. Diese Papeln stehen zu der undeutlichen fleckigen Rötung der Schleimhaut in keiner näheren Beziehung. — Die Rückbildung dieser Schleimhautrötung geschieht manchmal gleichzeitig, gewöhnlich früher als die des Exanthems; wenn sich aber abnormerweise inzwischen an den Rachenteilen während des Masernprozesses eine intensivere weitere Störung entwickelt haben sollte, so wird die Rückbildung nur von dieser beeinflußt. — In gleicher Weise verhält sich die Konjunktiva: leichte und zwar allgemeine Injektion fehlt fast niemals, deutlichere Flecke konnte ich dagegen nie konstatieren. Bei intensivem Ausschlag im Gesicht und heftigem Fieber pflegt die Rötung auch an der Konjunktiva beträchtlich zu sein. — Ebensowenig konnte ich eine irgendwie deutliche fleckige Beschaffenheit an Nasen- und Rachenschleimhaut, deren Rötung etwas langsamer als die des Gaumens sich zurückbildet, wahrnehmen. Auch an der Kehlkopfschleimhaut Lebender sind Beobachtungen angestellt worden: Rehn fand im Anfange der Eruption eine wesentlich gleichmäßige, jedenfalls nicht fleckige, Stoffela (vermutlich in verschiedenen Stadien) eine gleichmäßige intensive Rötung, wogegen Gerhardt im Prodromalstadium gleichzeitig mit der fleckigen Rötung des Gaumens eine solche auch am Kehldeckel und Kehlkopfe in mehreren Fällen bemerkte. Bei Leichen wurden manchmal Flecke in der Trachea und den Bronchien konstatiert. — Vielleicht handelt es sich in diesen Fällen, die man als Schleimhautexanthem bezeichnet, um einen gemischten Prozeß: neben einem unzweifelhaft einfach katarrhalischen Zustande von Nase, Rachenteilen und oberen Luftwegen besteht vermutlich ein undeutlich fleckiger, exanthemähnlicher besonders am Gaumen, dessen Nachweis in den hinteren Partien aber durch die Intensität des Katarrhs oft mehr oder weniger verhindert wird."

Diese klassische Beschreibung des Katarrhalstadiums führe ich ausführlicher an, weil dieselbe eine Aufklärung der Krankheitsnatur beibringt, wie man aus dem weiteren ersehen wird. Damit es jedoch nicht scheine, daß die Meinung eines einzigen Autors für mich zu einer Direktive wird, so will ich in Kurzem noch einzelne Ansichten der ersten Beobachter anführen.

NEUREUTTER beschreibt die ersten Symptome von Fieber, Mattigkeit, und sagt im weiteren: „Die katarrhalische Schleimhautentzündung ist das zweite Kardinalsymptom der initialen Masernperiode. Es scheint, als ob es die Nasenschleimhaut wäre, von wo sich der Katarrh erst weiterverbreitet (MAYER, HEBRA). Dafür spricht besonders der Umstand, daß die Symptome der Nasenschleimhauterkrankung in der Regel zuerst auftreten. Die durch die Katarrhalaffektion der Schleimhäute bedingten Zeichen sind: häufiges Niesen, starke Sekretion und Blutung aus der Nase, Injektion und Schwellung deren Schleimhaut, ferner Druck und Brennen in den Augen, starkes Tränen und Lichtscheu bei einer heftig geröteten und geschwollenen Bindehaut; ferner häufiger (trockener oder feuchter) Husten, manchmal dem croupösen ähnlich, und schließlich sieht man in einzelnen Fällen während der Initialperiode auch nervöse Symptome: große Unruhe, Delirien, Sopor, welche besonders gegen Abend einzutreten pflegen. Einen oder zwei Tage vor der Eruption bemerkt man rote Flecken auf der Mundschleimhaut, besonders auf der des harten und weichen Gaumens."

JÜRGENSEN a. a. O.: „Das Krankheitsbild der Masern ist ein im ganzen einfaches, wenig wechselndes. Beherrschend tritt die Entzündung der Atmungswege in den Vordergrund, neben ihr kommt die allen Infektionen eigene Vergiftung mit der Erhöhung der Körperwärme in Betracht. — Nach der Ansteckung kann noch für eine Weile vollständiges Wohlbefinden folgen, oder aber es kommt schon bald zu geringfügigen Störungen unbestimmter Art: Mattigkeit, Abgeschlagenheit, Unlust, übles Aussehen, Widerwille gegen die Nahrung, vielleicht hie und da leichte Fieberschauer. Sind so etwa neun bis zehn Tage verflossen, dann wird die Erkrankung deutlicher. Die Müdigkeit nimmt zu, daneben Kopfschmerz, besonders in der Stirngegend, Druck über den Augen; Schnupfen, häufiges Niesen, Trockenheit und leichter Schmerz im Rachen, Husten, häufig mit dem bellenden Ton, der den Croup kennzeichnet, läßt nicht lange auf sich warten. Bei der Untersuchung findet sich örtlich noch nicht viel: geringe Schwellung der Augenlider, etwas vermehrte Absonderung von Tränen, die Nasenmündung gerötet, ebenso die Schleimhaut des Rachens, spärliche Rasselgeräusche; dazu Fieber. Bald steigern sich die entzündlichen Erscheinungen der Schleimhaut, namentlich die der Konjunktiva und der Nase. Nun tritt auf den stark injizierten, aber nicht ausgiebig und in voller Ausdehnung geröteten Gaumenbögen und am harten Gaumen der Ausschlag zutage. Man sieht umschriebene, leicht verwaschene, lichtrot gefärbte, sich kaum über die Umgebung erhebende Flecke bis zur Linsengröße, rund oder mehr unregelmäßig geformt, vereinzelt oder so gehäuft, daß sie ineinander überfließen. Auf ihnen finden sich kleine, weißliche, wie Bläschen erscheinende Erhabenheiten. An der Bindehaut des Auges das nämliche, wenn nicht die allgemeine Rötung und Schwellung die Unterscheidung der Einzelheiten hindert. Die Haut, meist feucht und sogar mit reichlichem Schweiß bedeckt, beginnt nun auch zu erkranken: an den Schläfen, auf der Stirn, deutlicher wohl noch am Rücken und an den Seitenflächen der Brust schwache, unregelmäßig, bald mehr fleckenweise verteilte, bald mehr ausgebreitete strahlige Rötung, auch hier die gleichen Bläschen wie auf den Schleimhäuten. Die Beschwerden der Kranken nehmen dem sich steigernden Fieber und den sich verstärkenden Katarrhen entsprechend zu. Im weiteren Verlaufe werden die Flecken auf den Schleimhäuten dunkler, heben sich etwas über die Oberfläche, und fließen vielfach ineinander über, neu entstandene breiten sich über bisher freie Teile aus. Nacheinander werden die Schleimhaut der Wangen, der Lippen, sogar das Zahnfleisch von ihnen bedeckt.“

Filatow schreibt folgendermaßen:[1] „Die Schleimhautkatarrhe der Nase, der Augen, des Kehlkopfes und der Bronchien treten bei Masern viel eher auf als das Exanthem, nämlich schon am ersten fieberhaften Tage. Die physikalische Untersuchung ist in dieser Zeit negativ: das Atmen vesikulär, keine Rasselgeräusche. Trockener, häufiger Husten, Schnupfen und Lichtscheu dauern durchschnittlich ungefähr eine Woche lang, d. h. bis in die Zeit der größten Ausschlagsblüte; sobald dieselbe abzublassen anfängt, lindern sich die Katarrhe, der Husten wird feucht und verschwindet nach 1 bis 2 Wochen gänzlich. — Sehr wichtig für die Diagnose sind die Veränderungen der Schleimhaut auf dem weichen Gaumen: auf derselben treten nämlich 24 bis 48 Stunden vor der Eruption des Gesichtsausschlages rote Flecken auf, die für Masern so typisch sind, daß man die Krankheit nach ihnen schon in der Prodromalperiode diagnostizieren kann; sie werden deshalb als Prodromalexanthem bezeichnet. Eine ähnliche fleckige Röte findet man auch auf der übrigen Mundschleimhaut, besonders auf der Innenfläche der Lippen und Wangen, ja sogar auf den Lidern. Aber man darf nicht umgekehrt schließen, wenn das Prodromalexanthem fehlt, daß es beim Kranken nicht zur Masernentwickelung kommen wird; denn in einigen, obzwar nur seltenen Fällen tritt die Rötung der Mundschleimhaut erst gleichzeitig oder später als das Hautexanthem auf.“

---

[1] Filatow, Die Kinderkrankheiten.

MONTI[1] konstatierte, daß unter 165 Fällen nur 5 mal die Schleimhautaffektionen fehlten; es kam dies bei atrophischen Kindern und bei schlecht entwickeltem Exanthem vor. Das erste Zeichen pflegt Trockenheit und Rötung des Rachens zu sein, später — einen oder einen halben Tag vor dem Erscheinen des Exanthems — treten Flecke auf, die auf den weichen Gaumen übergehen, während inzwischen der Rachen blaß wird. Die Flecken sind hirsekorn- bis linsengroß, intensiv rot, vereinzelt oder konfluent und ragen über das Niveau empor. Gleichzeitig schwellen die folliculi mucosae in Bläschen oder manchmal in Papeln an. Die Flecke fangen nach 12 bis 24 Stunden wieder an blaß zu werden, also früher als das Hautexanthem. Wenn der Fall in eine hämorrhagische Form übergeht, so geschieht diese Veränderung früher in dem Schleimhautexanthem, aber nur in einigen seiner Effloreszenzen. Bei chronischer Pharingitis, luetischem oder diphtherischem Belage sind diese Veränderungen nicht deutlich, ja sie fehlen sogar. Auch die Mund-, Zahnfleisch- und Lippenschleimhaut pflegt gerötet zu sein, aber die erwähnten Effloreszenzen sind hier nicht immer ausgeprägt; nur bei rhachitischen Kindern wird dies hier etwas häufiger beobachtet, und es werden diese Veränderungen nachher zum Ausgangspunkte der Noma. — Die Zunge bei Masern pflegt nicht ergriffen zu sein. — Die Konjunktiva schwillt an, ist injiziert (besonders in der Übergangsfalte, weniger auf den Lidern). Man kann manchmal auch hier Flecke konstatieren, aber später als im Rachen, und zwar auf dem palpebralen Teile längs des Ciliarrandes. Nach der Exanthemeruption auf der Haut werden dieselben undeutlich. In der Nase und im Kehlkopf kommt es vielleicht anch zu analogen Veränderungen.

HENOCH[2] gibt an, daß er oft an Stelle dieser exanthematischen Schleimhauteffloreszenzen nur ein diffuses Rachenerythem beobachtet hat.

KOPLIK[2] machte schließlich noch auf ein neues, einschlägiges Moment aufmerksam, welches laut vielen späteren Angaben anderer Autoren ein noch viel markanteres Phänomen des Initialstadiums sein soll, als jenes Exanthem. Man kann nämlich vor der Eruption des Hautausschlages auf der Wangen- und Lippenschleimhaut unregelmäßige, lichtrote Flecke beobachten, in deren Zentrum eine livide Stelle sich befindet. Diese Flecke bluten leicht und konfluieren untereinander nicht.

BAGINSKY[2] hält dieses Symptom nicht für ein konstantes, trotzdem man es in vielen Fällen beobachten kann.

Das Eruptionsstadium beginnt 4 bis 5 Tage nach Beginn des

[1] Über das Verhalten der Schleimhäute bei den akuten Exanthemen. Referat in VIRCHOWS Jahresberichten. 1873.

[2] BAGINSKY, Lehrbuch der Kinderkrankheiten.

unregelmäßigen Fiebers. Es tritt nun eine rapide Steigerung der Temperatur (über 40°) ein, ferner auch eine Verschlimmerung der übrigen Allgemeinsymptome und zugleich erscheint der Hautausschlag: zuerst im Gesichte und auf der Brust, später auf den Extremitäten. Die Schleimhautaffektionen bleiben weiter bestehen und es tritt bald an Stelle des entzündlich gereizten Zustandes eine starke katarrhalische Sekretion ein, es kommt zur schleimig-eitriger Expektoration. In dieser Zeit gesellen sich auch Beschwerden von seiten des Darmes in Form von Durchfällen hinzu. Diese Erscheinung pflegt besonders in den warmen Sommermonaten auffallend und regelmäßig zu sein. Sowie nun das Exanthem die größte Intensität erreicht, so pflegt gewöhnlich die Temperatur ad normam zurückzusinken, also früher, bevor die Involution der Effloreszenzen eintritt. Bald kommt es zur Hautabschuppung, diese ist aber nicht sehr stark; auch sämtliche Katarrhe mindern rasch ihre Sekretion und es tritt also gewöhnlich am Ende der dritten Woche Genesung ein.

Eine Erwähnung verdienen die anomalen Fälle, welche ohne Katarrhe, und andere, die ohne Exanthem verlaufen. Was die ersten anbelangt, so sind sie enorm selten und werden nur bei kleinsten Kindern beobachtet; es pflegen dann jene Fälle auffallend guten, wenig fieberhaften Charakter zu haben. THOMAS will nicht bestreiten, daß manchmal die Masern ohne Katarrh verlaufen können, aber er bemerkt, daß oft ein Irrtum in der Diagnose vorliegt, eine Verwechslung mit der Rubeola.

Und was die Fälle ohne Hautausschlag betrifft, so kann man eine solche Diagnose nur selten machen — in der Zeit einer Epidemie, wo Katarrhe, Fieber und andere Symptome Masern prophezeien, und wo es doch zu keiner Eruption kommt. Ich bin überzeugt, daß eine große Reihe ähnlicher Fälle sich der ärztlichen Beobachtung entzieht, daß also ihre Zahl weit größer ist, als es in der Literatur angegeben wird. Hierauf beziehen sich wohl die Worte NEUREUTTERS: „Während einer Masernepidemie sind der Schnupfen, Bronchialkatarrh, katarrhale Pneumonie, Schleimhautkatarrhe auf der Tagesordnung. Nach der Masernepidemie wird manchmal die Pertussis als eine epidemische Krankheit beobachtet, so daß die Pertussisepidemie unmittelbar an die der Masern sich anschließt.“

Die dritte Anomalform und die hämorrhagischen Masern, heute wohl selten, aber früher sehr gefürchtet (schwarze Masern). Wenn ein bereits entwickeltes typisches Exanthem sich in hämorrhagische Flecken verwandelt, so ist die Sache nicht so gefährlich, als wenn die Krankheit einen primär hämorrhagischen Charakter hat, welcher wahrscheinlich durch hohe Virulenz des spezifischen morbillösen Kontagiums bedingt ist. Bei dieser primären Form kommt es natürlich nicht zu den typischen Maserneffloreszenzen, denn der letale Exitus tritt früher ein, als es eventuell dazu kommen könnte. Selbstverständlich verschlimmern bei den beiden Formen auch andere Symptome (Blutungen aus der Nase, den Magen, Darme) den Verlauf der Krankheit und der Tod pflegt das regelmäßige Ende derselben zu sein.

Unter den Komplikationen prävalieren auffallend Affektionen von seiten des Respirationstraktes und seiner Nachbarschaft. Häufig sind die Augenkomplikationen und insbesondere Otitiden — beide durch Weitergreifen des Katarrhes per continuitatem erklärbar. Ferner pseudomembranöse Laryngealveränderungen (wenn vielleicht der membranöse Prozeß nicht durch das spezifische, aber virulentere Masernkontagium herbeigeführt wurde; dann wären dies natürlich keine Komplikationen im engeren Sinne) auch perichondritische u. a. Entzündungen.

Von seiten der Lunge entstehen die wichtigsten Komplikationen. In der Studie Honls[1] über Pneumonia morbillosa werden folgende Daten angeführt: „Bei Masern können folgende Pneumonien stattfinden:

a) Pneumonia catarrhalis lobularis (Bronchopneumonia) wie bei anderen Infektionsprozessen, welche mit der Ätiologie und dem Wesen der Hauptkrankheit nicht zusammenhängt;
b) Pneumonia lobaris fibrinosa (Pneumonia crouposa), welche freilich für eine im Verlaufe der Masern zufällig auftretende Erscheinung gelten kann;
c) Pneumonia haemorrhagica;
d) Pneumonia abscedens;
e) Pneumonia caseosa vera mit konstantem Befunde zahlreicher Tuberkulosebazillen;
f) nichttuberkulöse Pneumonie mit Riesenzellen."

Die ersten fünf Arten stehen nicht im Kausalnexus mit der eigentlichen Krankheit, dagegen kam Honl bei der letzten pseudokaseösen Form zur Überzeugung, daß man sie für eine spezifisch-morbillöse Entzündung zu halten hat, weil er nie in den Käsemassen Tuberkelbazillen konstatierte, obzwar doch bei dem wahren kaseösen Zerfall bei Tuberkulose dieselben in enormer Zahl vorkommen. Er glaubt ferner, daß durch primäre (im Moment der Ansteckung stattgefundene) oder sekundäre (aus der Nasenrachenhöhle) Aspiration des Kontagiums die Infektion in die Lunge eindringen kann, und so erklärt er sich die Tatsache, welche stets als auffallend bezeichnet wurde: daß es nämlich nach Masern oft zur „Phthise" zu kommen pflegt. Er behauptet also, daß nicht ein tuberkulöser Prozeß, sondern eine spezifisch-morbillöse

[1] Rozpravy České Akademie. VI. 29.

Komplikation die Ursache dieser Erscheinung ist, und daß man auf diese Weise zugleich erklären kann (vgl. NEUREUTTERS Beobachtung), warum Pertussis so oft nach Masern folgt. Die Masernpneumonie hat einen subchronischen Verlauf und führt zur beträchtlichen Inanition, „Phthise", bei Kindern.

Von den übrigen Komplikationen erklärt man sich die Stomatitis, Noma, Parotitis durch verschiedene Verunreinigung des Mundes während des Fiebers (also vielleicht eine symbiotische Infektion). Was die Darmkatarrhe anbelangt, so treten sie erst in der zweiten Krankheitshälfte auf, und es ist wahrscheinlich, daß daran das Verschlucken der pathologischen Rachensekrete einen großen Anteil hat. Von dem nicht häufigen Initialerbrechen glaube ich, daß dasselbe durch die Intoxikation des Organismus und nicht durch wirkliche Magenalteration verschuldet ist.

Was die Nieren anbelangt, so sind Entzündungen derselben sehr selten und auch die kleine Zahl von Endokarditiden läßt vermuten, daß das Infektionsagens (in unseren Ländern heuzutage) nicht besonders virulent ist, sondern daß dasselbe im Blute teilweise, und zwar recht bald paralysiert wird.

Wenn man nun resümiert, was für die Zwecke der Prophylaxe aus der Pathologie der Krankheit zu benutzen möglich ist, so sieht man, daß im allerersten Anfange der Masern katarrhale Affektionen der Luftwege ein konstantes Symptom bilden, wogegen die Haut erst später durch Krankheitserscheinungen betroffen wird. Und was den Digestionsapparat anbelangt, so ist sein Anteil gering und inkonstant, und pflegt erst die späteren Krankheitsperioden zu begleiten. Dagegen gesellen sich gleichzeitig oder etwas später als die Affektionen der Atmungswege die Allgemeinsymptome hinzu, welche durch eine Toxämie, eventuell eine Hämatomykose herbeigeführt werden, und zwar: das Fieber, Mattigkeit, Initialerbrechen, Kopfschmerz, Delirien, Schwäche u. s. w.

Man sieht also, daß die auffallende Konstanz der primären Schleimhautaffektionen der Atmungswege, der Augen, des Mundes ganz bestimmt für die Hypothese sprechen, dass man in denselben die Primäraffektion der ganzen Krankheit zu erblicken hat, oder mit anderen Worten: das aus der Luft in den Organismus eindringende Kontagium bleibt natürlicherweise zuerst auf der Schleimhaut der Atmungsorgane des Mundes und der Bindehaut haften — hier ruft es überall zuerst eine Lokalaffektion in Form einer Schleimhautentzündung hervor. Das überaus minimale Prozent derjenigen Fälle, wo keine Katarrhe beobachtet worden sind, kann man auf zweierlei Art erklären: entweder drang das Infektionsagens durch die Schleimhaut (Stomata) in den Blutkreislauf ein, ohne auf den Schleimhäuten objektiv wahrnehmbare Veränderungen hervorzurufen, oder man müßte zu einer Hypothese greifen, daß dasselbe nach der Aspiration durch den Rachen verschluckt wurde und durch die Darmschleimhaut ins Blut gelangte. Aber diese Eventualität ist so wenig wahrscheinlich oder vielleicht so selten, daß dadurch die Regel, daß das Infektionsagens höchstwahrscheinlich durch den Respirationstrakt in den Körper eindringt, nicht erschüttert werden kann.

Und aus der Beschreibung der Krankheitssymptome ist nun zugleich ersichtlich, auf welche Art der Ansteckungsstoff in die Luft in der Umgebung des Patienten gelangt. Denn das Kontagium wächst und wird am meisten dort produziert, wo es in den Kranken eingedrungen ist, also auf den entzündeten Schleimhäuten. Und der Schnupfen, die Laryngitis, Bronchitis zeichnen sich durch die gewaltige Exhalationsform aus: durch das Niesen, Husten, und schließlich vielleicht auch durch stärkere Exspiration (bei Angina) kommt es dazu, daß die den Kranken umgebende Atmosphäre mit einer Unmasse von Infektionspartikelchen übersättigt wird. Diese Tatsache ist wohl für alle Erkrankungen der Atmungsorgane gültig und auf ihre Wichtigkeit wies mit besonderem Nachdruck Flügge in der Frage über Tuberkuloseprophylaxe hin. Er wurde zu dieser Erkenntnis dadurch geführt, daß man in der Biologie des Bazillus den Einfluß der Austrocknung und der Sonnenstrahlen kennen lernte, so daß er einen Modus suchte, der die Übertragung in einer virulenten Form erklären könnte. Und man muß gestehen, daß bei der Tuberkulose diese Übertragungsart wohl die häufigste sein muß, weil die auf den expektorierten Tröpfchen haftenden Bazillen nicht so bald durch Austrocknen ihre Virulenz verlieren.

Bei Masern kennt man zwar das Infektionsagens nicht, aber aus der Beschreibung seiner Natur und Eigenschaften, soweit man sie aus epidemiologischen Tatsachen deduzieren kann, ist ersichtlich, daß auch seine Tenazität keine große ist. Wir weisen nur auf den Umstand hin, daß Kleider und Wohnung durch Lüftung bald ihre Ansteckungskraft verlieren, und obzwar dabei die Verdünnung des Virus mit in Betracht gezogen werden muß, so ist es doch wahrscheinlich, daß auch die Herabsetzung der Tenazität durch Austrocknung und Insolation des Kontagiums herbeigeführt wird. Man kann somit erwarten, daß die meisten Infektionen dann stattfinden, wenn das Kontagium noch feucht ist, also gleich nach seiner Exhalation. Und diese Annahme wird durch viele Tatsachen bestätigt. Wir verweisen wiederum hier auf den Umstand, daß Masern in der Zeit der (initialen) Katarrhe am meisten ansteckend sind, wo also noch von der Desquamation keine Spur ist. Dagegen ist eine Infektion durch infizierte Gegenstände (also in ausgetrockneter Form des Virus) eine so seltene Erscheinung, daß dies KERSCHENSTEINER gewissermaßen berechtigte, diese Art der Krankheitsübertragung überhaupt nicht zu beachten.

Wenn das Kontagium im Staube eintrocknet auf dem Boden oder Bett, so kann seine Aufwirbelung (bei Bettrichten, Kehren) nur dann einen anderen gefährden, wenn der Staub noch nicht ganz ausgetrocknet ist.

Man begreift schließlich auch eine gewisse Berechtigung der Behauptung einzelner Autoren, welche fanden, daß 6 bis 15 Fuß vom Krankenbette die Ansteckungskraft der Masern aufhört. Denn es ist anzunehmen, daß rings um das Zentrum (den Mund und die Nase des Kranken) die größte Anhäufung des Kontagiums sein muß, und daß sie mit der Entfernung derart abnimmt, daß in gewisser Entfernung sein Quantum so verdünnt ist, daß es nicht mehr eine entzündliche Veränderung auf den Schleimhäuten anderer Personen hervorzurufen vermag. Man darf freilich nicht glauben, daß dieser Zauberkreis um den Kranken immer regelmäßig wäre, oder daß er nicht durchbrochen werden könnte. Man muß sich die Sache so vorstellen, daß, solange die Luft ruhig ist, die obige Annahme über die konzentrisch zunehmende Verdichtung des Kontagiums gültig erscheint, sobald aber ein Luftzug entsteht, oder wenn der Kranke hustet, niest, so beachtet das Kontagium wohl wenig jene Schranken, welche ihm einige Autoren vorschreiben wollen.

Man begreift jetzt also, was für ein mächtiges Schutzmittel die permanente oder wenigstens häufige und ausgiebige Ventilation des Krankenzimmers ist. Der Kranke produziert und exhaliert zwar fortwährend neues Kontagium, dasselbe wird aber durch den Luftstrom aus der Wohnung entfernt und bis zu einem unschädlichen Minimum verdünnt. Man begreift auch, wie dieses Vorgehen auch dem Kranken selbst einen Vorteil bringt, denn er atmet dann eine Luft ein, die nicht mit einer Masse des Kontagiums übersättigt ist, und deshalb treten weniger Lungenkomplikationen dazu. Man begreift auch, warum die Mortalität bei Reichen kleiner zu sein pflegt als bei den Ärmeren; eine geräumige Wohnung, die noch dazu gut ventiliert wird, vermindert die Zahl der Lungenkomplikationen, welche ja die gefährlichsten sind.

Trotzdem wir aber die Atmosphäre des Krankenzimmers für den wichtigsten Faktor der Masernverbreitung (außer der produzierenden Person) halten, so darf man doch nicht vergessen, daß unter gewissen (unbekannten) Bedingungen das Kontagium auch durch längere Zeit seine Virulenz behalten kann, und auf verschiedenen Gegenständen haftend die indirekte Übertragung der Infektion ermöglicht. (Feuchtigkeit der Wohnungen?)

Man möge in erster Reihe die Erfahrung vor den Augen behalten, daß von den Gegenständen nur diejenigen zu Infektionsträgern werden, welche in der Nähe des Kranken sich befanden. Denn es wurde beobachtet, daß außer der Wäsche am meisten Spielzeug und Geräte des Kranken beschuldigt werden können, ferner auch die Kleidung der Wärterinnen, der Ärzte (ihr Bart). Und je rauher die Oberfläche der Sachen, desto größere Menge von Infektionsstoffen kann auf denselben haften bleiben.

Aber wie läßt sich der Infektionsstoff auf jene Gegenstände nieder? Mit Rücksicht auf die erwiesene Tatsache, daß in der Abschuppungsperiode die Übertragungsgefahr weit weniger imminent ist als in dem Katarrhalstadium, muß man dafürhalten, daß die Epidermisschuppen, welche vielleicht durch Aufwirbelung des Bettstaubes sich emporheben und wieder auf andere nahe Gegenstände sedimentieren oder auf die Kleider anderer Personen fallen, nicht so oft die Ursache und der Vermittler der indirekten Infektionen sein können, als die zerstäubten Exhalationströpfchen, die sich nach einiger Zeit durch ihre Schwere auf jene Träger niederlassen. Denn ein feuchtes Medium ermöglicht zugleich ein besseres Haften des Ansteckungsstoffes auf dem Träger und hält die Virulenz des Kontagiums länger aufrecht. Ich glaube weiter, daß auch die Wäsche des Kranken viel mehr durch diesen infektiösen Tau aus der Luft eine Ansteckungskraft erlangt, als durch das Kleben der Desquamate.

Es ist ferner sicher, daß jene Gegenstände nach längerer Zeit durch Austrocknung und Lüftung wieder ihre Ansteckungskraft verlieren, und daß also bei den Masern nur dann eine indirekte Übertragung beobachtet wird, wenn die Gegenstände gleich nach dem Anhaften des Kontagiums in die Hände anderer (entfernter) Personen geraten. Es gehören also zur Ermöglichung der indirekten Infektion viele günstige Bedingungen, und deshalb ist ein solches Ereignis verhältnismäßig selten. Eine größere Aufmerksamkeit muß der Sache nur während bösartiger Epidemien gewidmet werden.

Ich kann schließlich nicht die Meinung verschweigen, daß vielleicht die Hautdesquamate, wenn sie überhaupt je Träger des Kontagiums sind, die Infektiosität nicht auf dem Blutwege erreichten. Denn bei der (heutzutage) verhältnismäßig schwachen Virulenz des Kontagiums ist vorauszusetzen, daß es im Blute durch verschiedene Schutzfaktoren paralysiert wird, und wenn es vielleicht auch noch die Effloreszenzen hervorruft, so wird es durch ihre entzündliche Reaktion

(Phagocytismus) unschädlich gemacht. Und da frage ich, ob man die Infektiosität der Hautdesquamate (obzwar sie nur gering ist) nicht auf dieselbe Weise deuten sollte, wie man es für tote Gegenstände aus der Krankenumgebung tut. Vielleicht sedimentiert die exhalierte Tröpfchenmenge auf die Haut des Kranken ebenso gut wie auf die Wäsche, und bei der Feuchtigkeit der Haut kann das Kontagium seine Virulenz auch in der Desquamationsperiode behalten. Es dauern ja die Katarrhe bis in das Defloritionsstadium, manchmal überdauern sie sogar die Abschuppung, wenn sie schwerer Natur sind (Pneumonia postmorbillosa), und so kann der Infektionsstoff auf die nackten Hautpartien aus der Luft sich niederlassen. Es ist dies nur eine Vermutung, ohne jedwede Begründung, so wie sie mir zufällig auftauchte. Aber man wird bei der zukünftigen bakteriologischen Forschung auch mit dieser Eventualität rechnen müssen, und einen Nachweis von Mikroben auf der Haut nicht sofort dadurch erklären, daß das Kontagium auf dieser Stelle produziert, oder durch das Blut hierher getragen worden ist.

III. Das Fleckfieber.

Ätiologie.

Eine größere bakteriologische Studie publizierte Hlava [1], und dieser entnehme ich folgende Daten: Es wurden bereits früher Versuche gemacht, um den Beweis zu führen, daß im Blute Typhuskranker wirklich das Infektionsagens enthalten ist. Er erwähnt besonders Obermeier und Zuelzer, kann aber ihre Befunde nicht für begründet halten: wenn sie gefunden haben, daß eine Injektion des typhösen Blutes die Kaninchen tötet, so könnte dieses Ereignis durch eine sekundäre septische Infektion herheigeführt worden sein. Übrigens haben jene Autoren keine Mikroorganismen gefunden; erst Klebs gelang es, Bazillen, die dem B. subtilis ähnlich waren, zu finden, und er hielt dieselben für charakteristisch für Typhus. Seine Angabe wurde jedoch von niemandem bestätigt.

Hlava selbst hat während einer Prager Epidemie 1887—1888 einerseits das Blut intra vitam, sowie auch post mortem (aus der Milz und dem Herzen) anderseits auch das Lungensekret bakteriologisch in 55 Fällen untersucht. Er fand:

---

[1] Sborník lékařský. III. 1. (1889).

	bei Toten	bei Lebenden
1. Streptobazillen (die er für spezif. hält)	20mal	2mal
2. Streptobazillus, Streptokokkus	2	—
3. Streptococcus pyogenes	7	—
4. Staphylococcus pyog. aureus	1	—
5. Unbestimmtes oder negat. Resultat	3	8

Von dem Streptobazillus sagt er, daß seine häufigste Form die diplobazilläre ist, seltener kommen Ketten vor. Er ist den Streptokokken ähnlich, besonders auch dem ovoiden Streptococcus Pasteur (Pneumoniebazillus Fränkel-Weichselbaum). Die Tierexperimente ergaben, daß nur bei Schweinen eine fieberhafte Erkrankung auftritt, wobei auf der Haut eine gewisse Röte beobachtet wird; für einen Beweis hält sie jedoch Hlava nicht. Beim Menschen fand er sie nur im Blute, die inneren Organe waren frei von denselben. Aber auch der Blutbefund war keineswegs konstant. Deshalb wagt der Autor nicht mit Bestimmtheit zu sagen, daß zwischen den Streptobazillen und dem Fleckfieber ein Kausalnexus besteht, denn es ist nicht die Möglichkeit ausgeschlossen, daß dieser Befund eine Sekundärinfektion vorstellt, so wie man einer ähnlichen oft bei Scharlach und Pocken begegnet. Eher könne man dafürhalten, daß das Fleckfieber eine kombinierte Erkrankung, eine Mischinfektion sei.

Levašev[1] fand im Blute (durch Punktion der Milz intra vitam) kleine rundliche Körperchen, die sich rasch bewegten. Manchmal fand er an ihnen einen geißelförmigen Auslauf, das andere Mal konstatierte er wieder freie Fäden: er fand also Kokken, Kokken mit Geißeln und Spirochaeten. L. hält dieselben für verschiedene Stadien einer und derselben Gattung, die er Spirochaete exanthematicum nennt. Im Blute aus dem Finger kann man sie nicht leicht beweisen. Im Serumagar lassen sich dieselben in 24 Stunden bei 37° als durchsichtige flockige Kolonien kultivieren, die bei mikroskopischer Untersuchung ausschließlich aus Kokken zusammengesetzt sind.. In seiner zweiten Publikation erklärt L. diese Gebilde für die Ursache des Fleckfiebers.

Bramann und Cheesman[1] fanden im Blute (durch Punktion intra vitam) Bazillen, die länger als der Blutkörperchendurchmesser waren.

Dubief und Bruhl[1] konstatierten im Blute eingekapselte Diplokokken.

Thoinot und Calmette[2] halten die Befunde Hlavas für eine Sekundärinfektion, die mit dem Wesen der Krankheit nicht in Kausal-

---

[1] Virchows Jahresberichte. 1891. (Referat.)

[2] Laut Referates in Curschmanns Monographie.

nexus steht. Dagegen konstatierten dieselben im Blute (aus der Milz intra vitam) gewisse amoeboide Parasiten, und einmal fanden sie diese Gebilde auch im Lungenblute post mortem.

Im ganzen ist über die Fleckfieber-Ätiologie nichts positives erwiesen, und es treten Stimmen auf (Mc. Oxney), welche die Mikrobenfunde aus dem Blute gar nicht anerkennen, und behaupten, daß beim Fleckfieber das Blut frei von spezifischen Organismen ist und daß in demselben nur vielleicht die bakteriellen Toxine zirkulieren (vgl. Curschmanns Monographie in Nothnagels Pathologie und Therapie III. 2).

Epidemiologische und klinische Erfahrungen über die Natur des Kontagiums.

Bei keinem von allen akuten Exanthemen ist die Art der geographischen Verbreitung so auffallend wie beim Fleckfieber. Lebert[1] sagt: „So wie Indien die Brutstätte der Cholera, Unterägypten die der Pest, ein Küstengebiet des Atlantischen Ozeans die des Gelbfiebers ist, so ist Irland, soweit die Geschichte der Krankheit reicht, die größte, wenn auch nicht die alleinige Brutstätte des Flecktyphus. — Überall ist auch dem irischen Auswanderer der Flecktyphus gefolgt und hat sich mit ihm und durch ihn nicht bloß in den anderen britischen Inselreichen, sondern auch in Nordamerika und Westindien eingebürgert. — Auch an der Ostseeküste Rußlands und in Polen erschien das Fleckfieber und erreichte manchmal eine große Verbreitung. Ebenso wird auch Galizien, Schlesien, Posen, Ost- und Westpreußen weit öfter durch Epidemien dieser Krankheit heimgesucht, als die Nachbarländer. Auch in Italien, besonders im nördlichen Teile findet man endemische Centra. In Ungarn, wo im Mittelalter der Typhus unter dem Namen febris hungarica (pannonica) wütete, verminderte sich die Zahl der Epidemien auffallend, zuletzt trat das Fleckfieber in größerer Ausdehnung im Krimkriege auf. In Asien, besonders im englischen Indien soll nach Hirsch Typhus nur in Simla endemisch vorkommen. In die Vereinigten Staaten Nordamerikas ist zwar ursprünglich der Typhus von Irländern eingeschleppt worden, hat aber zu verschiedenen Zeiten in großer Ausdehnung epidemisch geherrscht, während er im britischen Nordamerika relativ seltener und weniger intensiv vorkommt (weil dieses von Irländern gemieden wird). — Dagegen war in Frankreich nach den großen Feldzügen im Anfang des Jahrhunderts Flecktyphus so selten geworden, daß selbst

[1] Ziemssen, Pathologie und Therapie. I. 1. (1. Auflage).

Männer von bedeutender Autorität ihn fast zu leugnen versucht haben, und da die Pariser Wissenschaft besonders tonangebend blieb, wurden selbst die Gefängnisepidemien in Toulon, Rheims u. s. w. nicht genug beachtet." CURSCHMANN[1] sagt auch: „Eine nicht unbedeutende Epidemie, die 1893 in Lille ausbrach, führte zur Verschleppung der Krankheit nach den Gefängnissen von Paris, von wo sie sich auf Stadt und Umgebung ausbreitete. Somit wurde die Illusion zerstört, als ob Frankreich gewissermaßen immun gegen das Fleckfieber wäre."

Die damaligen Epidemien pflegten verheerend in den betroffenen Ländern zu wüten. In Irland erkrankte während einer Epidemie im Anfange des 19. Jahrhunderts der achte Teil der Bevölkerung, und in seiner Hauptstadt Dublin wurde sogar ein Drittel vom Fleckfieber befallen, und man zählte 40 000 Todesfälle. Eine außerordentlich schwere Epidemie trat zugleich mit der Hungersnot in Irland im J. 1846 auf, von wo dieselbe nach England sich verbreitete und erst nach 2 Jahren erlosch. Es ist fast unglaublich, daß während dieser Zeit in England über 1 Million und in Irland über 300 000 Fälle von Flecktyphus, nach MURCHISONS Berichten, auftraten (CURSCHMANN a. a. O.).

Ein auffallender Umstand scheint in diesen Beschreibungen der zu sein, daß Herde und Brutstätten der Krankheit ausschließlich auf wirtschaftlich ruinierte Länder sich beschränken, wo die Hungerjahre ein häufiger Gast zu sein pflegen. Wir werden dasselbe Moment auch bei den kleinen Lokalherden als giltig kennen lernen, und man wundert sich also nicht, daß deswegen der Krankheit früher der Name Typhus famelicus (Hungertyphus) gegeben worden ist. Damals wurde der Hunger für die direkte Ursache der Krankheit gehalten, man glaubte, daß die Inanition zum Fieber führen kann (VIRCHOW) und als Analogie wurde angeführt, daß die Ernährungsstörung unter anderen Umständen zu Skorbut (Morbus maculosus) führt.

Geographische Unterschiede sensu strictiori findet man bei der Fleckfieberverbreitung eigentlich keine. Die als Bruttstätten geltenden Länder haben wohl denselben Charakter, dem man auch anderswo begegnet, und nur die Lebensverhältnisse der Bewohner sind anderer Natur. Daß dies letztere richtig ist, wird im folgenden klargelegt werden.

In erster Reihe zeichnen sich die Kriegszeiten durch ein Aufflackern von Fleckfieberepidemien aus. Einerseits entsteht durch den Krieg Not im Lande, aber der wichtigste Verbreiter pflegt das Militär zu sein, besonders dann, wenn dasselbe im Lager oder einer Festung

[1] CURSCHMANN, Das Fleckfieber; NOTHNAGELS Pathologie u. Therapie. III. 2. Vergleiche auch dessen ältere Monographie in ZIEMSSEN, II. Ausgabe.

cerniert ist. Es entstanden wieder in früherer Zeit deswegen Benennungen wie: Typhus castrensis, Festungsfieber. So zählte z. B. die Besatzung von Torgau während der Belagerung im J. 1813 rund 35 000 Mann, die Bewohnerschaft 5100. Während 4 Monaten der Belagerung starben 19 757 Soldaten und 680 Bürger, und zwar meist durch das Fleckfieber.[1]

Im Krimkriege hatte die französische Armee am meisten zu leiden: von 120 000 Soldaten erkrankten 12 000 an Typhus exanthematicus. Die weit besser hygienisch vorbereiteten und besser gehaltenen Engländer waren viel weniger heimgesucht.

„Geradezu entsetzlich, weit schlimmer noch als im Krimkriege, müssen nach Michaelis Schilderungen damals die Zustände in der russischen Armee 1878 gewesen sein. Von 200 000 Kranken, meint jener Autor, sei damals gewiß die Hälfte vom Fleckfieber befallen gewesen und von diesen wiederum die Hälfte demselben erlegen. Die schwersten Opfer forderte damals die Seuche unter Ärzten, mit einer Mortalität von 60 %" (Curschmann).

Dagegen hat der riesige deutsch-französische Krieg von 1870—1871 keinen Fall von Flecktyphus hervorgerufen, woran wahrscheinlich die besseren hygienischen Vorkehrungen, bessere Verpflegung beteiligt sind.

Als drittes Moment manifestiert sich bei den Epidemien der Umstand, daß in den Städten die Viertel und die Gassen der Ärmeren am schrecklichsten betroffen werden. Eiselt sagt a. a. O., daß „die Krankheit eher auf schlecht genährte Leute, als auf die gutgenährten Reicheren übertragen wird, obzwar auch die keineswegs von der Krankheit verschont bleiben, wenn sie mit Kranken in Berührung kommen. Wo immer das Fleckfieber eine überfüllte Wohnung befällt, greift es rasch umher, und wo sich die Krankheit einbürgert, da ist sie schwer auszurotten. Die besten Belege dafür bilden verseuchte Schiffe, Kasernen, Strafhäuser. In Prag war die einzige fast konstante Brutstätte der Krankheit das städtische Gefangenhausspital, ein wahrhaftiges Beispiel einer schlecht eingerichteten, mit ungenügendem Raume und Lichte, ungenügendem Geräte und wenig musterhafter Reinlichkeit versorgten Krankenanstalt.".

Der vierte für das Wachstum und die Zunahme der Epidemien wichtige Umstand scheint der Witterungseinfluß zu sein. Lebert sagt bei der Gelegenheit, wo er die Unmöglichkeit der Meinung bespricht, daß Hunger die Ursache vom Flecktyphus wäre, wie es Virchow behauptete: „Ich habe mir die Frage aber anders gestellt: in welchem Zusammenhange können Mißernten und Teuerungsjahre mit Typhus-

[1] Eiselt, Pathologie a therapie. I. 1878.

epidemien stehen? Ich bin so auf die Möglichkeit gekommen, daß beide einen gemeinschaftlichen Grund in atmosphärischen und tellurischen, dem Gedeihen der Kulturgewächse ungünstigen, dem der infizierenden Parasiten aber günstigen Verhältnissen haben können. Jahre der Mißernte sind meist andauernd kühl und naß; die niedrigere, mittlere Temperatur hat wohl auf das Grundwasser einen viel geringeren Einfluß als auf die oberflächlichen der Kultur gehörenden Bodenschichten, dagegen ist andauernde hohe Grunddurchfeuchtung dem Gedeihen niederer Organismen sehr günstig, und kann alsdann ihre Diffusion und Verbreitung durch Luft und Wasser auch sehr fördern." — Man kann aber mit Recht einwenden, daß die gleichen Verhältnisse in anderen Ländern vorkommen, und trotzdem werden nur beschränkte Herde der Krankheit beobachtet. Die Bodenverhältnisse und ihre Abhängigkeit von meteorologischen Veränderungen können kaum für einen giltigen Faktor gehalten werden bei einer Epidemie, wie übrigens Lebert selbst unbewußt durch spätere Worte bestätigt. Er sagt nämlich, daß der Abdominaltyphus ganz zu verschwinden pflegt, wenn eine Fleckfieberepidemie auftritt. Und der Einfluß des Bodens ist doch beim ersteren erwiesen und es sollten also beide Krankheiten nebeneinander herrschen, wenn die Entwickelung des Infektionsagens beider durch identische Bedingungen, d. h. durch Bodeneinfluß unterstützt würde. Man kann doch nicht denken, daß derselbe Boden einer Art von Mikroben zugute kommt, und die andere zugleich beschädigt, so lange keine Antibiose vorliegt.

Dagegen ist es eine nachgewiesene Thatsache, daß die Epidemien meist im Herbst und Winter herrschen, zum mindesten liegt ihr Kulminationspunkt immer in der kalten Jahreszeit (wenn es sich um langjährige Epidemie handelt). Im Sommer versiegt die Epidemie entweder gänzlich, oder ihre Intensität nimmt auffallend ab. Daraus aber zu folgern, daß der Temperatur-(Witterungs-)Einfluß die direkte Ursache dieser Erscheinung wäre, ist mit Rücksicht auf die später zu erörternden Eigenschaften des Kontagiums ganz unmöglich. Es scheint, daß die Kulminationskoinzidenz der Epidemien mit der kalten Jahreszeit durch Wohnungsüberfüllung und schlechte Ventilation, kurz also durch schlechte hygienische Wohnungsverhältnisse verschuldet ist.

Die bisher erwähnten Momente betreffen mehr die pandemische Verbreitung der Krankheit. Wollen wir jetzt jene Bedingungen näher betrachten, die die Übertragung in einzelnen Fällen unterstützen, also die Eigenschaften des Kontagiums.

Es folgt bereits aus dem Vorhergesagten, daß der Ansteckungsstoff an dem Kranken haftet, an Gegenständen seiner Umgebung und besonders an seiner Wohnung. Denn es ist eine alte Erfahrung von den Irländern her, daß, wo immer sie hinzogen, überall der Flecktyphus entstand, was also nur dadurch erklärlich ist, daß entweder ihre Personen oder die mitgeführten Gegenstände die Träger der Infektion gewesen sind. Eine gute Illustration dieser Verhältnisse sind auch die Ausführungen von Hrašе (Hlava's Studie entnommen): „Im Jahre 1880 und 1881 erkrankten in Mähren von 2 015 000 Bewohnern 2639 Personen an Fleckfieber, und von diesen sind 353 (13·4%) gestorben. Die Krankheit trat im September in der Nachbarschaft des Vlarapasses (an der Ungarischen Grenze) auf, von wo sie strahlenförmig über fast ganz Mähren verbreitet wurde; Ende September trat bereits die Epidemie in der Nähe von Brünn in der Mödritzer und Raigerner Zuckerfabrik auf, wohin sie durch Arbeiter aus der Umgebung des Vlarapasses verschleppt wurde, und sie wuchs daselbst derart, daß im Brünner Spitale allein 532 Fälle, in der Umgebung 230 behandelt worden sind. Von den Spitalskranken starben 54 (10·1%), von den übrigen der Umgebung 23 (10%). — Was die Ansteckung betrifft, so war in allen Fällen klar, daß die Infektion durch Berührung oder näheren Verkehr mit Kranken entstand, oder indirekt durch Sachen, die vom Kranken benutzt wurden. Eine genuine Entstehung konnte nie konstatiert werden. Was die direkte Übertragung anbelangt, wurde folgendes beobachtet: Sämtliche Personen, die bei Wartung der Kranken mit ihnen in Berührung kamen, erkrankten an Fleckfieber. So wurden alle Wärterinnen, bis auf eine, die früher zweimal Fleckfieber hatte, befallen; es erkrankten 3 Ärzte. Auffallend war, daß diejenigen Ärzte, welche am häufigsten mit Kranken bei der Untersuchung verkehrten, durch rigorose Reinlichkeit und Händedesinfektion, Benutzung des Stethoskops beim Untersuchen nicht der Infektion unterlagen. — Indirekt wurde die Krankheit verbreitet durch die Wäsche, Kleider. So wurde die Epidemie durch Kleider, welche bei 10° Kälte 2 Stunden weit von einer Gemeinde in eine zweite geführt wurden, verschleppt. Daß das Kontagium an die Person und die von ihr benutzten Gegenstände gebunden ist, folgt auch daraus, daß im Spitale nur in den Nachbarzimmern der Fleckfieberabteilung Infektionen vorkamen, und ferner daraus, daß die Centra aller Infektion solche Räumlichkeiten waren, wo viele Leute zusammenkamen, also die Wirtshäuser auf dem Lande, Branntweinschänken, Massenquartiere.

In Brünn breitete sich die Epidemie von drei Stellen aus: aus Kohn's Ziegelei, aus einer Herberge in der Mitte der Stadt und aus einem Vorstadtwirtshause, wo im Stalle bis 100 Leute nachts schliefen. — Ferner scheint es, daß durch den Tod und das Verwesen des Körpers das Kontagium selbst zugrunde geht. Im Brünner Spitale erkrankte niemand von jenen, die mit Toten in Berührung kamen. — Nebst Ärzten wurden die armen Volksschichten, das Proletariat befallen. Aus den übrigen Klassen war im Spitale ein Lehrer, ein Beamter der Spitalaufnahmskanzlei, ein Mediziner, der Sohn eines Spitalbeamten, welcher oft die Aufnahmekanzlei betrat.

In derselben Studie wird der Bericht über die Epidemie im Pilsener Gefangenhause von Tyl veröffentlicht: „Die Infektion wurde offenbar durch einen Sträfling vom Lande eingeschleppt; die ersten zwei Fälle verliefen tödlich: Der Tod wurde unter der Diagnose Morbus Brighti und Delirium potatorum eingetragen. Die übrigen Fälle (im Spital behandelt) verliefen leicht in 8 bis 14 Tagen, ohne Komplikationen. Die Ansteckung erfolgte durch direkten Kontakt und nicht durch Wasser noch Luft: das Wasser war für Spital und Gefängnis gemeinschaftlich; auch durch die Luft nicht, weil zwar eine Isolation hinsichtlich des Kontaktes, nicht aber der Luft vollführt wurde. Im Gefängnisse verbreitete sich die Infektion weiter, trotzdem die verseuchten Zimmer evakuiert worden waren, weil die Polster, das Stroh, die Decken, der Wandanstrich nicht erneut und nicht gereinigt wurden. Nach 3 Wochen traten wieder Fälle in denselben Zimmern auf — im Spitale nie. Erst als das k. k. Gericht den Vorschlag annahm: die Vernichtung aller Gegenstände, neues Tünchen, Reinigung und dreiwöchentliche Absperrung der Räume, ihre Desinfektion — kam kein neuer Fall vor. In die Stadt wurden einige Fälle verschleppt durch Prostituierte aus dem Gefängnisse, ferner durch fremde Arbeiter. In allen Fällen gelang es, durch strenge Isolation und Desinfektion, Verhinderung des Kontaktes die Krankheit auf den einzelnen Fall zu beschränken."

Die letzte kleine Epidemie bei Prag wurde durch einen Vagabunden in die Wachstube in Lieben verschleppt; es erkrankten viele Wachleute und Personen, die mit ihnen in Berührung kamen. Ex post konnte man nachweisen, wo sich der betreffende Vagabund überall früher und auch später aufhielt: in jeder Schlafstation „bezahlte" er durch Ansteckung des Gastwirtes, der Dienerschaft.[1]

Es ist also klar, daß die Krankheit eminent kontagiös ist, und alle Beobachtungen stimmen darin überein, daß in unseren Ländern dieselbe als die meist infektiöse überhaupt zu gelten hat. Aber das bisher Erwähnte erklärt noch nicht genauer jene Stelle, wo das Infektionsagens speziell haftet — nach den bisher angeführten Fällen kann man nicht entscheiden, ob die pathologischen Produkte oder die Hautberührung (eventuell Kleider und Gegenstände als indirekte Träger) die Ursache der Ansteckung sind.

---

[1] Časopis českých lékařů. 1898.

In dieser Hinsicht ist sehr belehrend ein Fall, den CURSCHMANN beobachtete: „Ein Möbelfabrikant, unter dessen Personal vor- und nachher kein Fleckfieber vorkam, und der, wie er sicher behaupten zu können glaubte, weder mit Kranken noch mit verdächtigen Effekten in Berührung gekommen war, vertröstet eines Tages einen ihm krank erscheinenden Arbeiter, der um Beschäftigung bat, bis auf die Zeit nach seiner Gesundung. Die nicht 5 Minuten dauernde Unterredung geschah in dem engen, schlecht ventilierten Privatkontor bei geschlossenen Fenstern. Der betreffende Arbeiter wurde 2 Tage später mit Fleckfieber von leichtem, regelmäßigem Verlaufe ins Moabiter Barackenlazarett aufgenommen, während der Fabrikant, den ich während seiner Erkrankung konsultativ mitbehandelte, am 7. Tage nach jenem Ereignisse von einer sehr schweren Form der Krankheit befallen wurde."

Es ist ferner in der Literatur eine große Zahl von Fällen verzeichnet, wo Leute sich infizieren, ohne den Kranken, noch Gegenstände im Zimmer berührt zu haben. Als Beispiel wird überall angeführt, daß Mediziner, ohne die Kranken untersucht und ohne sie berührt zu haben, nur wenn sie längere Zeit im Krankenzimmer verblieben, angesteckt wurden.

Aus diesen zweierlei Beobachtungen geht hervor, daß die Haut und ihr Exanthem (resp. die Hautberührung) nicht immer die Ursache der Krankheitsübertragung zu sein braucht, weil dieselbe auch bereits in der Inkubations- und Initialperiode, wo die Haut noch nicht an krankhaften Symptomen partizipiert, sich ereignen kann. Zweitens geht daraus hervor, daß das Kontagium in der den Kranken umgebenden Luft schweben kann: bei einer Unterredung mit Kranken, beim Betreten ihres Zimmers kann die Infektion stattfinden.

Nichtsdestoweniger kann das Virus auch auf Gegenständen und in der Wohnung der Kranken enthalten sein, auch dann, wenn der Kranke wegzieht; man sieht es aus den obigen Beispielen, wo das Kontagium sehr dauerhaft in einem Gefängnisraume sich hält. Hierher gehören auch die Beobachtungen über Ansteckung der Wäscherinnen und des Dienstpersonals, die die Herbergen und Massenquartiere des Proletariates zu reinigen hatten, ohne daß sie vielleicht mit den Leuten selbst in Berührung kamen.

Es ist somit klar, daß einerseits der Ansteckungsstoff an die kranke Person gebunden ist, indem sie ihn produziert und in ihre Umgebung verbreitet, und zwar derart, daß die Atmosphäre durchseucht wird — anderseits aber, daß er auf Gegenständen aus der Krankenumgebung haften kann. Wir werden im folgenden Kapitel klarlegen, auf welche Weise dies geschieht.

Hier möge zum Schlusse noch die weitere Eigenschaft des Fleckfieberkontagiums erörtert werden, daß dasselbe sich durch relativ großes Gewicht wahrscheinlich auszeichnet. Denn anders kann man sichs nicht erklären, warum dasselbe nur an die allernächste Krankenumgebung gebunden wäre. In dieser Hinsicht ähnelt es dem Scharlacherreger und differiert von Masern und Pocken. Denn bei diesen wird beobachtet, daß eine direkte Infektion auf große Distanzen übertragen werden kann nur durch Luftvermittelung, wogegen bei Fleckfieber das Umgekehrte giltig ist: nur der engste Kreis um den Kranken gefährdet die ihn Betretenden. Und nur in Fällen, wo das Krankenzimmer mit mehreren Fällen überfüllt und dabei schlecht ventiliert ist, kann sich das Kontagium in größerer Menge kondensieren und auch auf größere Entfernung vom Bette übertragen werden. Auch das zähe Haften an Gegenständen, Kleidern und der Wäsche erklärt sich (neben einer gewissen Klebekraft) wahrscheinlich durch seine Schwere. Deshalb genügt nicht eine bloße Lüftung der Kleider zur Beseitigung desselben wie bei Masern.

Ganz im Einklange mit diesen Angaben befinden sich die Spitalserfahrungen: entsprechend der Eigenschaft, daß das Kontagium an die Nähe des Kranken gebunden ist, werden am wenigsten (durchschnittlich) die Chefs, mehr die Assistenten und Sekundarärzte, am meisten aber das Wartepersonal infiziert. Die Infektionsgefahr wächst nach dem Maße des Verkehres mit den Kranken. In Zeiten, wo die Typhösen noch nicht isoliert wurden, erkrankten ihre Nachbarn und nicht die Patienten im entfernten Teile des Krankenzimmers (falls nicht die Infektion durch Wärterinnen indirekt geschah).

Im vollen Einklange mit den obigen Anschauungen stehen auch die Erfahrungen, daß das Fleckfieber ein Privilegium der armen Volksschichten ist. Sie haben kleine Wohnungen, die Lüftung ist unzureichend wegen Heizungsersparnis — denn Flecktyphus ist die Krankheit der kühlen Jahreszeit — und die Wohnung pflegt überfüllt zu sein. Alle diese Momente unterstützen die Kondensation des Kontagiums, falls es je eingeschleppt wird, auch wird der Verkehr der Insassen inniger wegen der Überfüllung. Die Leute schlafen zu 2 bis 3 in einem Bette und somit ist die Übertragung erleichtert. Aus denselben Gründen erreichen die Schiffsepidemien eine schreckliche Intensität. Und man versteht heute auch die Epidemien in belagerten Städten und Lagern besser. Der innige Kontakt, die wenig hygienischen Lebensverhältnisse und besonders die schlechte Wohnung sind die Ursachen der Krankheitsverbreitung.

Schließlich ist noch festgestellt, daß das Virus eine lange Tenazität hat, lange seine Virulenz behält, auch außerhalb des Kranken. In dieser Hinsicht sind die Beispiele von Gefängnissen u. a. lehrreich:

solange nicht eine radikale Desinfektion durchgeführt wird, treten immer neue Fälle auf, auch nach langdauernder Evakuation der verseuchten Räume. Die Dauer der Tenazität ist nicht genau festgestellt. Es werden Beispiele angeführt, wo die Virulenz mehrere Monate lang sich erhielt.

Man glaubte früher, daß auch die Leiche bedeutend infektiös ist. Murchison wenigstens behauptete, daß er sich zum ersten Male bei einer Sektion infizierte. Meistens waren aber diese Beobachtungen ungenau. Curschmann widerspricht mit Recht der obigen Ansicht und hält diese Fälle für Ausnahmen, weil man in der Leiche nicht die Reproduktion des Virus voraussetzen kann. In Berlin wurde kein einziger Fall von Infektion im anatomischen Saale beobachtet. Hlava gedenkt eines verstorbenen Assistenten Dr. Kilcher, und sagt, daß die Möglichkeit nicht ausgeschlossen ist, daß sich derselbe bei Kranken intra vitam infizierte, als er das Blut zu bakteriologischen Zwecken entnahm. Es ist sicher, daß der Körper des Kranken während des Lebens viel mehr als post mortem gefährdet.

Disposition und Immunität.

Es wird allgemein angenommen, daß die meisten eine Disposition zum Fleckfieber haben. Die früheren Forscher, z. B. Hildenbrand, gaben an, daß viele Wärter, Ärzte, Geistliche sogar in schweren Epidemien verschont blieben, und sie schrieben es dem Mangel an Disposition zu. Aber solche Fälle gehören zu den größten Seltenheiten, und es ist nicht ausgeschlossen, daß dieselben sich nur zufällig vorsichtig benommen und sich der Ansteckung nicht allzusehr ausgesetzt haben. Wenigstens werden bei neueren Beobachtern immer die Ärzte und Wärterinnen als am meisten bedroht angesehen.

Das Geschlecht hat auf die Entwickelung der Krankheit nur insofern einen Einfluß, als die Männer in größerem Maße als die Weiber der Ansteckung ausgesetzt sind, und deswegen auch häufiger erkranken. Ich möchte diese Behauptung in der Weise modifizieren, daß dies nur für kleinere Epidemien giltig ist. Sobald die Krankheit pandemisch umhergreift, verschwindet der Unterschied. Lebert führt ein Verhältnis von 55·7% bis 44·3% an. Ausnahmsweise kann es aber umgekehrt sein. Curschmann zitiert eine Epidemie in Irland aus dem Jahre 1817 bis 1819, wo 32·144% Männer und 34·398% Weiber erkrankten. Es ist wohl anzunehmen, daß das Geschlecht keinen Einfluß hat, sondern daß dabei die verschiedene Lebensweise im Spiele ist. Die der Männer unterstützt ganz gewiß mehr die Verbreitung der Krankheit als die weibliche. Besonders wenn es sich um kleine Epidemien handelt, so rekrutieren sich die Fälle fast ausschließlich aus den Reihen männlicher Vagabunden und Landstreicher. So erklärt man sich das auffallende Mißverhältnis in CURSCHMANN's Berliner Beobachtung vom Jahre 1878 bis 1879, wo 488 Männer und nur 32 Weiber erkrankten. Die Vagabondage ist ja ein Privilegium des männlichen Geschlechtes, und so ist auch LEBERT's Behauptung, daß in der ersten Lebenshälfte Männer prävalieren, in der zweiten die Weiber, insofern richtig, als die Wanderjahre bei Männern meist früher eine Rolle spielen, wogegen wieder die unreinliche Lebensweise älterer Weiber aus dem Proletariate die zweite Zahl erklären kann.

Die Gravidität, das Wochenbett und die Laktation disponieren nicht besonders.

Dagegen scheint die Körperbeschaffenheit einen größeren Einfluß zu haben; es scheint, daß nicht nur die besseren äußeren Lebensbedingungen der Reichen, sondern auch ihr guter Ernährungszustand und die Gesundheit an der Herabsetzung der Disposition mitbeteiligt sind. Man weiß jedoch nichts bestimmtes darüber.

Dagegen stimmen viele Autoren darin überein, daß die Überstehung akuter Infektionskrankheiten die Disposition erhöht, und vielleicht verhalten sich auch manche chronische Krankheiten so, indem sie den Ernährungszustand des Individuums alterieren. MURCHISON und CURSCHMANN geben übereinstimmend an, daß Phthisiker besonders disponiert sind zum T. e.; ebenso die Alkoholiker. Auch EISELT bemerkte: „es schien mir, als ob die Geschwächten viel eher von der Infektion befallen würden als die Kräftigen, soviel wenigstens aus den Spitalserkrankungen ersichtlich ist.“

Interessant ist der Einfluß des Alters in Fleckfieberepidemien. Ich will einige diesbezügliche Statistiken zitieren:

LEBERT (1100 Fälle):		MURCHISON:	
0 bis 1 Jahr	0 %	unter 5 Jahren	0·49 %
1 „ 5 Jahren.	2·7 „	5 bis 10 „	5·25 „
5 „ 10	4·7 „	10 „ 15 „	10·47 „
10 „ 15	7·8 „	15 „ 20 „	15·79 „
15 „ 20	16·1 „	20 „ 30 „	24·24 „
20 „ 30	22·8 „	30 „ 40 „	17·25 „
30 „ 40	23·0 „	40 „ 50	14·57 „
40 „ 50 „	13·4 „	50 „ 60	7·23 „
50 „ 60 „	7·4 „	60 „ 70	3·75 „
60 „ 70	1·8 „	70 „ 80 „	0·86 „
70 „ 80	0·3 „	80 „ 90 „	0·06 „

Gutstadt (4357 Fälle):		Curschmann (440 Fälle):	
unter 15 Jahren	433	unter 10 Jahren .	3
15 bis 40 „	. 3064	10 bis 20	40
40 „ 60 „	699	20 „ 30	182
über 60 Jahre .	89	30 40	105
unbekannt	72	40 „ 50	68
		50 „ 60	33
		60 „ 80	9

Man muß aber bedenken, daß in jenen Statistiken nicht das Verhältnis, wie eine jede Altersperiode in der ganzen Bewohnerzahl vertreten war, ausgesprochen ist. Und so bildet wohl nur Murchison's Zusammenstellung ein annähernd richtiges Bild, da sie auf einer enormen Zahl von Fällen aufgebaut ist und ein Land betrifft, wo die Krankheit zu jener Zeit endemisch war, so daß alle Bevölkerungsschichten ohne Altersunterschied vielleicht der Ansteckung ganz gleich ausgesetzt waren. Ferner ist zu bedenken, daß in den von häufigen Epidemien befallenen Ländern die Mehrzahl der Erwachsenen die Krankheit bereits früher durchgemacht hat, und in der neuen Epidemie infolge der erworbenen Immunität von ihr verschont zu bleiben pflegt. Bei umgekehrten Verhältnissen kommt es nämlich vor (bei einer selten auftretenden Epidemie), daß das Kindesalter prävaliert, wenn es sich um eine nach langer Ruhepause auftretende Pandemie handelt. Behse gibt an, daß in Dorpat die Kinder mit 60 % sich an der Gesamtzahl der Fälle vom Jahre 1866 bis 1867 beteiligten. Da erscheinen wohl die Verhältnisse analog denen bei anderen akuten Exanthemen, welche a priori den Charakter einer Kinderkrankheit haben oder hatten (Variola).

Im ganzen muß man jedoch gestehen, daß jene Statistiken auch eine andere Deutung zulassen: vielleicht prävalieren die Jahre 15 bis 45 deswegen, weil die Betreffenden durch ihren Beruf mit anderen zu verkehren gezwungen sind, und speziell die verseuchten Häuser betreten oder zusammen mit einer großen Zahl von Fremden logieren müssen u. s. w. Die Lebensweise gibt hier wohl wieder eine wahrscheinlichere Erklärung, als das Alter an sich selbst.

Was die Frage der Immunität betrifft, so ist dieselbe selten angeboren, wie bereits erwähnt wurde, ja es wird dies sogar von einigen ganz bestritten. Die erworbene Fleckfieberfestigkeit ist die regelmäßige Folge einmaliger Überstehung der Krankheit. Freilich gibt z. B. Griesinger[1] Fälle von zwei-, ja sogar mehrmaliger Erkrankung

[1] Virchow, Handbuch der Pathologie.

an (binnen einer Epidemie). Der berühmte MURCHISON hat selbst die Krankheit zweimal durchgemacht. CURSCHMANN[1] erklärt diese Fälle für vereinzelt, wogegen die Mehrzahl durch die erstmalige Erkrankung entweder auf längere Zeit, oder (gewöhnlich) lebenslange Immunität erreicht.

Die Art und Pforte der Invasion.

Wie bei anderen akuten Exanthemen, so will ich auch hier versuchen, aus dem Krankheitsverlaufe die Art der Entstehung des Fleckfiebers (Pathogenesis) aufzuklären. Es wird wieder am meisten die zeitliche Aufeinanderfolge der Kardinalsymptome zu beachten sein. Das Fleckfieber ist im ganzen eine meistens zyklische und typisch verlaufende Krankheit unter den akuten Exanthemen, und steht in dieser Hinsicht in naher Verwandtschaft mit den Masern.

Die Inkubationsperiode wird verschieden angegeben. EISELT behauptete zuerst, daß dieselbe am häufigsten zwischen 5 bis 7 Tagen schwankt, in seiner letzten Arbeit[2] gibt er 8 Tage als Regel an. CURSCHMANN bezeichnet im Einklange mit vielen anderen Autoren die Dauer als etwas länger, 8 bis 12, höchstens 14 Tage durchschnittlich, läßt aber auch 4 bis 7tägige Inkubationszeit in der Minderzahl der Fälle zu. LEBERT gibt 5 bis 7 Tage an, aber führt zugleich eine Reihe von kürzer dauernden Fällen an.

Diese Periode zeichnet sich bei der Mehrzahl der Kranken durch vollkommene Latenz aus, und nur selten geben dieselben verschiedene Beschwerden an: Schwindel, Kopfschmerz, Appetitlosigkeit, Mattigkeit — also ganz ähnlich, wie es auch bei anderen akuten Exanthemen konstatiert wird, d. h. es zeichnet sich dieses Stadium durch ganz unbestimmten Charakter aus. Interessant ist die Angabe CURSCHMANNS (in seiner neuesten Monographie a. a. O.), daß er in einigen Fällen Schnupfen und Conjunctivitis beobachtete, ferner daß 2 Spitalinfektionen nebstdem auch etwas Fieber in dieser Zeit hatten.

Die Initialperiode (schlechthin als stadium prodromorum bezeichnet) pflegt fast immer rapid anzufangen und meldet sich gewöhnlich mit Schüttelfrost an, worauf die Temperatur rapid hinaufsteigt. Der Kranke hält selten diese Attacke aus, ohne sich niederzulegen, die meisten müssen sofort ins Bett. Denn die Mattigkeit, welche schon früher begann, erreicht eine enorme Intensität. Oft kommt es zu Erbrechen, ferner treten große Kreuzschmerzen auf. Immer mehr wächst der Kopfschmerz und der Schwindel. Wenn die Kranken noch jetzt herum-

[1] ZIEMSSEN. Pathologie und Therapie. II. Ausgabe.
[2] Časopis českých lékařů. 1898.

zugehen versuchen, so erwecken sie den Eindruck einer Betrunkenheit, so daß häufig verhängnisvolle Irrtümer sich ereignen. Es ist dies wohl durch bakterielle Intoxikation hervorgerufen, wovon auch die Delirien einen Beweis geben. Was die Kreuzschmerzen und das Gliederreißen anbelangt, so glaube ich, daß meine bereits erwähnte Hypothese berechtigt ist, daß auch diese Erscheinung aus der Intoxikation des Organismus hervorgeht, und daß sie durch toxische Muskeldegeneration mit folgenden Zerrungen erklärt werden kann. Dem möchte der Nachweis von kleinen und größeren Muskelhämatomen, besonders in der Bauchwand entsprechen, welche durch Risse im brüchigen, degenerierten Muskel einerseits, und durch toxische Brüchigkeit der Gefäßwandungen andererseits bedingt sind. Die durch Bluterguß gesteigerte intrafasziale Spannung im Muskel drückt die Nervenendigungen und ruft den Schmerz hervor (wie beim entzündlichen Infiltrate). Da auch die Intensität der übrigen Symptome dafür spricht, daß der Intoxikationsgrad durchschnittlich viel höher als bei anderen Krankheiten zu sein pflegt, so erklärt es sich, warum auch die Muskelschmerzen beim Fleckfieber eine überaus lästige und konstante Beschwerde für den Kranken bilden: jede Bewegung im Bette erzeugt Schmerzen.

Eiselt beschreibt die Eindrücke aus seiner eigenen Erkrankung folgendermaßen: „Die Prodromalsymptome sind unbestimmt, Verstimmtheit oder Lässigkeit, Ermattung, unruhiger Schlaf, das andere Mal wieder Schwindel, unangenehmes Gefühl im Rücken; sie werden von Tag zu Tag schlimmer. Daß eine Veränderung mit dem Kranken vor sich geht, erkennen seine Bekannten schon aus dem veränderten Gesichtsausdruck. Die Hautfarbe ist blässer, gelblich, das Auge matt. Als ich an mir die krankhaften Symptome bemerkte, fuhr ich noch auf 2 Tage aufs Land, und kehrte nach dem Aufenthalte im Walde erfrischt zurück. Aber am 3. Tage erkannte ich (mich selbst perkutierend), daß die Milz vergrößert ist und es traten nun in den Beugestellen der oberen Extremitäten rote Flecken auf.“ — Bei anderen meldet sich der Beginn der Erkrankung durch Fieber und wiederholtes Frösteln oder Schüttelfrost an.

Hildenbrand erzählt von sich selbst, „daß er den Anfang der Krankheit bei einer Abendunterhaltung, die er nicht verlassen konnte, bemerkte; mit Überanstrengung verblieb er bis zu Ende.“ — „Neben einer stärkeren Hyperämie der Bindehaut sowie der Nasen- und Mundschleimhaut kommen auch unregelmäßige, intensiver rote Flecken auf derselben vor, die man am deutlichsten auf dem harten Gaumen sehen kann. Der Katarrh der Atmungswege, besonders des Kehlkopfes, der sich durch fortwährenden Hustenreiz kennzeichnet, pflegt vom Anfang an sehr verbreitet zu sein, was man bei der Auskultation nachweisen kann."

Auch CURSCHMANN sagt a. a. O.: „Das Gesicht ist fieberhaft gerötet, auffallend gedunsen, die Konjunktiven meist lebhaft injiziert, etwas stärker absondernd. Die Nasen- und Gaumenschleimhaut ist bei vielen schon am Abend des ersten Tages aufgelockert und gerötet, wobei dann nicht selten über ein Gefühl von Trockenheit, Kratzen oder selbst stärkere Schlingbeschwerden geklagt wird."

LEBERT, a. a. O.: „Die Katarrhalerscheinungen, wie der Schnupfen und leichte Angina sind keineswegs selten und es gesellt sich oft auch Ohrensausen dazu."

Von den übrigen Symptomen dieser Periode pflegt die Milzschwellung und Steigerung der Herzaktion (obzwar dieses letztere nicht so auffallend ist wie bei den übrigen akuten Exanthemen) vorzuherrschen.

Das Eruptionsstadium wird durchschnittlich in den 3. bis 5. Krankheitstag gelegt. Das Exanthem selbst wird in zwei Formen beschrieben: einmal als Flecke, die den Flohstichen ähnlich sind, aber ohne den mittleren Einstich (EISELT); von der Roseola beim Abdominaltyphus unterscheiden sie sich meist dadurch, daß ihre Umgebung livider ist, denn es scheinen in der Haut die lividen, paralytisch erweiterten Gefäße durch. Besonders in der späteren Zeit sieht die Haut dadurch wie marmoriert aus. Nebstdem tritt auch bei einigen Fällen die zweite Form auf: die Papeln, sehr ähnlich den morbillösen, nur daß sie nicht so sehr über das Hautniveau hervorragen und von rundlicher Form sind. Aber auch diese Papeln pflegen eine mehr livide Verfärbung zu haben. — Eine charakterische Eigenschaft bekommt später dieses Exanthem, indem in der Mehrzahl der Fälle zentrale Suggilationen, Petechien in den Effloreszenzen entstehen. Davon auch der Name: Typhus petechialis. — Die Dauer der Entwickelung des Exanthems auf dem ganzen Körper beträgt 2 bis 3 Tage, und in dieser Zeit nehmen auch die übrigen Symptome an Intensität zu. In erster Reihe möge erwähnt werden, daß Rachen- und Kehlkopfkatarrhe stärker werden, so daß Heiserkeit und Aphonie auffallend werden. Bald beginnt die Entzündung auch auf die Bronchien überzugreifen, und es folgt Husten. Das Fieber hält sich hoch, die Milz vergrößert sich noch mehr, und die schlimmsten Zustände werden durch Delirien herbeigeführt. EISELT beschreibt seine Eindrücke mit folgenden Worten: „Manche Autoren weisen darauf hin, daß verschiedene eintönige Gedanken, Vorstellungen und Ideen hartnäckig während der ganzen Krankheit bestehen. Mir selbst ist es ebenso gegangen. Ich lag bewußtlos, man legte mir Eis auf den Kopf und wusch den Körper mit kaltem Wasser ab, und wickelte mich kalt ein. Dadurch entstand eine sonderbare Idee, als ob ich im Winter auf dem kalten Pflaster unbedeckt liegen möchte, und dieser Gedanke bestand mit einer solchen Intensität, daß ich ihn nach der Genesung noch lange im Gedächtnis behielt. Ein anderer wird während der ganzen Krankheit von einer unbedeutenden Sorge gequält, oder es träumt ihm von einer unangenehmen Beschäftigung u. a." In dieser Zeit ist eine sorgfältige Bewachung des Kranken notwendig, damit er nicht aus dem Fenster springe oder sonst was anstelle.

Die Deferveszenz wird von Eiselt folgendermaßen beschrieben: „Am Ende der zweiten, oder zu Beginn der dritten Woche entsteht eine plötzliche Wendung zur Besserung. Die Temperatur sinkt über die Nacht um 1 bis 2 Grad und bleibt abends niedrig, die bisher trocken gewesene Haut wird feucht und kühler, und es schwinden überhaupt alle Symptome des schweren Fiebers. Die Kranken schlafen ruhig ein, nach mehrstündigem Schlafe erwachen sie munter, das Exanthem verschwand bereits oder wird viel blässer, und nur die Petechien bleiben noch dunkel. Die Nase wird feucht, der Mund rein, die bisher harte Zunge wird weicher und verliert ihren harten Belag; die Kranken husten leichter aus und expektorieren schleimig-eitriges Sputum, durchsetzt mit Luftblasen; die Taubheit verschwindet, das Allgemeinbefinden bessert sich, die Kranken urinieren ohne Mahnung, bemachen nicht mehr das Bett, insofern sie es früher taten. Die plötzliche Wendung überrascht: heute ist der Arzt noch voll von Sorgen, ob der Kranke gerettet wird, und morgen ist bereits volle Sicherheit hier, daß Genesung vorhanden und keine Gefahr mehr droht. Eine große Zahl der Fälle verläuft auf diese Art. Bald stellt sich ein unstillbarer Hunger ein, und die Erholung nimmt immer mehr zu. Ich selbst habe dann binnen 21 Tagen 10·25 Kilo zugenommen."

Andere Autoren, besonders Curschmann, geben an, daß bei der Mehrzahl der Fälle kein kritisches, sondern ein lytisches Ende sich einstellt, welches sich auf 5 Tage erstrecken kann. In dieser Zeit fangen auch die Katarrhe an, besser zu werden, die Stimme wird klarer. Im ganzen dauert also die Krankheit 12 bis 17 Tage (durchschnittlich 14), aber es gibt auch abortive leichte Fälle von 5 bis 6tägiger Dauer, wie auch wiederum die Krankheit in kurzer Zeit letal enden kann. Der Tod tritt gewöhnlich um den 10. Tag ein, selten 6. bis 5. Tag, ausnahmsweise wird er nach 24 Stunden beobachtet (T. siderans). Meist ist die Intoxikation des Organismus schuld am Exitus letalis.

Unter den anomalen Fällen interessiert uns am meisten die exanthemlose Form: während einer Epidemie werden Fälle beobachtet, die ganz typisch und zyklisch wie ein Flecktyphus verlaufen, unter gleich schweren nervösen, fieberhaften und katarrhalen Erscheinungen — nur fehlt das Exanthem. Alle Autoren stimmen darin überein, daß dieselben (falls ihre Provenienz nachgewiesen ist) für eine spezifisch typhöse Erkrankung zu halten sind.

Aus dieser kurzen Schilderung der Pathologie des Fleckfiebers geht ganz klar hervor, daß die Hautveränderungen nicht das wesentliche der Krankheit bilden. Es ist sicher, daß die katarrhalen Affektionen schon vor ihnen eintreten, und daß diese Katarrhe fast gleichzeitig in dem Momente der Einstellung der Allgemeinsymptome vorhanden sind, oder sogar, daß in einzelnen präzisen Beobachtungen bereits in der Inkubationsperiode die Nasen-, Rachenschleimhaut und Bindehaut entzündlich verändert war. Und wenn manchmal Fieber, Kopfweh, Schwindel u. s. w. früher als diese Katarrhe konstatiert werden, so glaube ich, daß nur die geringe Entwickelung der Lokalerscheinungen — der Aspektion und Auskultation unzugänglich — die Ursache dessen ist. Im ganzen Krankheitsbilde sieht man nämlich, daß das Infektionsagens den Kranken nicht durch lokale Entzündung der Invasionspforte gefährdet, noch während des Verlaufes und der Komplikationen (die später zu erwähnen sind) entzündliche Veränderungen irgendwo am Körper dermaßen sich entwickeln, daß dadurch der Organismus bedroht wäre. Wahrscheinlich hat das Kontagium nicht die Eigenschaft, schwere Lokalentzündungen hervorrufen zu können, und aus demselben Grunde glaube ich, daß auch der Kranke und Arzt viel früher die Wirkung der Intoxikation als die lokale Reaktion konstatieren. Trotzdem sieht man aber, daß in den allermeisten Fällen die Katarrhe weit früher erscheinen, als es zur Exanthemeruption kommt. Und es beweisen endlich auch die exanthemlosen Fälle, daß die Hautveränderungen nicht das wesentliche sind — und dementsprechend ist auch anzunehmen, daß die Infektion an einer anderen Körperstelle eindringt.

Im Einklange mit diesen Ansichten befinden sich auch die Komplikationen der Krankheit. Sie sind von zweierlei Art: eine Gruppe sind die lokalen und regionären, die andere die entfernten. Daneben kommt zufällig noch manches vor, was in keinem Zusammenhange mit der Grundkrankheit steht.

Was die lokalen und regionären Komplikationen anbelangt, so verstehe ich darunter jene, die die spezifischen Primärkatarrhe begleiten, d. h. die Atmungsorgane betreffen und ein direktes Übergreifen der lokalen Affektion auf die Umgebung darstellen.

Die diphtheroiden Veränderungen der ursprünglich erythematösen Katarrhe kann man entweder durch die Wirkung des spezifischen, mehr virulenten Agens erklären (dann stellen sie aber keine Komplikation sensu strictiori vor), oder sie können durch eine Sekundärinfektion bedingt sein.

Sie pflegen nicht häufig zu sein, und dieser Umstand spricht wohl dafür, daß sie nicht zur Grundkrankheit gehören. Selten ist auch eine krupöse Laryngitis, oder sogar Tracheitis, wogegen intensive erythematöse Katarrhe hier recht häufig sind. Nach CURSCHMANN sind die ersteren in 4 % der Fälle konstatiert worden, auch HLAVA fand sie selten post mortem — wie oft sie aber in vivo auftreten, daß findet man nirgends verzeichnet. (Es ist übrigens gut, daß sich der Arzt auf diese Weise nicht der Infektion durch Laryngoskopieren aussetzt.) Selten soll eine Phlegmone im Rachen (Larynx) auftreten, oder perichondritische Knorpelnekrosen derselben (WEICHSELBAUM).

Von den benachbarten Organen partizipieren häufig die Tuba Parotis und das Mittelohr an der Entzündung (Otitis med. catarrhalis und suppurativa).

Was die Lungenveränderungen anbelangt, so ist die Bronchitis nicht zu den Komplikationen, sondern fast zu den konstanten Kardinalsymptomen zu rechnen. Sehr häufig sind auch die Lobulärpneumonien; ob dieselben durch das spezifische Kontagium oder durch Hypostase bedingt werden, ist unbekannt. CURSCHMANN fand bei 15 % der Lustrationen eine kruppöse Pneumonie, und fügt hinzu: „ob sich diese Zustände auch ätiologisch mit der gewöhnlichen fibrinösen Pneumonie decken und dann als wahre Komplikationen aufzufassen sein würden, bleibt späteren bakteriologischen Untersuchungen vorbehalten." Vereinzelt pflegt die Lungengangrän zu sein, (durch Aspiration der Jauche bei einer Perichondritis laryngis); noch seltener sind die Pleuritiden.

Die entfernten Komplikationen erklärt man sich dadurch, daß im Blute erstens eine Masse von toxischen Stoffen enthalten ist, die auf die Nerven, Muskeln und inneren Organe degenerativ einwirken — zweitens sind vielleicht im Blute auch Mikroben vorhanden, welche dann metastatische Entzündungen hervorrufen können (man kann dabei an das spezif. Agens, oder zugleich an eine Sekundärinfektion denken). Parenchymatöse und Fettdegeneration des Herzens, der Leber, der Muskeln sind gewiß durch Intoxikation bedingt. Der Milztumor aber, sowie Infarkte desselben beweisen die Anwesenheit von Mikroben im Blute. Die Nieren partizipieren mehr degenerativ, als entzündlich. Im ganzen und großen sind aber diese entfernten Komplikationen keineswegs bedeutend, weder quantitativ noch qualitativ. Bei der ganzen Krankheit gefährden mehr die Bakterientoxine den Kranken, als die übrige, entzündungserregende Wirkung dieser Keime.

Zu den zufälligen Komplikationen gehören Furunkel, Abszesse, Dekubitus. Die leichten (follikulären) Darmkatarrhe kann man vielleicht durch das Verschlucken pathologischer Rachenprodukte erklären. Dieselben sind keineswegs konstant. Im Darminhalte fand HLAVA gar keine von den Streptobazillen, die eventuell die Ursache der Krankheit sein könnten.

Wir wollen nun noch die Ansichten mehrerer Autoren über die Ansteckungsart anführen, um zu sehen, wie sich die hier dargestellte Schilderung mit ihnen im Einklange befindet.

Hildenbrand, den Eiselt a. a. O. zitiert, „erkrankte selbst an Fleckfieber und behauptet, daß der Ansteckungsstoff am häufigsten durch die Atmungsorgane aufgenommen wird, durch die Schleimhaut der Nase und des Rachens, und daß das erste Reizungsgefühl der Krankheit gar nicht unangenehm ist.“

Curschmann a. a. O.: „Die meisten Forscher, denen ich mich anschließe, glauben, daß weitaus am häufigsten der Übergang aus der Umgebung des Kranken oder infizierter Gegenstände durch die Luft in die Atmungsorgane statthat. Auch eine Aufnahme des Giftes von der Haut aus ist nicht unwahrscheinlich. Die Verdauungswege, die für den Unterleibstyphus in dieser Beziehung die Hauptrolle spielen, scheinen für den Eintritt des Fleckfiebergiftes kaum in Betracht zu kommen. Nur wenige Autoren (Netter) verteidigen noch die Notwendigkeit der direkten Berührung des Kranken mit dem zu Infizierenden.“

Hlava a. a. O.: Wir haben beobachtet, daß nur der direkte Kontakt mit dem Kranken oder einer Leiche oder der Krankenwäsche die Krankheit hervorzurufen vermag. Überhaupt ist eine andere Art von Infektion, insbesondere durch Wasser oder Luft auszuschließen. Durch die Luft könnte nur dann eine Ansteckung stattfinden, wenn das auf dem Staube haftende Infektionsagens in die Nase und den Mund gelangen würde. So könnte man auch die Infektion der Mediziner erklären, die zwar Krankenzimmer der Typhösen betraten, aber dortselbst mit ihnen in keine Berührung kamen. — Der Eintritt der Infektion geschieht wahrscheinlich durch die Mund- und Nasenhöhle und den Respirationstrakt. — Es wird also nicht schwierig sein, das Verbreiten einer Epidemie zu verhindern; es wird auch nicht schwer sein, sich vor der Infektion durch sorgfältige Desinfektion der Hände, und ich möchte noch hinfügen, auch der der Mund- und Nasenhöhle zu schützen.“

Aus der übrigen Literatur will ich noch Referate über einige Beobachtungen nach Virchows Jahresberichten anführen:

Moers (1866) beobachtete bei einer Bonner Epidemie wenig intestinale Erscheinungen, dagegen oft katarrhale Geschwüre im Rachen, leicht blutend, und anfangs auch häufige Nasenblutung.

Thompson (London 1866) berichtet über eine Epidemie von 123 Fällen. Indem er angibt, daß hier die Unreinlichkeit und Überfüllung der

Wohnungen Ursache war, sagt er des weiteren, daß er selbst sich durch den Atem der Kranken infizierte.

Da Costa (N.-York 1866). Kreuzschmerzen und gastrische Symptome bilden den Anfang. Dann tritt Gesichtstumor und Bindehautinjektion auf, die sich bald verliert und selten bis in die Rekonvaleszenz hinein dauert. Auch pflegt eine leichte Bronchitis vorhanden zu sein. Bei Sektionen findet man dickflüssiges Blut ohne Gerinnsel, die Blutkörperchen gerunzelt (crenated). Oft Nephritis. Im Darme keine Spur von Geschwüren, nur katarrhale Injektion und geringe Prominenz der Plaques. Während Murchison Durchfälle seltener (144 : 15) beobachtete, gibt Da Costa dieselben 13 mal in 31 Fällen an.

Theuerkauf (Göttingen 1868) fand fast dasselbe und bemerkt, daß die Conjunctivitis früher entsteht, aber auch früher verschwindet als die Bronchitis. Die tödlichen Fälle, wo der Exitus erst nach längerer Krankheitsdauer eintrat, zeigten immer schmutziggelben Ikterus. Die Prävalenz der respiratorischen Komplikationen ist in seinen Fällen auffallend. Darmkatarrh nur bei 10 %.

Challan (Algier 1868) und Passauer (Epidemie in Ostpreußen) behaupten, daß nur selten die Katarrhe der Bindehaut und der oberen Luftwege fehlten. Ebenso führt sie Nordt (Hessen 1875) unter 45 Fällen als konstantes Zeichen an.

Schlocken und Richter berichten über die Epidemie in Pr.-Schlesien 1876, wo ungefähr 1000 Fälle auftraten. Nie waren schwerere Darmsymptome vorhanden. Dagegen wurden bei Sektionen verschiedene Katarrhe der Luftwege konstatiert

Virchows Bericht (1877) über 36 Sektionen führt als ein häufiges Symptom diffuse Katarrhe des Respirations- und Digestionstraktus an.

Kaczorowski (1877) ist der einzige, der beobachtet hat, daß Katarrhe der Luftwege entweder gefehlt haben oder nur ganz unbedeutend waren. Pneumonien fand er überhaupt nie. Bei seinen Fällen prävalierte anfangs Obstipation, später Diarrhöen.

Aus demselben Jahre aber berichten Strauss (Barmen) und Salomon (Berlin, 513 Fälle), daß sie ohne Ausnahme immer Conjunctivitis, Rhinitis, oft auch Otitis beobachteten. Krukenberg und Hampeln konstatierten wieder immer eine Bronchitis, oft auch eine Pneumonie. Ebenso Wallberg 1886 in Warschau.

Aus allen diesen Beobachtungen geht hervor, daß man die Initialkatarrhe für einen pathognomonischen Bestandteil der Krankheit zu halten hat. Von der erythematösen Form derselben kann man fast mit Sicherheit dafürhalten, daß sie ausschließlich durch das spezifische

Kontagium bedingt ist, und erst bei der diphtheroiden Form wird von einigen die Möglichkeit zugelassen, daß diese Veränderung die Folge einer sekundären septischen Infektion ist. Diese Erklärung des Wesens des Fleckfiebers findet eine Unterstützung in der Natur der Komplikationen, unter denen die des Respirationsapparates auffallend über die anderen prävalieren. Das übrige Krankheitsbild wird dadurch hervorgerufen, daß aus der lokalen Primäraffektion zuerst sehr virulente Toxine resorbiert werden; später entwickelt sich wohl auch eine Hämatomykose. Denn der streng zyklische Verlauf der Krankheit spricht gewöhnlich dafür, daß sich im Blute die Entwicklung einer Kontagiumgeneration abspielt, und bei seiner Beendung nimmt auch die Krankheit ein kritisches Ende. Der schwere Charakter der Krankheit ist jedoch eher durch Intoxikation mit bakteriellen Produkten bedingt, als durch die Mikrobeninvasion. Dafür spricht wieder der hämorrhagische Charakter der Krankheit, indem im Blute Stoffe enthalten sind, die einerseits eine Degeneration der Organe und Muskeln (parenchymatöse oder fettige) hervorrufen können, anderseits auch die Gefäßwände degenerieren und brüchig machen, so daß dieselben die Entstehung von Suggilationen zulassen.

Man begreift auch, wie man sich die Übertragung der Infektion von einem Individuum auf das andere schon in der initialkatarrhalen oder schon in der Inkubationsperiode vorzustellen hat. Der Initialschnupfen, Angina, Laryngitis, Bronchitis reizen doch den Kranken zur Expektoration und zum Niesen, wobei das Kontagium aus der Schleimhautoberfläche durch den Luftstrom in die Umgebungsatmosphäre mitgerissen wird und in der Krankenumgebung sodann eine Zeitlang schweben kann. Und da begreift man wohl, daß eine bloße nahe Unterredung mit dem Kranken, der sich im Katarrhalstadium befindet, genügen kann, um eine Ansteckung zu bewirken, denn die Exhalationen des Kranken gelangen direkt auf den Gegenüberstehenden. Es genügt hier, auf den Fall von CURSCHMANN hinzuweisen. In geschlossenen Räumen, die dazu noch wenig gelüftet werden, kann die Atmosphäre, wenn sich daselbst mehrere Kranke befinden, in allen Richtungen durch infektiöse Partikelchen (Tröpfchen) verseucht werden, und so geschieht es, daß in überfüllten Zimmern die Ansteckung auch auf größere Distanz stattfinden kann. Sämtliche Beobachter stimmen darin überein, daß durch Zimmerventilation das Kontagium daselbst verdünnt wird.

Und es erscheint ebenfalls als eine natürliche Folge dieser Tatsache, daß das Kontagium aus der Luft sedimentiert, auf die Zimmergegenstände sinkt, sobald die ruhige Atmosphäre ihm Zeit dazu läßt. Am meisten sind die dem Bett nahestehenden Gegenstände, noch mehr aber die Wäsche gefährdet, und deshalb erkranken auch die Wäscherinnen, darum erkranken auch die Leute, welche später die Wohnung beziehen, wenn keine Desinfektion derselben vorausging. Bei der Übertragung der Infektion durch Gegenstände, Kleider und Wäsche ist es möglich, daß der Ansteckungsstoff manchmal auf dem Staube haftend nach der Aufwirbelung desselben aspiriert wird — oder aber klebt er fester an den Sachen, dann kann der, welcher sie in die Hand nimmt, durch seine Hände das Kontagium in die Nase, in den Mund, in die Augen übertragen. Die erstere Modalität kommt vor bei Personen, die in Herbergen, Spitälern zu kehren haben (da ist die Staubaspiration sehr stark), die zweite erklärt wieder, auf welche Weise der Ansteckungsstoff auf (rauhen) Gegenständen weit verschleppt werden kann (durch Sendungen aus verseuchten Häusern).

IV. Pocken.

Ätiologie.

Diese Frage wurde bereits von vielen ventiliert, trotzdem befindet sich dieselbe aber heute noch im Stadium der Unbestimmtheit, wie ich gleich anfangs betonen will. Die Ursache dieser Erscheinung ist laut den jetzigen Anschauungen der Umstand, daß der Variolaprozeß keine ätiologische Einheit vorstellen soll, sondern daß hier wahrscheinlich zweierlei Kausalagentien beteiligt sein sollen: das Eine ruft die variolösen Veränderungen bis zur Entstehung der klaren Pustel hervor, wogegen die Suppuration und ihre (konsekutiven) Allgemeinerscheinungen vielleicht durch andere Organismen herbeigeführt werden. Diese Ansicht supponiert also eine gleichzeitige (oder sich später hinzugesellende) Sekundärinfektion mit pyogenen Organismen. Vom theoretischen Standpunkte muß man zu einer solchen Erklärung soviel bemerken, daß man in der Pathologie keine Analogie dafür findet, daß nämlich zu einer Infektionskrankheit die sekundäre pyogene Infektion mit einer solchen Regelmäßigkeit hinzutreten sollte, wie es bei Variola der Fall ist. Denn es gibt keinen Fall von Variola, wo es in den Hauteffloreszenzen nicht zur Suppuration käme. Es wäre dieses Ereignis wohl auffallend — aber solange nichts anderes nachgewiesen ist, kann man es für zulässig halten.

Bei Pocken wurde eine stattliche Zahl von Mikroorganismen bereits vorgefunden. Die Untersuchung betraf gewöhnlich den Inhalt von Pusteln oder Vakzinen, ferner auch (bei den hämorrhagischen Formen) die Embolien der Hautgefäße, schließlich auch daß Blut und einige innere Organe (Nieren, Milz).

Die ersten Befunde betrafen den Pustelinhalt, und da fand KLEBS eine konstante Art von Mikrokokken, CORNIL und WEIGERT[1] wieder verschiedene inkonstante Kokkenspezies, so daß von einer Spezifizität derselben für Pocken nicht die Rede sein konnte, obzwar ZUELZER später Mikrokokkenembolien der Hautkapillaren bei hämorrhagischer Variola konstatieren konnte. KOCH, FIEDLER, später auch VOIGT fanden verschiedene Bakterien, die man zwar rein kultivieren konnte, — die mit denselben ausgeführten Versuche fielen aber negativ aus.

GUTTMANN konstatierte verschiedene Staphylokokken, GARRÉ wieder Streptokokken. Aber HLAVA wendet mit Bezug auf diesen letzteren Befund mit Recht ein, daß die Divergenzen in seinen Erfolgen dafür sprechen, daß er nicht mit Reinkulturen experimentierte; übrigens gelang es GARRÉ nicht, durch dieselben eine Pustel beim Menschen zu erzeugen. Die erwähnten Arbeiten endeten also mit einem negativen Erfolge.

Mit demselben Mißerfolge schließt auch HLAVA's Studie, welcher 7 Fälle von Variola untersuchte (in 4 Fällen das Blut aus dem Eruptionsstadium, in 2 die Pustel, in 1 die Haut, Nieren und Milz). Er konstatierte nämlich verschiedene Strepto- und Staphylokokken in den Hauteffloreszenzen, nicht aber im Blute aus dem Eruptionsstadium noch aus der Purpura variolosa. Deshalb erklärt er selbst, daß man die betreffenden Mikroorganismen nicht für spezifisch halten darf, sondern sie bilden eine zum Grundprozeß hinzugetretene Sekundärinfektion. Er fügt hinzu, daß mit Rücksicht auf die Erfahrung, daß Staphylokokken pyogenes albus und aureus kein normaler Hautbewohner ist, vorauszusetzen sei, daß dieselben in die Pustel aus dem Blute eindringen müssen, und das geschieht wohl aus den verschiedenen Katarrhalaffektionen des Respirationstraktes und der Anginen, welche die Variola immer begleiten.

GUTTMANN[2] behauptet dagegen, daß die Mikroorganismen des Pustelinhaltes auch für den ganzen Prozeß charakteristisch sein müssen (er fand nämlich verschiedene Staphylokokken), weil die Suppuration doch einen integrierenden Teil der ganzen Krankheit bildet.

Eine neue Phase in der Lösung dieser Frage bilden die Befunde von VAN DER LOEFF, GUARNERI, von L. PFEIFFER bestätigt.[3] Sie fanden bei Variola einen konstanten Parasiten aus der Sporozoënklasse, nämlich den Cytorrhyktes variolae, welcher nach VAN DER LOEFF im Blute während des Initialstadiums und auch kurz vor dem Eintreten der

[1] HLAVA, Mikroorganismy při variole. Lékařský sborník. II. 1. (1887).
[2] VIRCHOWS Archiv 106, 108.
[3] Vgl. IMMERMANN, Variola; NOTHNAGELS Pathologie u. Therapie. IV. 2.

Supparation noch nachweisbar ist, weiter auch im Blute vakzinierter Kälber in derselben Periode. Dieselben stellen amöboide Körperchen von der Größe von etwa $^1/_4$ der Blutkörperchen vor, sie bewegen sich lebhaft mittels einer Geißel. In die Blutkörperchen dringen dieselben nicht ein, sondern haften nur an ihnen; in der Zeit der Fieberabnahme verschwinden sie aus dem Blute, dagegen erscheinen sie nun auf der Haut und den Schleimhäuten in den Effloreszenzen (nach Pfeiffer). Dies geschieht wohl auf embolischem Wege. Guarneri konstatierte (mittels Inokulation in die Kaninchenhornhaut), daß der Parasit kein Karyophag ist (nicht die Kerne angreift), sondern in den Zellen der Hornschichte der Haut auf Kosten des Plasma wächst und später sich entweder durch Teilung in 2 neue Individuen mehrt, oder auch Endosporen bildet.

Diese Befunde bilden höchstwahrscheinlich die Lösung der Ätiologiefrage bei Pocken; man muß jedoch noch weitere Bestätigung abwarten.

Natürlich ist aber durch diesen Befund von dem wahrscheinlich spezifischen Kontagium nicht die Möglichkeit einer sekundären pyogenen Infektion ausgeschlossen, und man muß mit einer solchen de facto in vielen Fällen rechnen. Das sind eben die septischen Fälle. Ob aber auch schon die Pustelvereiterung eine solche Mischinfektion voraussetzen muß, daß erscheint heute fraglich, denn es ist auch die Möglichkeit einzuräumen, daß auch der (spezifische) Cytorrhyktes variolae pyogene Eigenschaften besitzt. Natürlich ist die Sache noch unentschieden — aber daneben existieren wirklich septische Prozesse, welche nicht durch das als spezifisch angesehene Agens hervorgerufen werden.

Klinische und epidemiologische Erfahrungen über die Natur (Biologie) des Pockenkontagiums.

In Anbetracht dessen, daß man noch nicht ganz sicher das Infektionsagens der Pocken nachgewiesen hat, und demnach auch direkte Beobachtungen seiner Biologie fehlen, erscheint es notwendig, aus den klinischen und epidemiologischen Daten wenigstens indirekte Informationen über die Eigenschaften desselben zu erhalten. Denn dieselben sind für prophylaktische Maßregeln ein unbedingt notwendiger Führer.

Zuerst ist die Frage auseinanderzusetzen, wo jenes Kontagium existiert, besonders aber nachzuweisen, ob dasselbe nur an den kranken Menschen gebunden ist, oder ob es auch außerhalb des menschlichen Organismus existieren und seine Virulenz behalten kann.

Und da muß man konstatieren, daß beiderlei Art der Existenz bei dem Pockengifte nachweisbar ist: hauptsächlich ist freilich eine direkte Übertragung vom Kranken gefährlich, aber sämtliche Beobachter stimmen darin überein, daß dasselbe auf den Gegenständen aus der Umgebung der Kranken eine sehr lange Zeit haften kann, ohne seine Virulenz zu verlieren. Als Beweis werden gesicherte Fälle angeführt, wo durch einmal infizierte Gegenstände noch nach mehreren Jahren eine Ansteckung hervorgerufen wurde. Daraus kann man aber noch nicht deduzieren, daß das Variolakontagium ein obligater oder fakultativer Parasit ist, weil es möglich (und auch sehr wahrscheinlich) ist, daß der betreffende Mikrob außerhalb des menschlichen Organismus nicht in der vegetativen, sondern in Form der Dauersporen existieren kann. Man kann also nur soviel aus der obigen Tatsache deduzieren, daß auf diese Weise manche für spontan gehaltene Fälle, welche sporadisch manchmal beobachtet werden, ohne daß eine Krankenberührung vorausging, erklärt werden können. In solchen Fällen zieht sich das betreffende Individuum seine Infektion wohl durch Berührung irgendwelcher Gegenstände zu, an denen der Ansteckungsstoff von einer früheren Krankheit her haften blieb. Da man verschiedene Gegenstände nicht desinfizieren kann oder will, so können sich auf denselben virulente Keime event. Sporen behaupten. So erscheinen uns die vermutlich spontan entstehenden Epidemien jetzt in einem ganz anderen Licht und man braucht nicht auf klimatische, Witterungs- und Bodeneinflüsse zu rekurrieren.

Es ist wichtig sich zu orientieren, in welchen Krankheitsperioden die Ansteckungsgefahr möglich ist, und wann sie am größten sein kann. Daß Pocken durch ihren Pustelinhalt während der Florition und auch nach der Desikkation durch die abschuppenden Krusten infektiös sind — das ist wohl eine allzu bekannte Tatsache, über die man nicht viel zu sprechen braucht; ein verläßlicher Beweis dessen ist ja doch die Variolisation, d. h. die Inokulation von Pockenprodukten auf ein anderes Individuum. Für uns ist auch der weitere Umstand nicht sehr wichtig, daß angeblich die größte Infektiosität dieser Produkte in jenem Augenblicke vorhanden sein soll, wo der klare Pustelinhalt sich leicht zu trüben anfängt.

Aber für das Verständnis der ganzen Krankheit viel wichtiger ist das Faktum, daß die Infektionsübertragung schon in der Zeit der Initialsymptome — also bereits vor der Exanthemeruption — stattfinden kann; ja es geben manche Beobachter an, daß auch die Inkubationsperiode ansteckungsfähig ist. Wir wollen erst später dartun, wie diese Tatsache zu erklären ist. Nebstdem gibt es auch nachgewiesene Fälle von Variola sine exanthemate, wo der Träger solcher Erkrankung doch seine Umgebung infizierte — ferner findet man in der Literatur Fälle verzeichnet, wo eine Mutter ein mit Variolaexanthem (oder bereits mit Pockennarben) behaftetes Kind gebar, trotzdem sie selbst während der Schwangerschaft keine Exanthemeruption (wohl aber eine fieberhafte Erkrankung) aufwies. Und schließlich sind auch die Fälle von Purpura variolosa sehr infektiös, trotzdem man hier keine Desquamation als Ursache der Verbreitung annehmen kann.

Diese Beispiele erwecken die Überzeugung, daß das Kontagium nicht nur an den Pustelinhalt gebunden zu sein braucht, sondern daß dasselbe auch auf eine andere Weise übertragen werden kann, von einem anderen Körperteile des Kranken aus. Und da ist erstens hinsichtlich der angeborenen intrauterin entstandenen Variola dafürzuhalten, daß der Infektionsstoff in dem Blute der Mutter enthalten sein mußte, aus welchem er durch die Plazenta auf den Fötus überging. Einige genauere Beobachtungen, z. B. die von Curschmann,[1] führen an, daß bei der Mutter vor ihrer Niederkunft eine fieberhafte Erkrankung konstatiert wurde, und es wurde die Vermutung ausgesprochen, daß es eine Variola sine exanthemate war. [Ich halte dies für begründet, da man doch viele Analogien kennt, wo bei einer Hämatomykose die metastatische Lokalisation gewöhnlich die Stellen trifft, wo ein größerer Affluxus oder andere günstige Bedingungen vorhanden sind. Der übrige Körper bleibt also verschont und die Infektion beschränkt ihre metastatische Wirkung nur auf den disponierten Teil des Körpers (den Uterus und den Fötus). So verhält sich oft z. B. eine Osteomyelitis: es handelt sich auch zuerst um einen allgemein septischen Zustand, der aber mit Vorliebe in die Unterextremitäten metastasiert, sich lokalisiert, weil hier günstige Zirkulationsbedingungen für das Zurückhalten des Infektionsagens vorhanden sind.] Es gibt aber auch Fälle, wo die Mutter eine typische Variola hatte, und das Kind doch keine Spuren von Krankheit mit auf die Welt brachte — und schließlich Fälle, wo Mutter und Kind zugleich typisch erkrankten. Daß im Blute das Kontagium enthalten sein muß, geht noch aus Osianders und Zülzers[2] Versuchen hervor, die Variolablut Tieren inokulierten und dadurch typische Pockeneffloreszenzen hervorriefen.

Wie soll man aber die Übertragung der Ansteckung erklären, wenn sich das erste Individuum erst in der Initialperiode befindet, oder wenn überhaupt ein exanthemfreier Fall vorliegt (eventuell die Purpura variolosa)?

Es bleibt nichts anderes übrig, als auf die Möglichkeit der Exhalation von infektiösen Stoffen zu rekurrieren. Wir werden später erwähnen, daß bei Variola verschiedene Rachenkatarrhe zu Beginn der

[1] Ziemssen, Spez. Pathologie u. Therapie. I. 2.
[2] Vgl. Immermann, a. a. O.

Erkrankung vorhanden sind und es ist also anzunehmen, daß aus diesen krankhaften Stellen das Infektionsagens eliminiert und verbreitet werden kann. Man findet zwar in der Literatur, z. B. bei IMMERMANN, Angaben, „daß die physiologischen Sekrete und Exkrete (Speichel-, Nasen- und Bronchialsekret, Urin, Fäces) der Variolakranken, sofern ihnen nicht von den Haut- und Schleimhauteffloreszenzen her Beimengungen in Form von Eiter und Borken zu teil geworden sind, nicht infektiös sind. Impfungen mit den genannten Stoffen sind zu den Zeiten der Inokulation vielfach gemacht worden, hatten aber, mit der angegebenen Einschränkung, stets negativen Erfolg.“ Aber derselbe Forscher sagt nun eine Seite weiter: „Die Kontagiosität ist aber keineswegs an die Existenz des Exanthems gebunden, da wiederholt Übertragungen der Blattern auf Gesunde auch schon vor Ausbruch derselben (in der Initialperiode) und vereinzelt sogar bereits gegen das Ende der Inkubation beobachtet worden sind. Die Ansteckungsgefahr besteht ferner auch in den interessanten Fällen von Variola sine exanthemate, in denen es überhaupt nicht zur Entwicklung des typischen Ausschlages kommt, und ist endlich auch noch in der Abteilungsperiode des Exanthems vorhanden, solange noch Schorfe und Borken am Körper der Rekonvaleszenten existieren. Aus allem Gesagten folgt, daß die Blattern in jedem Stadium (ohne Ausnahme) durch flüchtiges Kontagium ansteckend sind, daß aber freilich die verschiedenen Stadien der Krankheit in dieser Beziehung quantitative Differenzen aufweisen.“ Es besteht also zwischen beiden Behauptungen IMMERMANNS eine Inkongruenz, da die letztere der ersteren widerspricht.

CURSCHMANN sagt a. a. O. in dieser Hinsicht: „Das Kontagium haftet aber nicht allein am Kranken selbst, sondern ist auch in der nächsten Umgebung, in der ‚Ausdünstung‘ desselben vorhanden, an gasförmige Träger gebunden. Es scheint von allen ‚exhalierenden‘ Flächen des Körpers, unter denen natürlich die Haut wiederum eine hervorragende Rolle spielt, ‚ausgeschieden‘ zu werden. Ob der oft zu bemerkende eigentümliche (spezifische) Geruch des Patienten zu dem Kontagium in näherer Beziehung steht, wie man früher vielfach glaubte, ist gänzlich unentschieden.“

HLAVA sagt in seinem Lehrbuche der Pathologie: „Die Infektion bei Variola (welche wohl durch den Respirationstrakt stattfindet) manifestiert sich durch katarrhale, variolöse und pseudomembranöse Anginen.“

In welchem Stadium die Kranken am meisten ansteckend sind, das erscheint kaum nachweisbar. Ganz bestimmt fehlt diese Fähigkeit in keiner Periode, aber daß gerade der Anfang des Suppurationsstadiums besonders ansteckend wäre, das ist bisher strikt nicht nachgewiesen worden.

Nicht minder wichtig für eine Pockenübertragung ist der Umstand, daß der Ansteckungsstoff an den Gegenständen aus der Umgebung des Kranken haften kann. Dieses Moment ist besonders deshalb von Bedeutung, weil sich das Infektionsvirus durch eine außerordentliche Tenazität auszeichnet. Es hört also die Gefahr nicht mit demselben Augenblicke auf, wo die Dekrustation beendet ist, sondern sie überdauert dieselbe verschieden lange. Man findet in der Literatur dafür Belege, daß nach mehreren Jahren auf solche Weise scheinbar spontane Epidemien hervorgerufen worden sind durch Gegenstände, die früher infiziert wurden. Ob nun an der Verunreinigung, Infektion der Gegenstände mehr die exhalierten Stoffe oder der Dekrustationsdetritus beteiligt ist, was bisher nicht entschieden ist — soviel ist jedenfalls sicher, daß in der den Kranken umgebenden Atmosphäre das Kontagium schweben kann. Bei den Exhalationen handelt es sich höchstwahrscheinlich um die vegetative Form des Kontagium, da dieselben von einer Stelle stammen, wo dasselbe günstige Lebensbedingungen findet (aus dem Rachen u. s. w.) — bei dem ausgetrockneten Detritus der Hautkrusten ist dagegen anzunehmen, daß das Kontagium in Form von Dauersporen sich dem atmosphärischen Staube beimengt, eine Zeitlang daselbst schweben kann und schließlich auf die Umgebung wieder sedimentiert. Jedes Staubaufwirbeln aus der Bettwäsche oder vom Boden infiziert die Umgebungsluft von neuem. Man begreift nun, daß die Gegenstände im Krankenzimmer infektiös werden können, ohne daß der Kranke sie berührt hätte, man begreift nun auch, daß oft ein bloßer Aufenthalt im Krankenzimmer zur Übertragung der Infektion genügt, ohne daß der Besucher etwas berührt hätte.

Ganz plastisch drückt Curschmann seine Meinung darüber aus: „Im allgemeinen kann man sagen, daß das Kontagium mit zunehmender Distanz von dem Kranken an Wirksamkeit verliert. Disponierte werden um so leichter infiziert, je länger sie in der Nähe der Patienten weilen, je kleiner der Raum und je größer die Zahl (und Schwere) der in demselben beherbergten Fälle ist. In sehr großen, weiten Räumen mit wenigen oder nur einem Kranken ist die Gefahr eine geringere; noch mehr vermindert sie sich im Freien. — Der atmosphärischen Luft ausgesetzt, wird das Kontagium leicht zerstört, am wahrscheinlichsten dadurch, daß dasselbe mehr und mehr in der Luft sich verteilt bis zu unwirksamer Verdünnung und schließlichem totalem Untergang."

Deswegen ist es auch ganz naheliegend, daß die dem Kranken am nächsten befindlichen Gegenstände am meisten infektiös, d. h. am meisten mit dem Kontagium bedeckt sind. Wenn es sich um glatte Möbelflächen handelt, oder gar um Glas, so ist wohl ein Kleben der Keime nicht so leicht, wie auf rauhen Körpern mit unregelmäßiger

Oberfläche. Man könnte sogar, je nach der Entfernung vom Kranken, eine quantitative Skala zusammenstellen: an den ersten Platz setze ich die Leib- und Bettwäsche des Kranken, nicht nur deswegen, weil sie dem Infektionszentrum am nächsten liegt, sondern auch ihrer rauhen Oberfläche wegen. Es ist in der Tat früher sehr oft beobachtet worden, daß die Waschfrauen an Variola erkrankten, solange sie nicht immun waren und weil die Wäsche nicht vorher desinfiziert wurde. In zweiter Reihe sind dann Teppiche, Vorhänge, Polstermöbel zu nennen, schließlich der Boden. Insgesamt ist die rauhe Oberfläche derselben der Grund des Haftens des Kontagiums. Zu erwähnen sind die verschiedenen Nippsachen, wogegen die glatten Möbel weniger gefährlich sind. Es ist ferner der Umstand hervorzuheben, daß auch alle Personen, die sich im Krankenzimmer aufzuhalten haben (Ärzte, Wärterinnen), der Sedimentation der Keime aus der Luft unterliegen, so daß besonders ihre Kleider, Haare (Bart) die Träger von Ansteckungsstoffen werden können, und sie vermögen sodann eine indirekte Übertragung der Krankheit zu vermitteln.

Es ist wahrscheinlich, daß in den meisten Fällen das Kontagium nur an die Atmosphäre und Gegenstände des Krankenzimmers gebunden bleibt — daß man aber so minutiös feststellen könnte, bis wohin die Krankheitskeime durch die Luft getragen werden können, wie es Gutfeld und Foderé wollen, indem sie angeben, daß auf 3 bis 5 Meter vom Krankenbett dieselben nicht mehr gelangen — das scheint doch kaum möglich zu sein. Obzwar ja durchschnittlich das Quantum der Keime in geometrischer Progression abnimmt, kommt es doch von Zeit zu Zeit vor, daß durch Zugluft dieselben in einer Richtung hingetragen werden, die Luft wird durchgemischt und die Keime achten wohl kaum auf die ihnen vorgeschriebenen Verbreitungsgrenzen. Es sind doch vereinzelte Fälle beobachtet worden, wo die Infektion über 100 Meter weit nur durch Luft verschleppt wurde, da eine Berührung positiv ausgeschlossen wurde und auch keine indirekte Übertragung durch infizierte Gegenstände stattfand.

Da also das Virus nebst der erkrankten Person meist an das Krankenzimmer gebunden bleibt, ist auf die hygienischen Einrichtungen daselbst und später auf die Desinfektion der Wohnung großes Gewicht zu legen. Wir verweisen hier nur auf das betreffende Kapitel. Nur ist zu betonen, daß an den Stellen, wo der Luftzutritt beschränkt ist (in Winkeln, Kästen), die Tenazität des Virus sich durch die längste Dauer auszeichnet.

Die epidemiologischen Erfahrungen gestatten aber noch weitere Momente aus der Biologie des Ansteckungsstoffes zu deduzieren. Insbesondere wurde in der Prävakzinationszeit eine Reihe von Beobachtungen gemacht, daß die Intensität der Epidemien und ihre Qualität sehr verschieden sein kann. Es können kleine Epidemien mit nur einigen Fällen vorkommen, aber auch Pandemien, die wie eine schwere Pest die Bevölkerung dezimieren. Nebstdem erscheint es einmal auffallend, daß sämtliche Fälle einen außerordentlich leichten Krankheitsverlauf haben, das andere Mal ist wieder die Letalität (und schwerer Verlauf) enorm groß (bis 25 %). Es ist wahrscheinlich, daß die Virulenz des Kontagiums diese quantitativen und qualitativen Unterschiede in den Epidemien bedingt. Man weiß aber nicht, was für äußere Einflüsse auf die Keime derart wirken, daß ihre Virulenz modifiziert wird. Von jeher wurden Witterungsverhältnisse beschuldigt (in unseren Ländern fällt z. B. die Mehrzahl der Epidemien in die Winter- und Frühjahrszeit). Später wurde auch der Bodeneinfluß ätiologisch herbeigezogen. Positives ist aber nicht bekannt.

Man weiß auch nicht, weswegen die Epidemien manchmal zyklisch immer nach einer bestimmten Frist (man sagte, nach 12 bis 15 Jahren) wiederkehren. Ob vielleicht nach diesem Zeitraume die durch Vakzination erworbene Immunität verschwindet, oder ob durch einmalige Epidemie die ganze Bevölkerung verseucht wird und dann eine längere Zeit wieder dazu notwendig ist, bis wieder eine größere Zahl von disponierten Individuen und disponierenden Momenten sich anhäuft, damit eine neue Epidemie sich entwickeln kann — das ist gar nicht bekannt. Nebstdem muß man auch den Umstand hervorheben, daß eine Katastrophe immer nur auf kurze Zeit eine erhöhte Vorsicht, d. h. eine gewissenhaft durchgeführte Vakzination zur Folge hat, dann vergißt man wieder auch die Gefahr, bis wieder eine neue Katastrophe eintritt. Wenn dann je die Nichtvakzinierten zunehmen, so kann leicht eine Epidemie eintreten und dann werden auch viele von den Vakzinierten, sobald ihre Immunisation nicht mehr absolut ist, von der Krankheit ergriffen.

Wie bei allen übrigen Infektionskrankheiten, so finden wir auch bei Variola, daß die günstigsten Bedingungen für die Entstehung von Epidemien schlechte Sozialverhältnisse darbieten. Es wurde früher oft beobachtet, daß die Armenviertel, besonders aber die unreinen Gassen und die überfüllten Häuser Centra gebildet haben, von denen aus die Epidemie radiär nach allen Seiten hin um sich griff. Man sieht, wie die schlechten Wohnungsverhältnisse und auch der intensivere Verkehr in den überfüllten Wohnungen das Weitergreifen der Infektion unterstützt. Und ich denke somit, daß der Assanation der Städte, die in der Neuzeit sehr schön vorwärts schreitet, auch ein Teil des Verdienstes an der Unterdrückung von Variola (und auch vielen anderen Erkrankungen) zuzurechnen ist. Es ist eben angesichts der erwiesenen Tenazität des Pockenkontagiums anzunehmen, daß in den schmutzigen Wohnungen das Virus konstant seine Virulenz aufrechthalten konnte, und beim Zusammenwirken einiger anderer Bedingungen neue Epidemien hervorrief. Deshalb muß die Städteassanation und Wohnungshygiene einen Teil der prophylaktischen Maßregeln bilden.

Disposition und Immunität.

Bei dem heutigen Stande unserer Kenntnisse kann man nur über die Bedingungen dieser beiden Eigenschaften reden, da ihr Wesen noch nicht aufgeklärt ist.

Was das Alter anbelangt, so wurde bereits erwähnt, daß Variola früher ausschließlich den Charakter einer Kinderkrankheit hatte (so wie es die übrigen Exantheme noch heute haben) — daß sie aber diese Eigenschaft nach Einführung der Vakzination verlor. Aus der damaligen Zeit datieren auch die Angaben, daß Säuglinge viel weniger von Pocken ergriffen wurden als die über 1 Jahr alten Kinder. Hier aber fällt der Umstand in die Wagschale, daß die Säuglinge wenig mit der übrigen Welt in Berührung kommen, wogegen die übrigen Kinder beim Spielen und in der Schule vielmehr der Ansteckung ausgesetzt sind. Heute sind aber die Verhältnisse verändert, und wenn ein Individuum nicht vakziniert (und revakziniert) ist, so kann man in seinem Alter kein Dispositionsmoment erblicken: es erkranken heutzutage alle Lebensalter. Vielmehr kann man nur soviel konstatieren, daß die in der ersten Lebenszeit vorgenommene Vakzination die Möglichkeit der Erkrankung um 10 bis 12 Jahre verschiebt, im weiteren aber entspricht anscheinend die Zahl der Variolafälle den Prozentverhältnissen, welches die betreffende Altersperiode in der ganzen Bewohnerzahl bildet. So führt Curschmann eine Zusammenstellung aus Mainz an, wo schon seit langer Zeit die Vakzination sorgfältig durchgeführt wurde. Die Altersverhältnisse unter 632 Fällen derselben Epidemie waren folgende:

12—14:	1	35—40:	49
15—16:	18	40—45:	27
16—20:	138	45—50:	23
20—25:	179	50—55:	14
25—30:	110	55—60:	11
30—35:	55	60—70:	7

Es wird zwar daselbst die Zahl der Bewohner von jedem Quinquennium des Alters nicht angegeben, man kann aber ungefähr annehmen, daß das Alter keinen Einfluß auf die Disposition hat.

Es möge noch hinzugefügt werden, daß auch das Intrauterinleben dem Fötus keine Immunität verschafft, da ja oft Kinder mit florider oder ausgeheilter (vernarbter) Variola geboren wurden.

Die Rasse soll angeblich die Disposition ändern: die Neger und Indianer werden auffallend häufig und schwer durch Epidemien heimgesucht und dezimiert.

Das Geschlecht ist ohne Einfluß, nur soll (vielleicht) die Menstruation und Gravidität die Disposition erhöhen, und man behauptet, daß dann die Krankheit auch schwerer verläuft.

Krankhafte Zustände des Organismus haben verschiedene Wirkung auf die Modifikation der Disposition. Die chronischen Erkrankungen sollen keinen Einfluß haben, dagegen wird behauptet, daß akute Erkrankungen, insbesondere die Exantheme (Scharlach, Masern), ferner der Bauchtyphus während ihres Bestehens ein Hinzutreten von Variola ausschließen, also die Disposition vermindern (Immermann). Es gibt nur seltene Ausnahmen von dieser Regel. Rosenstein gibt zu, daß auch Influenza, Pertussis und Malaria gewissermaßen die Pockendisposition vermindern. Man hat für solche Erscheinungen bis heute keine zutreffende Erklärung. Es wäre möglich, daß der Kranke, indem er durch die erste Krankheit an Bett und Wohnung gebunden ist, wenig Gelegenheit hat, eine Variolainfektion zu erwischen. Aber es ist auch einzuräumen, daß vielleicht bei jenen Krankheiten, die durch Affektionen im Respirationstrakte sich etablieren (Influenza, Pertussis, Morbilli, Skarlatina), eine neu hinzutretende Variolainfektion (durch Aspiration entstanden) auf einen Boden gelangt, wo das andere Virus ein so großes Übergewicht hat, daß das Pockengift sich daselbst (symbiotisch) nicht zu behaupten vermag und zugrunde geht, ohne Variola hervorzurufen.

Die Immunität kann angeboren oder erworben sein. Die angeborene Pockenfestigkeit kann man anerkennen, wenn jemand, der bisher von Variola verschont war, sich fortwährend in der Nähe der Kranken aufhält, sie wartet, und doch nicht erkrankt. Noch sicherer war der Beweis in früherer Zeit, wo man noch variolisierte: wenn die Inokulation keine Variola hervorrief, so war dadurch erwiesen, daß der Betreffende pockenfest war. Ob man den negativen Erfolg einer Vakzination (heute) auch als Variolaimmunität zugleich auffassen darf, ist nicht nachgewiesen. In den früheren Zeiten wurde konstatiert, daß nur 5 % der Bevölkerung durchschnittlich eine angeborene Immunität besaß. Man fand aber nebstdem, daß es noch eine temporäre angeborene Immunität gibt, indem jemand in mehreren Epidemien verschont blieb, obzwar er im Verkehr mit Kranken sich befand, schließlich aber einmal doch auch erkrankte (Gregory): — Immermann führt a. a. O. z. B. die bekannten Namen Morgagni, Boerhave an, welche sich durch eine angeborene Immunität auszeichneten; sie waren in stetem Verkehr mit Pockenkranken. Doch sagt der betreffende Autor, daß eine dauernde Immunität sehr selten ist, wogegen die temporäre öfters konstatiert werden kann.

Die Immunität gegen Variola kann auf zweierlei Art erworben werden: durch einmaliges Überstehen der Krankheit bleibt man gegen neue Erkrankung gewöhnlich geschützt, oder man kann dies viel besser durch Vakzination erreichen. Durch das Überstehen von Pocken erwirbt man gewöhnlich eine dauernde und zugleich eine absolute Immunität. Nur eine sehr kleine Zahl von Leuten kommt mit einer temporären oder relativen Immunität davon. Curschmann sagt, daß eine schwere Variolaerkrankung immer eine absolute und dauernde Pockenfestigkeit hinterläßt, daß aber ein ähnliches Resultat auch nach einer leichten Krankheitsform eintreten kann. Derselben Meinung ist auch Immermann, indem er zweimaliges Erkranken und Rezidiven (d. h. eine zweite Erkrankung nach einer sehr kurzen Pause) zu großen Seltenheiten zählt. Er führt insbesondere Ludwig XV., welcher in seinem 64. Lebensjahre an Variola confluens starb, trotzdem er in der Jugend Pocken gehabt, als Beispiel an, daß die zweite Erkrankung sogar schlimmer sein kann als die erste. Hebra [1] stellt sogar der zweitmaligen Erkrankung immer eine schlechtere Prognose, weil sie gewöhnlich alte Leute betrifft, wo sodann die Senilität, wie bei allen Infektionskrankheiten, den letalen Ausgang eher herbeiführt, als die Intensität der Infektion. — Maiselis [2] sammelte aus der Literatur 529 Fälle einer zweitmaligen, 9 Fälle einer dreimaligen, und 1 Fall von siebenmaliger Erkrankung.

Die Art der Infektion bei Variola. (Die Invasionspforte.)

Der Sachverhalt in dieser Frage ist derselbe wie bei den übrigen akuten Exanthemen. Denn es ist notwendig, die Biologie des Kontagiums zu kennen, damit man weiß, wo dasselbe vegetieren oder überhaupt existieren kann — und zweitens muß man wieder indirekt aus der Pathologie sich einen Begriff davon zu verschaffen suchen, an welcher Stelle das Virus in den Körper eindringen kann. Den ersten Teil der Aufgabe kann man bisher auch nur indirekt ausführen. Denn, obzwar die Befunde van der Loeffs, Guarneris und Pfeiffers in den letzten Jahren mehrfach bestätigt wurden, so daß man an dem Cytorrhyctes variolae endlich den wahren Urheber der Krankheit sehen

[1] Virchows Handbuch der Pathologie und Therapie.
[2] Virchows Archiv a. a. O.

kann, so ist dadurch noch keine Direktive für unsere Frage gegeben worden. Diese Befunde sind nämlich nur mikroskopisch; solang aber die Kultivation fehlt und Experimente nicht vorhanden sind, kann man eine direkte Einsicht in die Biologie nicht erreichen und man bleibt wie vorher auf die indirekten Folgerungen aus klinischen und epidemiologischen Tatsachen angewiesen.

Die epidemiologischen Erfahrungen deuten darauf hin, daß die Ansteckung fast ausschließlich durch Aspiration des Pockenkontagiums geschieht. Die Haut kann nur dann die Invasion ermöglichen, wenn sie verletzt ist. Die Richtigkeit dieser Anschauung wurde in den früheren Zeiten bei der Variolisation festgestellt. Es sind aus dieser Zeit mehrere Versuche verzeichnet — in Indien geschieht ähnliches bis zum heutigen Tage — daß eine Einreibung der Pockenlymphe in die Haut immer negativen Erfolg hat, und erst dann eine Variola hervorgerufen wird, wenn die Epidermis weggerieben wird (die Stelle braucht dann nicht einmal zu bluten). Dasselbe findet man auch bei der Vakzination. Es ist somit mit Sicherheit anzunehmen, daß der Verkehr mit Kranken nicht dadurch gefährlich werden kann, daß auf der intakten Haut der Ansteckungsstoff haften bleibt. Nur Verletzte sind gefährdet (Exkoriation). Man braucht also bei den Epidemien mit einem solchen Modus, welcher sehr selten zustande kommt, überhaupt nicht zu rechnen. — Es ist ferner zu erwähnen, daß in Indien die Variolisation an manchen Orten derart ausgeführt wird, daß die Leute vertrocknete Pockenkrusten verschlucken. In unseren Verhältnissen könnte etwas ähnliches nur durch Zufall vorkommen, und es ist also auch die Infektion durch den Darm außer acht zu lassen, so daß jetzt nur die einzige Möglichkeit übrig bleibt, nämlich das Eindringen des Kontagiums durch den Respirationstrakt.

Unsere Kenntnisse von der Natur, den Eigenschaften des Kontagiums sprechen sämtlich dafür, daß dieser Entstehungsmodus der Krankheit der häufigste sein muß. Die Berechtigung dieser Ansicht ist durch jene Fälle begründet, daß ein bloßes Betreten des Krankenzimmers bei einem Disponierten die Ursache seiner Erkrankung bilden kann, ohne daß er etwas berührt hätte. Es wird sogar versucht, die Gefährlichkeit für gewisse Entfernungen abzustufen. Es ist wirklich viel Wahres daran, obzwar man die Ansteckungsmöglichkeit nicht mathematisch bezeichnen sollte. Denn dasselbe kann nur in einer ruhigen Atmosphäre zutreffen: wenn das Krankenzimmer nicht ventiliert wird, so häuft sich daselbst eine größere Menge der exhalierten Ansteckungsstoffe in der Zimmerluft an, und es ist anzunehmen, daß, je näher dem Zentrum (dem Munde des Kranken), desto konzentrierter die Infektionskeime in der Atmosphäre sind. Aber ein jeder Luftstrom zerstört diese Regelmäßigkeit, und man tut besser, wenn man die Krankenräume überhaupt für infiziert hält, ohne genauer die Quantität der Ansteckungsgefahr abmessen zu wollen. — Ferner sprechen auch die Infektionen, welche durch eine Variola sine exanthemate oder durch eine Purpura hämorrhagica entstehen, wo man doch in beiden Fällen die Haut des Kranken für infiziert nicht halten kann, dafür, daß die Haut nicht die Invasionspforte ist. Diese Fälle können nur durch ihre Exhalation die Umgebung gefährden, indem die exspirierte Luft durch Aspiration vom zweiten Individuum aufgenommen wird.

Sämtliche neuere Autoren stimmen in dieser Hinsicht überein, und ich will ihre eigenen Worte hier anführen:

Curschmann äußerte sich in der ersten Ausgabe seiner Monographie über Variola folgendermaßen:[1] „Über die Art, wie das an gasförmige Träger gebundene Kontagium bei der Infektion in den Körper gelangt, fehlen uns bis jetzt genaue Kenntnisse. Einer allgemeinen und sehr wahrscheinlichen Annahme nach wird das Gift hauptsächlich bei der Atmung von der Schleimhaut des Respirationstraktus aufgenommen. Daß schon vom obersten Abschnitt desselben, der Nasenschleimhaut aus, dies vorsichgehen kann, beweisen jene alten Inokulationsmethoden durch Einbringen der Schorfe in die Nase. Als die Träger des eingeatmeten Kontagiums würde man sich die von der Haut des Kranken, von den Pusteln und Borken losgelösten feinsten Partikelchen denken können, welche massenhaft in der die Pockenkranken umgebenden Luft suspendiert sind. Es soll natürlich durchaus nicht gesagt sein, daß dieser spezielle Modus der einzige sei, nach dem die Respirationsschleimhaut das Kontagium aufnimmt. Vielleicht ist er nicht einmal der wichtigste.“ Aber schon in der zweiten Ausgabe sagt derselbe Autor: „Mit vollem Recht wird die Aufnahme durch die Atmungsorgane als die gewöhnliche bezeichnet. Die Schleimhaut der Verdauungswege spielt in dieser Hinsicht keine oder nur eine sehr untergeordnete Rolle. Von der unverletzten äußeren Haut wird das Kontagium höchstwahrscheinlich nie in den Körper aufgenommen.“

Janovský äußert sich ganz gleich[2]: „Es scheint, daß der gewöhnliche Weg der Aufnahme des Ansteckungsstoffes in den menschlichen Körper die Einatmung bildet; denn, daß wenigstens der Anfang der Luftwege für das Virus empfänglich ist, wird durch das chinesische Inokulationsverfahren (in die Nase) bewiesen. Durch intakte Haut findet die Infektion nicht statt, viel eher vielleicht durch die Verdauungswege, wie sich darüber die älteren Autoren ausgesprochen

[1] Ziemssen, Pathologie und Therapie. I. 2. (1874).

[2] Eiselt, Odborná Pathologie a therapie. I.

haben, obzwar die neue Zeit dies durch Experimente (ZÜLZER) bestreitet."

Auch HLAVA, THOMAYER beschuldigen den Respirationstraktus als die Invasionspforte.

IMMERMANN sagt, nachdem er die Entstehung von Pocken durch Inokulation in die verletzte Haut beschrieben hat: „Der gewöhnliche oder natürliche Modus der Aufnahme des Virus ist wohl unstreitig derjenige der Einatmung, bei welchem die Schleimhaut der Nase, des Pharynx und der oberen Luftwege, eventuell aber außer ihnen auch noch die tieferen Teile des Tractus respiratorius für den Introitus in Frage kommen. Ob die unverletzten Schleimhäute permeabel sind, oder ob es auch hier noch stets eines Epitheldefektes bedarf, damit das Kontagium eindringen könne, ist direkt nicht zu entscheiden. Wahrscheinlich aber haftet das Gift auch auf der unversehrten Schleimhaut, da anderenfalls natürliche Ansteckungen nicht so häufig und so leicht vorkommen würden. Möglich ist endlich auch noch für manche Fälle eine Infektion auf dem Wege des Digestionstraktus, da zum wenigsten durch das ekelhafte Experiment des absichtlichen Verschluckens von Pockeneiter tatsächlich schon in früheren Zeiten Variolainfektionen wiederholt zustande gebracht worden sind! Daß unabsichtlich, bei zufälligem Hineingelangen von Pockenmaterial in Mund und Magen, hie und da einmal ähnliches bewirkt werden könne, ist demnach nicht ohne weiteres zu bestreiten. Für die natürliche Genese der Krankheit kommt indessen wohl dem Verdauungsapparate kaum eine irgend hervorragende Bedeutung zu."

Wenn man alle diese Ansichten resumiert, so kann man kurz sagen: Die epidemiologichsen Tatsachen sprechen dafür, daß die Infektion bei Variola am meisten durch den Respirationstrakt, d. h. durch Einatmung oder das Hineinbringen des Ansteckungsstoffes mittels Fingern in die Nase, den Mund, geschieht — in einzelnen seltenen Fällen kann man nicht bestreiten, daß durch Verschlucken von Infektionsstoffen (von den verunreinigten Händen aus) der Verdauungstrakt zur Invasionspforte werden könnte, und nur ausnahmsweise kann eine unbeabsichtigte Infektion durch verletzte (exkoriierte oder entzündete — ekzematöse) Haut ermöglicht werden.

Nun gelangen wir aber zu der Aufgabe, zu erwägen, ob mit den obigen Anschauungen, welche bis zur Zeit des experimentellen bakteriologischen Nachweises doch nur einen hypothetischen Wert haben, obzwar es scheint, daß sie der Wahrheit sehr nahe stehen, die Pathologie resp. die Pathogenese im Einklang sich befindet. Denn ich muß nochmals betonen, daß die allgemeinen Infektionskrankheiten in den Organismus nur derart einzudringen pflegen, daß sie zuerst eine Lokalaffektion an derjenigen Stelle, wo die Infektion geschah, hervorrufen, und erst später durch Zusammenwirkung verschiedener Umstände von hier aus das Eindringen in das Blut, die Generalisation und schwere Erkrankung entsteht. Man möge nur an Lues, Miliartuberkulose, Anthrax, Typhus abdominalis, Sepsis u. a. denken — immer geht eine Lokalaffektion voraus. Es gibt nur sehr wenige Ausnahmen, wo die Keime direkt in das Blut gelangen können: die postoperative Sepsis (obzwar sehr selten durch Eindringen in klaffende Venen, viel eher entsteht auch hier zuvor eine lokale Entzündung), vielleicht auch Malaria (durch Moskitostiche und Typhus recurrens, durch Floh- und Wanzenbisse?). Eine Sepsis cryptogenes (spontanea) ist bereits aus unserem Wörterbuche gestrichen worden, da man immer den primären Herd nachweisen kann.

Und wenn dies bei anderen Krankheiten giltig ist, so müssen wir nun nachsehen, ob auch Variola dieser Regel unterliegt, weil dieser Umstand für die prophylaktischen Maßregeln von Wichtigkeit ist. Wir haben aus den epidemiologischen Tatsachen deduziert, daß die Infektion gewöhnlich durch den Respirationstraktus geschieht.

Behufs Aufklärung dieser Ansicht erscheint es notwendig, die markanten Erscheinungen der Krankheit vorauszuschicken. Zuerst mögen hier die Krankheitsformen der Pocken aufgezählt werden:

1. Variola vera et confluens;
2. Varioloid;
3. Purpura variolosa;
4. Variola sine exanthemate.

Neben diesen durch das spezifische Kontagium hervorgerufenen Formen gibt es noch solche, die durch Mitwirkung von sekundärer (septischer) Streptokokkeninfektion entstehen, wobei diese letztere im Krankheitsverlaufe zu schwereren Symptomen Anlaß gibt, als die spezifische Infektion. Hlava unterscheidet:

5. Sepsis acutissima haemorrhagica in stadio praepustulationis.
6. Sepsis haemorrhagica in stadio pustulationis.
7. Sepsis in variola non haemorrhagica.

Die Variola vera et confluens sind nach der Meinung Pfeiffers nicht als Mischinfektion aufzufassen, obzwar es hier zur Suppuration in den Effloreszenzen kommt. Denn Pfeiffer glaubt, daß man dem Cytorrhyctes variolae pyogene Eigenschaften zuerkennen muß, wobei er sich auf die Analogie mit B. typhi abdom. und B. coli beruft. Ich möchte für meine Person demselben beistimmen, und zwar aus dem Grunde, weil die Suppuration der Effloreszenzen zum Wesen der Krankheit gehört, wogegen doch Mischinfektionen in der Pathologie anderer Krankheiten nie regelmäßig, sondern immer nur als Ausnahmen beobachtet werden.

Ferner aus dem Grunde, weil die Variola vera und das Varioloid erwiesenermaßen eine ätiologische Einheit vorstellen, nur daß das Varioloid eine mitigierte Erkrankung ist, welche mit Vorliebe vakzinierte Individuen betrifft. Zwischen beiden besteht nur ein quantitativer Unterschied, indem es beim Varioloid nicht zur Suppuration der Effloreszenzen zu kommen pflegt. Und es ist doch nicht anzunehmen, daß die Vakzination dem Menschen eine Immunität gegen kokkogene Eiterungen verschaffen sollte, sondern dieselbe schützt nur vor dem spezifischen Virus (im Falle von Varioloid ist es nur ein relativer Schutz gewesen). Denn Vakzinierte erkranken ja oft an kokkogenen Infektionen (Osteomyelitis, Phlegmone u. s. w.) Wenn der Impfschutz nur ein relativer ist, dann kann der Betreffende von einer leichten Form ergriffen werden — Varioloid — in welchem es nicht bis zur Suppuration kommt. Die Eiterung der Effloreszenzen muß also durch das spezifische Agens (bei den Nichtgeimpften) bedingt sein.

Es ist aber auch eine septische Streptokokkeninfektion des öfteren beobachtet worden. Wir werden auf die Art ihrer Entstehung noch später zurückkommen.

Wollen wir uns nun zur Beschreibung der Symptome der Pocken wenden, damit man auf Grund derselben entscheiden könne, ob wirklich die (supponierte) lokale Primäraffektion durch das spezifische Kontagium hervorgerufen wird und ob auch der Krankheitsverlauf, die zeitliche Nacheinanderfolge der einzelnen Symptome, im Zusammenhange mit dem Primärsymptome sich befindet.

Das Inkubations- und Initialstadium ist bei allen Variolaformen mit gewissen Modifikationen gleich, und ich will also schematisch diese beiden Krankheitsformen gemeinschaftlich beschreiben.

Von dem Inkubationsstadium wird behauptet, daß dasselbe durchschnittlich 10 bis 13 Tage dauert, nur bei den schwerverlaufenden Fällen (Purpura variola) ist diese Periode kürzer. Am Ende derselben treten Appetitlosigkeit, Mattigkeit, Kreuzschmerzen auf. Obermeier[1] konstatierte während der nach dem deutsch-französischen Kriege entstandenen Epidemie, daß die letzten Tage der Inkubation außer den oberwähnten Symptomen noch eine leichte katarrhale Pharyngitis, eine Rötung der Uvula und der Tonsillen, aufwiesen, und konstatierte, daß diese Affektion den Anfang jener Anginen und Pharyngitiden bildet, welche im späteren Stadium (der Initial- und Eruptions-, Floritionsperiode) einen intensiveren Charakter annehmen. Immermann meint, daß diese Inkubationspharyngitis keine konstante Erscheinung ist, daß sie dagegen ein regelmäßiges Symptom der Initialperiode bildet, wo

[1] Virchow's Archiv 54.

sie sich durch einen foetor ex ore verrät. Die Schleimhaut, die Tonsillen pflegen gerötet und geschwellt zu sein.

Curschmann äußert sich folgendermaßen: „Nicht ganz selten kommen anginöse Beschwerden gegen Ende des Initialstadiums vor. Man sieht dann gewöhnlich Schwellung und diffuse Rötung der Tonsillen und des weichen Gaumens, weit weniger häufig schon jetzt diskrete rote Flecken auf diesen Teilen. Am häufigsten finden sich die Halsbeschwerden da, wo auch später besonders dichte pustulöse Eruptionen auf der Mund- und Rachenschleimhaut sich einstellen. Mit den anginösen Erscheinungen steht zuweilen das Auftreten von Schnupfen, wozu auch noch Nasenbluten, Tränenträufeln und Lichtsehen sich gesellen können, in Zusammenhang. In anderen seltenen Fällen erstreckt sich die Schleimhautaffektion bis herab in den Kehlkopf, so daß die verschiedensten Grade von Heiserkeit entstehen. — Zu den minder konstanten Erscheinungen gehört zunächst von seiten des Respirationsapparats Bronchitis, die weit häufiger sich im Stadium der Effloreszenz geltend macht. Bei vorher schon Brustleidenden erfahren allerdings die betreffenden Symptome ganz gewöhnlich eine Steigerung, indem besonders Husten und Dyspnoe sich vermehren und Seitenstiche neu oder gesteigert auftreten.“

Janovský sagt: „Ein für Pocken charakteristisches Symptom ist auch das häufige Auftreten von Angina (im Initialstadium) in verschiedener Intensität, hauptsächlich aber in der Form einer stark katarrhalen Entzündung, die sich aber oft durch dunkelrote zirkumskripte Flecken auf der Schleimhaut dieser Partien auszeichnet. Diese Flecken, welche man schon am ersten oder zweiten Tage beobachten kann, sind wohl nichts anderes, als eine dem initialen Hautexanthem analoge Erscheinung, von dem sie sich aber dadurch ein wenig unterscheidet, daß nach unseren und Curschmanns Beobachtungen gerade an diesen Stellen später eine sehr starke Eruption von Pusteln im Munde auftritt.“

Auch alle anderen Autoren stimmen mit diesen Angaben überein, und man findet die Beschreibung der Initialangina in einem jeden Lehrbuche.

Ich habe mich länger bei dieser Erscheinung aufgehalten, als es für das Bild der Krankheit notwendig wäre. Denn der Kranke verspürt von seiten des Respirationstraktes sehr wenig subjektive Beschwerden, da die Intensität der Katarrhe anfangs eine geringe zu sein pflegt. Aber für den Begriff der Pathogenese sind sie gerade so wichtig, wie z. B. eine winzige Errosion bei dem Erysipel.

In der Initialperiode, welche durchschnittlich 3 Tage (2 bis 4) dauert, verursacht dem Kranken die beginnende variolöse Toxämie viel schlimmere Beschwerden. Die aus den Affektionen des Respirationstraktes resorbierten Gifte bewirken eine Reihe von Symptomen, welche mit einem Schlage aufzutreten pflegen (als ob nur noch ein einziger Tropfen Gift dazu notwendig wäre, die im Organismus befindlichen Schutzstoffe zu neutralisieren). — Je nach der Virulenz des Kontagiums (eventuell nach dem Grade der Immunität des Erkrankten) pflegt die Intensität der Initialsymptome verschieden zu sein. Ein geringer Grad derselben gibt eine gute Prognose, ein schwerer ist aber kein verläßlicher Indikator des weiteren Verlaufes, denn auch nach einem schlimmen Initium kann die Krankheit im weiteren nur einen leichten Charakter haben und man kann also auch bei einem Varioloid einen schweren Anfang beobachten. Man sieht, daß der Kranke wie betrunken taumelt, sehr matt ist, über Kopfschmerz klagt, deliriert. Die Temperatur steigt plötzlich auf 40° bis 41·5° C. Der Atem und Puls sind beschleunigt und schwächer. Ein auffallendes Symptom bilden bei Variola die Kreuzschmerzen, welche besonders bei schweren Fällen (Purpura variolosa) eine enorme Intensität erreichen können. (Es wird auch Nackenschmerz und das Gefühl der Opression auf der Brust angegeben). Die meisten Autoren erklären diese Erscheinung durch eine Hyperämie des unteren Rückenmarksegmentes. Es scheint mir aber möglich zu sein, dass auch hier eine Myalgie vorliegt, die durch toxische Muskeldegeneration hervorgerufen wird. Eine jede Bewegung erzeugt in der brüchigen Muskulatur kleinere oder größere Zerrungen (Myorrhexis), und die dadurch entstandenen multiplen Hämatome drücken die sensiblen Nervenendigungen. Es pflegt ja bei Variola die Intoxikation hochgradig zu sein, wovon die Delirien, die Mattigkeit, das initiale Erbrechen Zeugnis abgeben; bei Kindern kommt es sogar zu allgemeinen Konvulsionen. Die Kranken werden somit manchmal für betrunken gehalten, und dieser Irrtum trägt zu der Verbreitung der Epidemie oft fatalerweise bei. Wegen der außerordentlichen Toxämie ist also eine große Degeneration der Muskeln anzunehmen.

Eine interessante Erscheinung pflegen die Initialexantheme zu sein, welche entweder roseolaartig sind (den morbillösen ähnlich und von englischen Autoren als Rash bezeichnet), oder diffuse, scharlachähnliche Erytheme am Unterleibe (Schenkeldreieck). Sie sind nicht charakteristisch, und ich möchte glauben, daß sie durch die Toxine im Blute hervorgerufen werden, vielleicht auf dem Wege einer (toxischen) Angioparalyse. Von dem Unterleibserythem wird angegeben Trousseau, Hebra), daß die von ihm befallenen Stellen nachher frei von den typischen Variolapusteln bleiben, wogegen hinsichtlich der Roseola, welche über den ganzen Körper disseminiert ist, keine solchen Beobachtungen gemacht worden sind.

Der weitere Krankheitsverlauf ist bei allen Formen ein verschiedener, und man muß nun dieselben speziell beschreiben.

Variola vera et confluens. Nach dem drei Tage langen Initialstadium nimmt das Fieber auffallend ab und der Zustand des Kranken bessert sich derart, daß alles Hoffnung auf baldige Genesung erweckt. Mattigkeit, Delirien, Somnolenz, Kopfschmerzen, Kreuz- und Gliederschmerzen verschwinden. Inzwischen beginnt auf dem Körper das typische pustulöse Variolaexanthem sich entweder allmählich oder rapid zu entwickeln. Es ist nicht unsere Aufgabe, auf die Einzelheiten einzugehen, weil es sich für uns nur um das Gesamtbild handelt. Es möge nur soviel bemerkt werden, daß es einmal disseminiert sein kann (V. discreta), das andere Mal fließen die Pusteln später zusammen (V. confluens); dann handelt es sich um einen schweren Fall. Binnen ungefähr drei Tagen pflegt der ganze Körper von den Pusteln in der Weise befallen zu werden, daß diese zuerst am Kopf, dann auf dem Rumpf, schließlich an den Extremitäten auftreten. Oft fällt es auf, daß die verschiedenen Läsionen ausgesetzten Stellen sich durch die größte Effloreszenzenzahl auszeichnen: so im Gesichte, auf den Händen, Füßen, der Gürtelgegend, unter den Strumpfbändern u. s. w. Das wichtigste bei der Pustelentwickelung ist, daß sie sich anfangs als kleiner rother Knoten repräsentieren, bald aber in eine linsengroße Papel sich vergrößern, und erst nach 5tägigem Bestehen beginnt die Verwandlung in eine Pustel: die Epidermis wird durch darunter sich ansammelnde reine Lymphe abgehoben — Stadium floritionis. Der Inhalt wird bald gelb — es tritt der Übergang in das Stadium suppurationis ein.

Ich will aber vornherein noch die übrigen Erscheinungen beschreiben. Es möge zuerst erwähnt werden, daß die Schleimhaut verschiedener Körperostien, besonders die des Mundes und der Nase (auch die Bindehaut), eine Reihe von Veränderungen aufweisen. Hier treten nämlich (oft früher als auf der Haut) ganz typische Pockenpusteln auf. Nebstdem wird aber hier diese typisch variolöse Eruption von einem diffusen Katarrh begleitet. Immermann beschreibt dieses Moment sehr plastisch: „Äußerlich präsentieren sich die Schleimhautpocken im Munde und im Rachen, woselbst man sie am besten sehen und in ihrer Entwickelung verfolgen kann, zunächst als scharfumschriebene, kleinlinsengroße Flecke, die sich von der auch sonst diffus affizierten Schleimhaut trotzdem deutlich durch ihr viel lebhafteres Rot abheben. Diese Flecken werden bald prominent und gestalten sich damit zu Papeln um. Die Oberfläche dieser Papeln zeigt dann oftmals noch beginnende Bläschenbildung und infolge derselben ein weißlich schimmerndes Aussehen. Meist aber stößt sich jetzt die zarte Epitheldecke des gebildeten Bläschens schnell ab, und es tritt dann auf der flachen papulösen Erhebung eine von einem feinen, weißlichen Saume (dem Epithelrest) umgebene Errosion zutage, aus welcher später (durch Zerfall der Papel) eventuell noch eine kleine umschriebene Ulzeration hervorgehen kann.“ Aus diesen und noch weiteren Worten IMMERMANNS geht hervor, daß man die Schleimhauteffloreszensen von dem bereits früher bestehendem Katarrh zu unterscheiden hat, und man sieht, daß es sich hier um zwei verschiedene Affektionen handeln muß, da sie scharf voneinander begrenzt sind. Beide führen dann zu schlimmen Beschwerden, schmerzhaften Schlingen, Foetor ex ore u. s. w.

Wie bereits erwähnt wurde, ist dieses Stadium (die soeben beschriebenen lokalen Deglutitionsbeschwerden ausgenommen) für den Kranken subjektiv so erträglich, daß die Hoffnung auf baldige Genesung erweckt wird. Das Fieber, der Kopf-, Kreuzschmerz und die Delirien verschwinden, es tritt wieder Appetit ein — und trotzdem ist bald eine neue Verschlimmerung da. Es stellt sich nämlich das Suppurationsstadium ein und mit ihm neue (aber nicht mehr eine rapide, sondern allmählich zunehmende) Temperatursteigerung, neue Delirien und ein dem septischen ähnlicher Zustand, in welchem oft ein letaler Exitus eintritt. Wir haben erwähnt, daß die meisten Autoren diese Verschlimmerung auf Rechnung einer hinzugetretenen sekundären Streptokokkeninfektion setzen, weil diese Mikroorganismen nicht nur in den Effloreszenzen, sondern auch in den inneren Organen konstatiert werden können. Neue Delirien und Jaktationen sprechen jedenfalls dafür, daß im Organismus wieder ein Intoxikationszustand eintrat, und es werden die Streptokokken als Ursache desselben angesehen. In dieser Unruhe zerkratzen sich auch die Kranken meist die Haut und erleiden verschiedene Traumen.

Das Suppurationsstadium dauert durchschnittlich 5 Tage, und es kommt zur entzündlichen Rötung der Pockenumgebung (nebst der Vereiterung des Inhalts). Daneben muß man mit Nachdruck darauf verweisen, daß die katarrhalen Schleimhautveränderungen sich dermaßen verschlimmern, daß die Entzündung auf die benachbarten Organe übergreift: aus der Nase auf die Bindehaut, wodurch auch das Auge durch Ulzerationen gefährdet ist; vom Munde propagiert sich die Entzündung auf die Parotis und in die Zunge (Glossitis variolosa); im Rachen treten Tonsillar- und Retropharyngealabszesse, Otitiden (durch die Tuben) auf; im Larynx kommen Glottisödem, perichondritische Abszesse vor. Eine Suffokation kann die zweite Möglichkeit eines Letalexitus in dieser Periode bilden.

Von der Desikation und Dekrustation braucht man nicht viel zu sagen. In diesem letzten Krankheitsstadium beginnen sich auch die verschiedenen Katarrhe zu bessern, das Fieber sinkt allmählich zur

Norm zurück. Die Borken schuppen ab, und es tritt Heilung durch eine (lang nachher rot bleibende) Narbe ein.

Variola confluens ist nur eine schwerere Form der Pocken: es gibt hier soviel diskrete Effloreszenzen, daß im Suppurationsstadium die reaktive Entzündung die Grenzen zwischen den einzelnen Pocken verwischt, dieselben fließen ineinander, was manchmal größere Hautflächen betreffen kann. Natürlich entspricht auch das übrige Bild diesem geschilderten: das Initialstadium ist immer schwer, alle seine Symptome sind intensiver, und seine Dauer kürzer. Außerordentlich bedenklich pflegen die katarrhalen Schleimhautaffektionen wegen ihrer Intensität zu sein. Durch diese und durch die höhere Intoxikation erklärt man sich die hohe Mortalität dieser Krankheitsform.

Varioloid unterscheidet sich von den gewöhnlichen Pocken dadurch, daß die Suppurationsperiode fehlt oder daß nur sehr wenige Effloreszenzen vereitern und der Verlauf dieses Stadiums afebril ist. Auch die Schleimhautaffektionen sind viel geringer. Da es nicht zur Suppuration kommt, sondern die Bläschen einfach eintrocknen, so ist auch die Krankheitsdauer kürzer. Das Varioloid ist heutzutage die häufigste Form des Pockenprozesses, besonders dort, wo eine obligate Vakzination (und Revakzination) eingeführt ist. In Deutschland führen die Lehrbücher der Kinderkrankheiten keine andere Pockenvarietät als eben nur das Varioloid an. Es gibt freilich jetzt noch verschiedene Übergangsformen zwischen Varioloid und Variola vera einerseits und zwischen Varioloid und Variola sine exanthemata andererseits; kurz: einmal verläuft das Varioloid schwerer, das andere Mal leichter, indem nur ganz wenige Effloreszenzen zum Vorschein kommen.

Variola sine exanthemate wurde früher bestritten, man kann aber aus der Literatur eine große Zahl sicher erwiesener Fälle sammeln, und der beste Beweis ihrer Existenz wird dadurch geliefert, daß durch dieselbe bei einem anderen die exanthematische Form der Pocken hervorgerufen werden kann; dieses Ereignis wurde öfters konstatiert. Der Symptomenkomplex beschränkt sich auf die Toxämie (Kopfschmerzen, Delirien, Kreuzschmerz), Fieber und Schleimhautkatarrhe. Die Existenz der exanthemfreien Fälle ist auch der beste Beweis der Richtigkeit der Anschauung, daß die Infektion nicht durch die Haut eindringt, sondern gewöhnlich aspiriert wird. Sämtliche diesbezüglichen Fälle zeichnen sich durch leichten Verlauf aus, der dem Varioloid ähnlich ist: die Temperatursteigerung tritt ebenfalls nur einmal ein.

Die hämorrhagischen Variolaformen können entweder spezifisch sein (Purpura variolosa), oder sie sind der Ausdruck einer sekundär hinzugetretenen Streptokokkeninfektion, die auch von jenen anerkannt werden muß, die dem Pockenkontagium pyogene Eigenschaften zuschreiben. Denn die Befunde von Kokken in den Embolien der Hautkapillaren, welche dieselben herbeigeführt haben, ferner die Existenz der Kokken in inneren Organen bei den hämorrhagischen Fällen sprechen deutlich.

Purpura variolosa ist die bösartigste Form der Pocken. Sporadisch auftretend, kann ein solcher Fall kaum je gut diagnostiziert werden; nur während einer Epidemie deduziert man, daß eine Pockeninfektion vorliegt. Denn im ganzen genommen, stellt eine Purpura variolosa wahrscheinlich einen Zustand von akuter Toxämie vor, welcher von vielen anderen Intoxikationen kaum zu unterscheiden ist, solange man den bakteriologischen Nachweis nicht führen kann. Wo Scharlach und Variola gleichzeitig herrschen, dort pflegt es unmöglich zu sein, aus den Symptomen solcher Fälle zu entscheiden, ob eine Purpura variolosa oder eine Scarlatina haemorrhagica acutissima vorliegt. Ebenso gibt auch die Sepsis acutissima ein ähnliches Bild.

In leichten Epidemien werden solche Fälle nicht beobachtet. Es stellt somit die Purpura variolosa die höchst virulente Infektion durch das spezifische Kontagium vor. Es wird behauptet, daß sie bei jungen und robusten Individuen prävaliert (Curschmann) und daß sie bei Vakzinierten und besonders den Revakzinierten nie beobachtet wird.

Es ist begreiflich, daß der Verlauf wegen der hypernormalen Virulenz des Kontagiums ein sehr rascher ist. Die Inkubation ist kürzer (6 bis 8 Tage), es prävalieren ferner zu Beginn der Krankheit (am 1. Tage) eine auffallende Prostration, Niedergeschlagenheit und Mattigkeit über die anderen Symptome, wogegen das Sensorium frei zu bleiben pflegt (keine Delirien); das Fieber erreicht auch nicht die Höhe, wie bei Variola vera. Die Kopf- und Kreuzschmerzen sind ungeheuer und das Erbrechen sehr häufig. — Schon am 2. Tage erscheint eine dunkle Röte auf der Haut (mehr am Rumpfe und an den Extremitäten, als im Gesichte) und in derselben findet man kleine Petechien, welche anfangs purpurrot verfärbt sind, oder auch größere Ecchymosen (im Gesicht). Analoge Zustände an den Schleimhäuten führen zu verschiedenen Blutungen: aus der Nase, der Gingiva, dem Rachen, Magen, Darm; auch der Urin wird hämorrhagisch. Da gewöhnlich binnen 4 bis 5 Tagen letaler Exitus eintritt, so bleiben die typischen Pockeneffloreszenzen aus. Der Exitus ist durch allmählichen Kollaps bedingt.

Sepsis haemorrhagica in variola (oder Variola pustulosa haemorrhagica) kann sich zur Grundkrankheit entweder in stadio praepustulationis oder in stadio pustulationis hinzugesellen. Ihr Verlauf ist also schon deswegen, weil dies in der späteren Zeit der Krankheit geschieht, etwas länger als bei der Purpura. Die Hämorrhagien in die Papeln und Pusteln pflegen zuerst auf den unteren Extremitäten und auf dem Unterleibe einzutreten. Bald kommt es auch zu anderen Blutungen, ganz so wie bei der Purpura variolosa. Und dieser letzteren ähnelt auch der ganze Krankheitsverlauf mit Ausnahme des protrahierten Anfanges; sie ist ebenso deletär. Zum Unterschiede von der Purpura möge jedoch der Umstand erwähnt werden, daß zur Sepsis in variola nicht die Jungen, Robusten inklinieren, sondern vielmehr heruntergekommene Individuen, Potatoren. Es ist zu bezweifeln, daß hier Vakzination einen direkten Schutz leisten könnte, trotzdem z. B. IMMERMANN betont, daß Vakzinierte weniger von Sepsis in variola betroffen werden; vielleicht nur indirekt deswegen, weil auch die Grundkrankheit bei ihnen leichter verläuft, die spezifischen Katarrhe nicht sehr intensiv sind, so daß es da auch keine günstige Gelegenheit zur Sekundärinfektion gibt.

Sepsis in variola non haemorrhagica zeichnet sich durch nichts Charakteristisches aus: es kann nach langer Zeit zur Heilung kommen, wenn es vorher möglich war, verschiedene Abszesse zu eröffnen, oder wenn dieselben spontan durchbrachen — sie kann aber auch einen Spätexitus verursachen.

Wenn man also die Hauptmomente dieser kurzen Krankheitsbeschreibung zusammenfaßt, so findet man, daß zum Wesen der Krankheit folgendes gehört:

1. Frühzeitiges Auftreten von katarrhalen Affektionen des Respirationstraktes, manchmal schon am Ende des Inkubationsstadiums, gewöhnlich aber in der Initialperiode. Diese Katarrhe bestehen fast die ganze Krankheitsdauer hindurch, und sie unterstützen auch das Hinzutreten einer sekundären Streptomykose von hier aus. Es ist somit anzunehmen, daß das Pockenkontagium symbiotisch mit Streptokokken existieren kann. Dadurch werden auch die Katarrhe verschlimmert.

2. Diese spezifischen Katarrhe rufen zuerst den Zustand einer variolösen Toxämie hervor, durch welchen man sich die vorübergehenden Initialexantheme (Roseola-Rash oder Unterleibserythem) in leichteren Fällen, oder die Purpura variolosa bei schweren Infektionen erklären kann. Daneben entstehen Delirien, Prostation, Fieber und Gliederschmerzen, insbesondere aber der Kreuzschmerz, welche vielleicht sämtlich durch Toxämie (Degeneration) erklärt werden können.

3. Die Pockenefflorescenzen werden wahrscheinlich durch mykotische Embolien des ins Blut eingedrungenen Kontagiums erzeugt. Es ist nicht genau bekannt, ob dieses spezifische Virus allein die Suppuration hervorruft, oder ob gleichzeitig auch die Propagation pyogener Kokken eintritt und Vereiterung erzeugt.

4. Sekundäre Streptokokkeninfektion ist bei Variola kein seltenes Ereignis, und sie erklärt die septisch-hämorrhagischen Zustände und schließlich die Pyämie.

5. Die Komplikationen sind einerseits an die Umgebung der primären Katarrhe gebunden (die Lunge mitgerechnet), oder es entstehen auch entfernte Komplikationen durch Wirkung der Toxine und Mikroben, sobald dieselben sich im Blute generalisieren. Hierher gehören auch die Komplikationen von seiten des Nervensystems (Paraplegien, Paresen), von den Nieren, Osteomyelitis variolosa (Chiari) und andere.

Aus all dem Gesagten geht klar hervor, daß die klinischen und epidemiologischen Beobachtungen dafür sprechen, daß die Infektion bei Variola gewöhnlich (ausgenommen die Inokulation in die verletzte Haut) durch den Respirationstrakt erfolgt, weil hier zuerst die objektiv nachweisbaren Produkte der Reaktion des infizierten Organismus auftreten, nämlich jene spezifischen Katarrhe, welche man als primäre Affektion der Variola bezeichnen könnte.

Die klinischen und epidemiologischen Beobachtungen stehen miteinander in vollem Einklange, und man muß somit den Respirationstrakt für die natürliche Invasionspforte halten. Ein präziser Beweis wird freilich erst dann möglich sein, wenn das Kontagium der Variola genau bekannt und kultiviert sein wird, so daß man eventuell Experimente wird machen können.

Allgemeine Prophylaxe der akuten Exantheme.

Ich kann dieses Kapitel nicht erörtern, ohne vorher dem Verdienste Edward Jenners meinen Tribut gezollt zu haben. Seine Entdeckung ist ja bisher der lichteste Punkt im Kampfe gegen die Exantheme gewesen. Wenn ich oben den Versuch gemacht habe, darzustellen, daß auch Variola durch Infektion des Respirationstraktes entsteht, so haben die folgenden Erörterungen über Prophylaxe doch nur sehr wenig Bezug auf die Pocken, weil man bereits in der Vakzination ein viel sichereres Bekämpfungsmittel besitzt. Ich will aber auch den Leser nicht mit einer Wiedergabe der Vakzinationsgeschichte belästigen, weil wir im Werke Immermanns u. a. eine glänzende Beschreibung derselben und zugleich eine warme Apologie gegen die immer noch auftretenden Gegner des Impfverfahrens besitzen.

Ich will nun zur näheren Beschreibung der Prophylaxe übergehen, obzwar diese Aufgabe in der jetzigen Blütezeit der Bakteriologie und Sera keine dankbare ist, indem man alles von einer eventuellen Präventivimpfung zu erwarten scheint.

Die bisherige Prophylaxe der akuten Exantheme hielt es für zureichend, den direkten Kontakt mit erkrankten Personen zu meiden, und es erwies sich in der Tat eine Isolation derselben als ein verläßliches Mittel. Ein verläßliches, sage ich, denn in Fällen, wo alle Bedingungen, die man unter den Begriff des Wortes Isolation subsumiert, erfüllt wurden, entstand nie eine Krankheitsverbreitung. So kommt es auch, daß z. B. die epidemischen Spitäler, wenn sie gut verwaltet werden, nie die Gelegenheit bieten, daß die Krankheiten aus ihnen auf die Nachbarschaft übergreifen. Aus ihnen werden zwar Krankheitsherde, die jedoch so abgeschlossen sind, daß nur ihre eigenen Insassen, die Ärzte und das Wartepersonal, sich infizieren können, hinaus aber verbreitet sich eine Krankheit bei guter Verwaltung nie, auch wenn die Krankenhäuser im Zentrum der Stadt liegen.

Im praktischen Leben sieht aber die Sache ganz anders aus. Eine Isolation ist gewöhnlich überhaupt unmöglich (und die Zahl dieser

Fälle bildet die Mehrheit), oder nur in einer so unvollkommenen Weise, daß dadurch der Zweck nicht erreicht werden kann. Man kann höchstens vielleicht das erzielen, daß die Krankheit sich auf eine Familie oder ein Haus beschränkt — das ist aber wohl nicht das Ideal der prophylaktischen Bestrebungen, daß in den größeren Familien die übrigen Mitglieder der Infektion preisgegeben werden, da verschiedene äußere Umstände (pekuniäre Verhältnisse) eine vollkommene Isolation durchzuführen nicht gestatten.

Die Forderungen nach Isolierung der mit akuten Exanthemen Behafteten entsprangen ursprünglich sämtlich der Ansicht, daß das Kontagium in den Hautprodukten der betreffenden Krankheit erhalten ist. Durch die Isolation wurde natürlich der direkte Kontakt Gesunder mit Kranken ausgeschlossen, und da sich dies bewährte, so deduzierte man wieder indirekt daraus, daß die Hypothese über das Wesen der Krankheit richtig gefaßt war; die Krankheiten wurden kurz und gut für Hautaffektionen erklärt, und darum nahmen auch die weiteren Forderungen in betreff der Prophylaxe eine entsprechende Richtung an. So mußten besonders die Ärzte und Wärterinnen sich immer die Hände gründlich desinfizieren, wenn sie in näheren Kontakt mit den Kranken gekommen waren, weil auf den Händen die meisten Infektionsstoffe von der Haut und Wäsche des Kranken kleben blieben.

Es ist viel Gutes in diesen Ratschlägen enthalten, aber man kann sie doch nicht für rationell und ausreichend erklären. Denn es sind bei allen Exanthemen durch scharfe Beobachter Fälle konstatiert, bei denen es zu keiner Eruption kam, und welche also ein Beweis sind, daß man das Wesen der Krankheit nicht in den Hautveränderungen suchen soll. Es ist ferner bei allen akuten Exanthemen konstatiert, daß schon das Stadium, wo die Haut noch keine Veränderungen aufzuweisen hat, ansteckend ist — ein Beweis also, daß der Ansteckungsstoff aus dem kranken Körper während dieser Periode auf eine andere Art sich verbreitet, ja es wird sogar behauptet, daß diese Initialperiode, wenn nicht ausschließlich, so jedenfalls viel ansteckender ist, als die spätere Zeit, besonders die Desquamationsperiode. Und es sind schließlich in der Literatur der akuten Exantheme sehr viele Fälle angeführt, wo sich der Mensch durch bloße Annäherung an den Kranken, durch das Betreten seines Zimmers, die Infektion zuzieht, ohne daß er etwas dortselbst berührt hätte.

Es ist also heute klar, daß der Ansteckungsstoff nicht nur in der Haut des Kranken steckt, und daß also nicht seine direkte Berührung notwendig ist, um die Infektion auf sich zu übertragen. Und es ist zweitens klar, daß der Infektionsstoff nicht durch die Haut dieser zweiten Person invadiert, insofern dieselbe nicht verletzt ist, — und auch dieses Moment spricht dafür, daß man nicht den Kontakt, die Berührung des Kranken zu fürchten hat nur deswegen, weil dabei das Kontagium durch die Poren der Haut eindringen und die Krankheit entwickeln könnte. (Wie man später sehen wird, bestreite ich mit diesen Worten nicht die Berechtigung und Wichtigkeit der Händedesinfektion, sondern zeige nur, daß man sich dabei die Art der Übertragung anders vorstellen soll.)

Und wenn trotz dieser differenten Anschauungen über die Entstehung der Infektion auch in früheren Zeiten oft ganz gute Resultate erzielt worden sind bei der Prophylaye, welche man in Spitälern oder auch in manchen Familien anwendete, wo Ärzte, Wärterinnen und überhaupt Leute, die noch nie dieselbe Krankheit überstanden haben, beim Umgang mit Kranken nicht erkrankten — so glaube ich die Ursache davon darin erblicken zu dürfen, daß dieselben durch einen unbewußten Instinkt auf den richtigen Weg des Schutzes geführt worden sind. Sie desinfizierten vorschriftsmäßig ihre Hände, wechselten ihre Kleider, aber sie trachteten zugleich instinktiv, daß sie sich nicht überflüssig in der Nähe des Kranken aufhielten und vermieden auch überflüssige Manipulationen mit der Wäsche desselben. Und in den Familien wichen die Mitglieder, welchen nicht die Wartung oblag, der Nähe des Kranken aus, sie berührten instinktiv in seinem Zimmer keinen Gegenstand und traten nie nahe zu ihm. Und so glaube ich, daß mehr dieser unbestimmte Instinkt sie vor Ansteckung schützte, als der Rat, die Haut des Kranken nicht zu berühren.

Und aus analogen Gründen geschah es wiederum in anderen Fällen, daß zwar ein Mensch ganz bestimmt einen direkten Kontakt (darunter verstehe ich die kutane Berührung oder die der infizierten Gegenstände) vermied, sich aber trotzdem infizierte. Und das sind wohl jene Fälle, welche die Insuffizienz der alten Ansichten zeigen: es genügt nicht, sich nur die Hände zu waschen, sondern der Begriff der Isolation erfordert, daß überhaupt die Krankenräume nicht betreten werden. Ich habe in früheren Kapiteln dies genügend begründet, indem ich auf die Durchseuchung der Atmosphäre, sei es in Form von exhalierten Tröpfchen verschiedener Sekrete, sei es in Form von eingetrocknetem Epithelialdetritus, hinwies.

Nun ist es aber begreiflich, daß eine so strenge Isolation des Kranken in der Praxis unmöglich ist. Die Krankheiten dieser Gruppe verlaufen insgesamt sehr schwer und man kann den Patienten also nicht aus der Gesellschaft ausweisen und sich selbst zu überlassen, besonders wenn es sich um Kinder handelt. Man kann es auch nicht erzielen, daß ihre Wärterin (die Mutter) die Isolation mit ihnen streng ausführt. Das Vermögen, die kleine Wohnung und andere Umstände erlauben es nicht, daß man zu diesem Mittel greift. Und diese Fälle bilden im Leben die Mehrzahl, auch schon aus dem Grunde, weil die ärmeren Volksschichten mehr von akuten Exanthemen heimgesucht werden.

Und doch wünschen der Arzt oder die Angehörigen sehr dringend, daß man ihnen einen Schutz gegen Infektion bieten könnte, weil die Familienhistorien in Epidemiezeiten sehr oft tragisch werden! Und da treffen wir also analoge Bedingungen, wie sie sich bei den Versuchen mit den präventiven Inhalationen von desinfizierenden Lösungen im Brünner Spitale vorfanden. Ich habe bereits erwähnt, daß ich nicht behaupten will, daß diese Methode sich in allen Fällen bewähren könnte; es ist möglich, daß sie gegen eine sehr virulente Infektion, wenn der Charakter der Epidemie schwer ist, vielleicht versagen wird. Die Sache ist jedoch viel zu wenig kontrolliert, als daß man ein endgiltiges Urteil sich bilden könnte. Trotzdem aber muß man gestehen, daß bei der heutigen Apathie und Machtlosigkeit der Ärzte gegen die Exantheme diese Methode ein ultimum refugium dort bildet, wo man keine Isolation durchführen kann. Und deswegen halte ich diese Methode für eine gute Vervollkommnung der bisherigen Maßregeln bis zu der Zeit, wo eventuell eine andere präventive Immunisation erfunden sein wird.

Wenden wir nun unsere Aufmerksamkeit der näheren Bestimmung der Bedingungen einer rationellen Prophylaxe der akuten Exantheme zu.

In früheren Kapiteln sind wir zu der Überzeugung gekommen, daß eine natürliche (d. h. eine gewöhnliche) Ansteckung des Organismus durch den Respirationstrakt stattfindet.[1] Nach der Analogie mit bekannten Mikroben kann man auch bei akuten Exanthemen voraussetzen, daß das Infektionsagens die größte Virulenz im feuchten Zustande besitzt, und daß sie, je mehr es austrocknet, desto mehr abnimmt. Bei Masern wird das Kontagium durch Ansteckung wahrscheinlich vollkommen unschädlich gemacht. Man muß also mit größter Wahrscheinlichkeit dafür halten, daß die unbekannten Mikroben am gefährlichsten in dem Momente sind, wo sie aus dem Körper exhaliert und feucht in die Atmosphäre disseminiert werden.

Dieses Prinzip wurde von Flügge hinsichtlich des Tuberkulosenbazillus aufgestellt, und er erklärte es als Regel, daß eine direkte Übertragung der Bacillen vom kranken Individuum auf einen Gesunden am

[1] Darunter meine ich (wegen Abkürzung) auch den Gaumen und den Pharynx resp. Anginen. Übrigens sprechen auch pathologische Erfahrungen dafür, daß Anginen und Pharyngitiden meist durch Aspiration der Infektionsstoffe entstehen.

gefährlichsten ist. Ganz richtig war sein Hinweis darauf, daß die Exhalationen der Phthisiker beim Husten, vielleicht auch durch einfache Respiration in die Umgebungsatmosphäre ununterbrochen feinste Tröpfchen zerstäuben, auf denen virulente Bazillen kleben können. Diese Tröpfchen können je nach der Größe verschieden lang (1 Stunde und noch mehr) in der Luft schweben. Wenn nun in diese unsichtbare Wolke, die einen Phthisiker umgibt, eine andere Person hineintritt, so kann sie die Infektion aspirieren. Für Phthisiker wurde also durch Flügge festgestellt, daß ihre Exspiration und Expektoration am gefährlichsten sind. Gegen diese Erfahrungen treten nun die Angaben Cornets aus früherer Zeit weit zurück. Denn die Biologie des Tuberkulosebazillus stimmt gewissermaßen gegen dieselben: die Bazillen halten eine Austrocknung und Isolation ohne Virulenzverlust nicht aus, ja sie gehen bald zugrunde. Man muß also dafürhalten, daß eine Infektion durch Bodenstaub aus der Wohnung des Phthisikers nur dann stattfinden kann, wenn die Sputumpartikel daselbst noch nicht ganz ausgetrocknet sind, denn sonst gehen die Bazillen wegen Mangel an Ernährungsboden (Feuchtigkeit) bald zugrunde.

Es scheint mir auf Grund mehrfacher epidemiologischer Tatsachen sehr wahrscheinlich zu sein, daß die Verhältnisse bei der Übertragung des Virus der akuten Exantheme ganz analog denen bei der Tuberkulose sind.

Bei allen Erkrankungen dieser Gruppe konstatierten wir eine Reihe von Affektionen des Respirationstraktes, die höchst wahrscheinlich spezifischer Natur sind. Rhinitis, Pharyngitis, Laryngitis, Bronchitis führen sodann zu ausgiebigen Exhalationen von infizierten Stoffen in die Umgebungsatmosphäre. Besonders das Niesen besitzt die größte Propulsionskraft, und so haben wir in früheren Zeiten besonders für Masern und Fleckfieber dargetan, daß dieselben in der Initialperiode am ansteckendsten sind — und dies erklärt man sich dadurch, daß Rhinitis in ihrem Anfange auftritt. Auch für die Scharlachangina kann man die Möglichkeit nicht ausschließen, daß sie zur Dissemination von exspirierten Infektionskeimen in die Umgebung Anlaß geben kann, nur ist natürlich ihre Propulsion nicht so stark wie im ersteren Falle und deshalb ist auch der Bezirk der Infektionsmöglichkeit viel beschränkter. Was nun die Bronchitiden, eventuell Bronchopneumonien anbelangt, so kann es sich hier wieder entweder um spezifische Lungenkatarrhe handeln (Honl's Angaben bei Masern sprechen dafür), und dann reißt der Husten schon aus den Bronchien infektiöse Partikel mit — oder man kann sich vorstellen, daß die Bronchitiden nicht spezifisch sind, aber der durch sie hervorgerufene Husten anginöse, rhinitische Sekrete mit herausreißt. Ich möchte mich eher der ersten Modalität anschließen, weil man sich nicht gut denken kann, daß das aspirierte Kontagium nur in den oberen Luftwegen haften bleibt, sondern ein Teil desselben gelangt gewiß tief in die Lungen hinein. Natürlich prävalieren die Katarrhe der oberen Luftwege, weil hier doch der größere Teil des Kontagiums zurückblieb. Ich glaube auch (bei Masern vertritt die ähnliche Meinung HONL), daß auch die sogenannten Spätkatarrhe der Lungen einen spezifischen Charakter wenigstens in einem Teil der Fälle haben; man kann unter solchen Umständen eher diese als Erreger einer im Desquamationsstadium stattgefundenen Übertragung der Krankheit bezeichnen, als den Epithelialdetritus. Denn dann besitzen die Exhalationen noch immer ihre Virulenz.

Je ruhiger die den Patienten umgebende Atmosphäre ist, umsomehr wächst und verdichtet sich der unsichtbare Nebel rings um ihn herum. Deswegen wurde besonders in früheren Zeiten, wo die Furcht vor Erkältung die Ventilation vermied, sehr oft beobachtet, daß ein Betreten der Wohnung, des Spitales den Besucher infizierte. Deshalb waren auch Ärzte und Wärterinnen mehr gefährdet.

Die Beobachtung ROSENSTEINS[1], daß seit der Zeit, wo er beim Fleckfieber ausgiebige Ventilation einführte, indem er auch im Winter die Fenster permanent offen ließ oder die Kranken in offenen Veranden untergebracht hat, eine rapide Abnahme der Todesfälle und zugleich Verschonung des ganzen Wartepersonales von dieser so eminent infektiösen Krankheit eintritt — diese Beobachtung kann man wohl nicht anders deuten, als daß durch Ventilation und Zug in den offenen Räumen jener erwähnte Exhalationsnebel ununterbrochen verdünnt wurde, bis zu einem unschädlichen Minimum, und durch frische Luft ersetzt ward. Dies hatte nicht nur für die Kranken, sondern auch für das Wartepersonal die beste Wirkung zur Folge.

Es liegt ferner die Hypothese auf der Hand, daß die exhalierten Partikel, welche nach einer gewissen Zeit aus der Luft sedimentieren, am meisten auf die Körper- und Bettwäsche des Kranken und auf seine nächste Umgebung, ferner auf den Boden und Gegenstände in der Nähe des Bettes fallen müssen. Je weiter vom Bett entfernt, desto weniger kann sich aus der Luft niedersenken, und das geschieht in einer geometrischen Progression. Die Sache verhält sich ungefähr folgendermaßen: Da es sich um zerstäubte Tröpfchen handelt, so wird nach der Senkung die Feuchtigkeit von der Wäsche aufgesaugt, oder sie bleibt auf den Staubpartikeln kleben und trocknet nachher aus. Dieser Staub kann beim Richten des Bettes und bei jeder raschen

[1] Nach dem Referat in VIRCHOWS Jahresberichten. 1868.

Bewegung des Kranken sich wieder in die Atmosphäre heben, und stellt dann dasselbe vor, wie früher das Tröpfchen, nämlich einen winzigen Körper, an dem der Infektionsstoff klebt und der aspiriert werden und die Krankheit (bei einem disponierten Individuum) hervorrufen kann. Es ist wohl anzunehmen, daß die Austrocknung der Tröpfchen auf dem Bettzeug zwar die Virulenz der Keime herabsetzt, daß man aber trotzdem dieselben nicht für ganz irrelevant halten darf. Dieser Umstand ist also zu beachten bei Handhabungen, die das Richten des Bettes und das Waschen betreffen, wie später dargetan werden wird. Analog verhält sich die Sache auch mit dem Bodenstaub: solange er nicht ganz ausgetrocknet ist, behält er die Ansteckungsfähigkeit und gefährdet die Personen, welche im Zimmer zu kehren haben. Doch kann man sagen, daß diese Möglichkeit wiederum viel geringer ist als bei dem Bettzeug, und daß sie mit der Entfernung vom Bette abnimmt.

So haben wir die erste und wichtigste Bedingung für eine rationelle Prophylaxe erörtert, nämlich die Bedeutung der krankhaften Exhalationen; wir werden später die dagegen gerichteten Schutzmittel beschreiben. Hier möge nur noch bemerkt werden, daß aus diesen Ausführungen klar hervorgeht, daß das Bettzeug und die Wäsche des Kranken infektiös sein können schon in einer Zeit, wo auf dessen Haut noch keine krankhaften Veränderungen nachweisbar sind.

Das zweite wichtige Moment bildet die Bedeutung der Hautprodukte, Hautdesquamationen, was insbesondere bei Variola und Scharlach in den Vordergrund tritt. Es sind von mehreren Autoren in der letzten Zeit in den Desquamationen oder Krusten Mikroben nachgewiesen worden, die man aber noch nicht für eine festgestellte Erscheinung halten kann. Aber soviel ist wenigstens von allen Forschern nachgewiesen, daß die Exantheme in der Abschuppungsperiode auch noch ansteckend sein können. Die Erklärung dafür ist eine andere bei denen, die eine Hautinvasion des Virus voraussetzen, und eine andere natürlich bei denen, welche den Respirationstrakt beschuldigen. Im ersten Falle müßte es sich um Lokalaffektionen (auf der Haut disseminiert) handeln, in welchen Keime reproduziert werden, welche während der Abschuppung auf ein anderes Individuum übertragen werden können. Im zweiten Falle (und dieser wird heutzutage allgemein angenommen) muß man sich die Sache so erklären, daß entweder die expektorierten Tröpfchen nicht nur die Wäsche, sondern auch die Haut des Kranken infizieren können — oder man muß darauf rekurrieren, daß die Hauteffloreszenzen durch eine mykotische Embolie entstanden sind, die Keime also durch den Blutkreislauf von anderswo hieher verschleppt werden. Für Masern möchte ich angesichts der Spätpneumonien (spezif. Natur) die erste Möglichkeit wenigstens für die häufigere Erscheinung erklären, bei Scharlach und Variola scheint wiederum der Blutweg der wahrscheinlichere und häufigere zu sein. Bei der ersten Eventualität müßten natürlich die nackten Körperteile und ihre Desquamationen am ehesten für Träger des Kontagiums gehalten werden (das Gesicht, die Hände, die Brust). Man möge sich die Sache auf diese oder auf andere Weise erklären, bei der Prophylaxe muß man jedenfalls daran denken, daß ein krankes Individuum seine Umgebung erst dann zu gefährden aufhört, wenn die Desquamation (Dekrustation) beendet und die Haut gebadet ist. Nur dann, wenn die Spätkatarrhe die Desquamation überdauern, muß man diese Frist verlängern (bes. bei Masern). In der Zeit, wo die Desquamation vor sich geht, ist die Umgebung der Kranken dadurch gefährdet, daß wiederum die Wäsche und der Boden durch den Schuppendetritus verunreinigt werden, und daß beim Aufwirbeln des Staubes sich derselbe in die Atmosphäre heben kann. Wie lange die Virulenz in diesem trockenen Zustande dauert, dazu gibt es in epidemiologischen Daten keine präzisen Anhaltspunkte, und es kann dies erst nach der Entdeckung und Kultivation, sowie Kenntnis der Biologie der spezifischen Keime aufgeklärt werden. Vielleicht hat die Hauttranspiration einen Einfluß auf die längere Dauer der Virulenz, indem sie den Keimen Feuchtigkeit und damit einen Nährboden gewährt.

Im ganzen muß man aber gestehen, daß eine indirekte Übertragung ein viel selteneres Ereignis ist, so daß das erste Moment, nämlich die Isolation des kranken Individuums, ein viel verläßlicheres Mittel zur Bekämpfung der Epidemie bildet. Man muß aber die Isolation vervollkommnen und ergänzen.

Aus dieser kurzen Analyse der Bedingungen einer rationellen Prophylaxe ist hauptsächlich diejenige beachtenswert, daß die akuten Exantheme bereits in der Periode der Initialkatarrhe ansteckend sind. Denn sobald man zur Überzeugung gelangt, daß diese Katarrhe für spezifische zu halten sind, oder mit anderen Worten: wenn man dieselben für eine Primäraffektion und ein Initialsymptom der Krankheit betrachtet, so erweist es sich als notwendig, daß bezüglich der prophylaktischen Maßregeln dieser Periode eine gebührende Beachtung zuteil werde. Dieser Umstand ist besonders für die Zeit einer Schulepidemie von Wichtigkeit: wenn man das Kind erst dann, wenn das Exanthem sich zeigt, aus der Schule nach Hause schickt — so ist das eine Vorkehrung, die zu spät kommt. Denn das betreffende Kind konnte durch seine Exhalationen (Niesen, Husten) schon früher mehrere Nachbarn infizieren. Und es erscheint also wünschenswert, daß man dem Kinde den Schulbesuch schon früher verbietet, und nicht erst dann, wenn der

Hautausschlag sich zeigt. Diese Frage bildet freilich eine schwere Aufgabe für die Hygiene; indem ich auf das betreffende Kapitel verweise, bemerke ich hier nur, daß ich mir unter solchen Umständen die Sache so vorstelle, daß in der Zeit einer nahenden Epidemie — und dieser Augenblick tritt dann auf, wenn sich in einer Gemeinde der erste Fall der Krankheit ereignet; in größeren Städten, wo diese Krankheiten endemisch herrschen, von dem Augenblicke an, wo der erste Fall in die betreffende Schule eingeschleppt worden ist — prophylaktisch alle diejenigen Kinder nach Hause geschickt werden, die mit irgendwelcher katarrhalischen Affektion des Respirationstraktes behaftet sind. Denn man hat bisher kein Kriterium, wie man die spezifischen Katarrhe von den einfachen unterscheiden soll, und solange dies nicht möglich ist (in der Praxis wird es wohl nie dazu kommen) — muß man eine jede Rhinitis, Angina, Laryngitis, Bronchitis, Konjunktivitis für suspekt halten und das Kind zur ärztlichen Beobachtung wenigstens auf einige Tage nach Hause schicken; denn das Exanthem pflegt sich nach 1 bis 4 Tagen nach Auftreten dieser Initialkatarrhe einzustellen. Besonders aber sind die fieberhaften Fälle in der Zeit der drohenden Epidemie als am meisten verdächtig anzusehen.

Ich halte es also für geboten, daß die Aufmerksamkeit der Hygiene auch auf die Periode der Initialkatarrhe der akuten Exantheme gerichtet wird. Und wenn es sich auch manchmal dabei um einen nicht spezifischen Katarrh handeln sollte, so bleibt diese Maßregel doch vorteilhaft, weil das betreffende Individuum wegen seines Katarrhes mehr zur Infektion disponiert ist, in unserem Falle also zu den akuten Exanthemen. Wir werden sehen, daß dieser Rat nicht nur in Schulen, sondern auch in Familien von Erfolg gekrönt sein kann. In der Zeit einer Epidemie wird es überhaupt notwendig sein, rechtzeitig denen Aufmerksamkeit zuzuwenden, die plötzlich an einem Katarrh der Atmungswege oder an Angina, Konjunktivitis erkranken. Passende Behandlung, wenn sie rechtzeitig eingeleitet wird, kann eventuell auch einen spezifischen Katarrh coupieren, und schon aus diesem Grunde erscheint unser Rat als rationell. Mehrere Fakten aus meinen und fremden Beobachtungen (siehe oben) scheinen diese Ansicht zu unterstützen, und ich glaube, daß die Inhalationstherapie oder überhaupt eine andere Form von Desinfektion der Atmungswege, vielleicht schon die bloße Ventilation des Zimmers, auf den Krankheitsverlauf einen günstigen Einfluß haben muß. Wenn eine solche Behandlung im allerersten Anfange eingeleitet wird, so kann man auch auf die Unterdrückung, Coupierung der Krankheit rechnen. Wir haben aus Neureutters und unsren eigenen Beobachtungen erwähnt, daß in der Zeit einer Epidemie akuter Exantheme in der Umgebung der Kranken außerordentlich oft Katarrhe beobachtet werden, und wir erklären uns dies so, daß bei jemandem, der diese a priori spezifische Primäraffektion vernachlässigt und so zu ihrer Verschlimmerung beiträgt, oder der besonders dazu disponiert ist, es später zum Ausbruch des Exanthems und zu den übrigen Symptomen der Generalisation der Krankheit im Organismus kommt — wogegen bei einem anderen wieder verschiedene günstige Lebensbedingungen (Wohnungsventilation, Spaziergänge in frischer Luft, Desinfektion des Mundes und Rachens) imstande sind, die ganze Erkrankung auf eine lokalkatarrhale Erscheinung zu beschränken. Besonders nimmt aber daran eine relative Immunität Anteil, sodaß die entzündlichen Produkte nicht ins Blut eindringen können — und wer eine absolute Immunität besitzt, der ist überhaupt auch von den Katarrhen verschont.

Ein zweites kardinales Moment, welches aus der Analyse der Bedingungen einer rationellen Prophylaxe hervorgeht, ist die Frage über Luftreinheit in Wohnungen und Räumen, wo viele Leute zusammenkommen. Dieser Umstand ist besonders beim Fleckfieber wichtig, gilt aber wohl auch für alle übrigen Krankheiten dieser Gruppe. Es wurde bisher auf die Luftreinheit nicht der gebührende Nachdruck bei den prophylaktischen Maßregeln gegen akute Exantheme gelegt. Es ist dies zwar eine altbekannte Forderung der Hygiene, aber man muß sie bei jeder Gelegenheit von neuem betonen. Und in den Zeiten, wo eine Epidemie droht, haben wir die günstigste Gelegenheit, das breite Publikum über die Wichtigkeit der Wohnungsventilation zu belehren: man findet dann gewöhnlich bei ihnen ein willigeres Ohr zur Erfüllung der hygienischen Postulate. Diese Notwendigkeit der Luftreinheit gilt aber nicht nur für Privatwohnungen, sondern noch mehr für Schulen und solche Räumlichkeiten, die vom Publikum zeitweise überfüllt werden. Und die Epidemiologie bestätigt die Richtigkeit dieser Sache: denn z. B. das Fleckfieber pflegt ein Privilegium solcher Räume zu sein, wo die niedrigsten Volksschichten sich aufhalten (Herberge, Massenwohnungen, Strafhäuser), und auch Masern, Scharlach sind in diesen Kreisen ein viel öfterer Gast, und zeichnen sich durch schwereren Verlauf aus, als in den reicheren Schichten. Wenn diese letzteren — ich habe es sehr oft gesehen — in ihrer Wohnung und Lebensweise ebenfalls kein Verständnis für Reinlichkeit, insbesondere die der Luft, haben, so sind die Morbiditätsverhältnisse bei ihnen gleich schlimm. Übrigens herrscht bei den Reichen eine Furcht vor Erkältung, welche sie als Ausrede benützen, um nicht die Wohnung so zu lüften, wie es notwendig wäre; nur fällt hier die Wohnungsüberfüllung und die Gelegenheit zur Ansteckung nicht so sehr in die Wagschale, wie bei den Armen.

Und was für einen Einfluß und Erfolg kann man bei einer guten

Ventilation voraussetzen? So wie durch Zufuhr frischer Luft der Prozentsatz der gasförmigen Luftverunreinigungen abnimmt, so verdünnt und vermindert sich gewiß auch die Menge der suspendierten, fliegenden festen Partikelchen in der Luft, vorausgesetzt natürlich, daß die Zufuhr der Luft von einem Orte aus geschieht, wo man eine bessere Qualität erwarten kann. Gewöhnlich verhält sich die Sache so, daß die Luft geschlossener Räume viel schlechter als die der Umgebung ist, so daß die Ventilation immer nur Vorteile bringen kann (was die festen Partikel anbelangt, so macht auch der Fall keine Ausnahme, wenn sich in der Nähe der Wohnung eine offene Abfallsgrube befindet). Speziell in betreff der Mikroben kommt es ausnahmslos nur zu einer Verbesserung der Luft, denn der Zug und die Strömungen der Luft außerhalb der Wohnung haben ihre Wegtragung und somit eine derartige Verdünnung zur Folge, daß man mit ihnen weiter nicht zu rechnen braucht.

Die Frage der Wohnungsventilation tritt am akutesten dort hervor, wo ein Kranker liegt. Ich bin überzeugt, daß der bisherige Usus, daß das Zimmer sehr wenig gelüftet wird aus dem Grunde, damit angeblich der Katarrh, der ja eine regelmäßige Erscheinung ist, sich nicht verschlimmere, nicht nur der Umgebung des Kranken, sondern auch ihm selbst Schaden bringt. Wenn sich beim Fleckfieber tatsächlich das Gegenteil dieser falschen Ansicht herausstellte, so kann man es auch von den übrigen akuten Exanthemen sagen. Die Kranken vertragen das Lüften der Wohnung (sogar das permanente) vorzüglich, ja ihr Fieberzustand läßt nicht einmal im Winter zu, daß sie durch Kältegefühl sehr belästigt würden; und die Heilerfolge sind danach auch viel besser. Was die Personen anbelangt, die mit den Kranken das Zimmer teilen müssen, also im Krankenhause die Wärterinnen, in den Wohnungen der Ärmeren die übrigen Familienmitglieder, so sind sie bei guter Ventilation bei weitem nicht so gefährdet, und gewöhnlich bleiben sie gänzlich von Ansteckung verschont. Je mehr und je öfter gelüftet wird, desto größere Verdünnung des Infektionsvirus wird erzielt und desto mehr wird die Infektionsgefahr herabgesetzt. Wenn es also die Jahreszeit erlaubt, so ist eine permanente Ventilation das beste Schutzmittel für die übrige Familie; und in noch größerem Maße gilt dies von den Krankenhäusern. Wo eine Luftheizung eingeführt ist, da fallen auch die Befürchtungen über die vermutliche Schädlichkeit der kalten Luft weg, und die Heilerfolge sowie Schonung des Wartepersonales sind dann auch im Winter weit besser.

Eine Ventilation der Krankenräume ist ferner besonders bei Scharlach und Pocken auch in der Desquamationsperiode notwendig. Denn im Gegensatze zu den Masern (und auch Fleckfieber) zeichnen sich gerade diese zwei Krankheiten dadurch aus, daß die Tenazität ihres

Kontagiums viel größer ist. Und da die Keime auch in trockenem Zustande lange ihre Virulenz behalten, so kann man voraussetzen, daß die Hautabschälungen in Form von Detritus, welcher dem atmosphärischen Staube beigemengt ist, lange gefährlich bleiben. Da aber durch Ventilation die Staubpartikel der Luft verdünnt werden, so wird dadurch die Quantität der Gefahr vermindert. Wenn man konstant lüftet, so hat dieser Detritus wenig Gelegenheit das ganze Zimmer zu verseuchen, sondern er wird bald durch Luftströme weggespült. Dadurch wird auch die schließlich notwendige Wohnungsdesinfektion erleichtert, denn nicht nur exhalierte, sondern auch desquamierte Infektionspartikel konnten nur zum kleineren Teile auf die Umgebung des Krankenbettes sedimentieren, die entfernten Teile des Zimmers sind mehr, vielleicht ganz davon verschont geblieben.

Aber wie gesagt, zum Erzielen eines solchen Effektes ist erforderlich, daß die Ventilation ausgiebig und konstant sei. Und das zu erreichen ist bei der heutzutage herrschenden Furcht vor Erkältung wahrhaftig eine schwierige Aufgabe für den Arzt. Sobald er den Kranken verläßt, werden die Fenster geschlossen aus Furcht, daß sich der Zustand des Kranken sonst verschlimmern könne. Aber die Luftkälte kann nur eine wenig unangenehme Wirkung auf den Kranken ausüben, indem sie bei bestehender Bronchitis oder Bronchopneumonie im ersten Augenblicke einen Hustenreiz hervorruft. Einen objektiven Schaden haben erfahrene Kliniker nie beobachtet, besonders dann nicht, wenn mit dem Lüften gleich am Anfange der Krankheit begonnen wird; dann ist dasselbe ein Mittel, welches die Komplikation von Lungenkatarrhen beseitigt. Das betont ganz klar z. B. Baginsky in seinem Lehrbuche der Kinderkrankheiten (S. 156): „Scharlachkranke können Sommer und Winter bei offenen Fenstern liegen, denn Scharlach ist in hervorragender Weise eine Krankheit, welche kühl behandelt werden muß.“ S. 168: „Als ätiologisches Moment der Lungenerkrankungen bei Masern gab Bartels die schlechten hygienischen Verhältnisse, insbesondere mangelhafte Zuführung frischer Luft an. Dies ist unzweifelhaft richtig,“ und weiter (S. 173) sagt er: „Die Masern werden unter schlechten hygienischen Verhältnissen, bei Mangel frischer Luft und Reinlichkeit durch Hinzutreten von Pneumonien geradezu verhängnisvoll. Man soll allerdings die Patienten etwas wärmer bedeckt halten, als im Scharlach; dies hindert aber nicht das Gebot reichlichster Luftzuführung, genauer Reinhaltung der Haut und der steten Verwendung reiner Wäsche.“

Und wenn man also die Ventilation für notwendig erklärt aus dem Grunde, damit zugleich die Umgebung des Patienten einen Schutz gegen Infektion erhält, so bekommt unsere Forderung durch diese Worte des erfahrenen Klinikers eine gute Unterstützung, indem sie zeigen, daß dieses Gebot dem Kranken nicht schädlich, ja im Gegenteile vorteilhaft ist. Ob man zugleich auch auf einen Einfluß der Sonnenstrahlen dabei rechnen kann, das kann man nicht so wie bei Tuberkulose behaupten, wo man aus der Biologie des Bazillus weiß, daß er durch Insolation geschädigt wird. Wahrscheinlich ist es jedoch auch.

Es ist ferner notwendig zu erwähnen, wie lange das kranke Individuum seine Ansteckungsfähigkeit nach Ablauf der Erkrankung behält. Diese Frage kann aber nur approximativ beantwortet werden. Man weiß positiv nur soviel, daß die Tenazität des Virus bei allen Exanthemen recht groß ist (ja sogar auch bei Masern verteidigt Jürgensen im Gegenteil zur allgemeinen Annahme die lange Erhaltung der Virulenz). Insofern man also darauf achtet,. daß der Kranke noch eine Zeitlang nach Beendigung der Abschuppung seine Umgebung infizieren kann, so müßte man theoretisch fordern, daß der Rekonvaleszent noch eine Zeitlang nach Beendigung der Desquamation in der Isolation gehalten wird. Es sind solche Fälle von Übertragung beobachtet worden, z. B. bei Scharlach 9 bis 12 Wochen nach dem Anfange der Krankheit (Baginsky). Sie sind jedoch vereinzelt und geben nach allgemeiner Überzeugung für die Praxis keine Direktive. Ich glaube, daß das Individuum an sich selbst die Umgebung zu gefährden in dem Augenblicke aufhört, wo die Desquamation beendet ist. Wenn der Körper öfters gebadet wird (was übrigens schon im Verlaufe der Krankheit aus therapeutischen Gründen angezeigt ist), dann halte ich für eher möglich, daß die Kleider, das Geräte, die Wohnung die Übertragung verschulden, als der Körper. Und es ist daher die baldmöglichste Desinfektion derselben ratsam, um eine solche Eventualität zu beseitigen. Nur eine einzige Ausnahme kann dann auftreten, worauf besonders englische Ärzte Gewicht legen, wenn nach der Krankheit irgendwelche katarrhale Affektion des Respirationstraktes zurückbleibt. Dann muß man bei einem solchen Kranken die Detention bis zu seiner vollkommenen Herstellung verlängern. Warum — das wurde oben klar auseinandergelegt und besonders durch Honls Arbeit in das richtige Licht gesetzt: die Spätkatarrhe oder Pneumonien können wohl spezifischer Natur sein.

Durchschnittlich kann als ausreichend betrachtet werden, wenn die Isolation oder wenigstens eine Detention in der Familie vom Anfange der Krankheit bei Masern . 3 bis 4 Wochen,
bei Scharlach 5 bis 6 Wochen,
bei Pocken . 5 bis 6 Wochen beträgt,
natürlich mit gleichzeitig vorzunehmender Desinfektion der Wohnung, Wäsche, Kleider. Denn sonst ist der Patient an sich (seine Haut) nicht mehr ansteckend, sobald er aber mit den Gegenständen, an welchen das dauerhafte Kontagium haftet, wieder in Berührung kommt, kann

er wieder zum Träger der Infektionsgefahr werden. — Beim Fleckfieber kommt am meisten dann eine Desquamation vor, wenn in seinem Verlaufe eine Miliaria crystallina auftritt. Dann kann der eventuell mit Sputumtröpfchen infizierte Epithelialdetritus die Keime verbreitern. Diese Fälle sind jedoch selten (nach CURSCHMANN 6 bis 8 $^0/_0$), und deshalb entscheiden hier über die Dauer der Isolation hauptsächlich die Katarrhe des Respirationstraktes, denn sonst ist die Desquamation viel geringer als bei anderen Exanthemen.

Somit haben wir die Forderungen erschöpft, die der Hygiene hinsichtlich vereinzelter Fälle von Exanthemen obliegen. Im ganzen kann man sagen, daß die Verhältnisse denen bei der Tuberkulose sehr ähnlich sind: so wie hier, so halten wir auch bei den akuten Exanthemen die von der erkrankten Person ausgehende Gefahr für größer als jene, welche durch die Wohnungsverseuchung und andere äußere Verhältnisse bedingt ist. Denn ein Kranker oder ein Rekonvaleszent kann die Infektion weit herum verschleppen, wogegen die Wohnung nur ihre eigenen Insassen oder Besucher bedroht. Man sieht es klar bei den Schulkindern: ihr Verkehr in der Schule trägt am meisten zum Wachsen der Epidemien bei. Man sieht es auch beim Fleckfieber: der kranke Vagabund schleppt die Krankheit überall mit sich, wohin er nur kommt, wogegen sie sonst auf gewisse Herde beschränkt bleibt. Das Allgemeininteresse verlangt also in erster Reihe die Isolation der Kranken oder ihre Detention im Hause.

Trotzdem ist aber auch der zweite Teil der prophylaktischen Maßregeln, insofern sie sich auf die Hygiene der Umgebung des Kranken beziehen (besonders also auf die Wohnung), von großer Wichtigkeit. Denn sonst nistet sich die Krankheit in der verseuchten Wohnung derart ein, daß ein jeder neue Mieter oder Besucher auf lange Zeit hin bedroht bleibt. Dieser Teil der Prophylaxe hat also die Aufgabe, die Zentra und Herde der Ansteckung auszurotten. Dabei denken wir nicht nur an einzelne Wohnungen, sondern an eine Assanation ganzer Stadtbezirke oder gewisser öffentlichen Räume (Herbergen, Wachstuben, Strafhäuser). Diese Aktion wird gewöhnlich in der Friedenszeit i. e. nach abgelaufener Epidemie oder eventuell auch in ihrem Verlaufe eingeleitet, damit entweder die Rezidive, Erneuerung der Epidemie oder ihr Aufflacken gehemmt wird.

Was nun die Wohnungsdesinfektion anbelangt, so muß man sagen, daß heute zwar diese Frage noch nicht endgiltig gelöst ist, daß aber nichtsdestoweniger ein großer Fortschritt zu verzeichnen ist, besonders durch die Entdeckung der mächtig desinfizierenden Wirkung von Formaldehyd (Formalin)-dämpfen, worin wir ein Mittel besitzen, das anscheinend auch dem Publikum ganz konveniert. Denn soviel muß man gestehen, daß man ohne Bereitwilligkeit des Publikums hier wenig ausrichten kann. Die älteren Desinfektionsmethoden waren so wenig zusagend, daß die Leute sich ihnen mit Gewalt oder List entgegensetzten. Man holte lieber keinen Arzt zum Kranken, um es zu vermeiden, daß dieser durch die Infektionsanzeige eine behördlich durchgeführte Desinfektion erwirke. Dann aber wurde derselbe Effekt durch Bestechung der Desinfektoren erzielt: es wurde der Behörde einfach gemeldet, daß die Desinfektion vorgenommen sei, ohne daß jedoch in der Wohnung etwas wesentliches gemacht worden wäre. So wurde die gute Sache zu einer Komödie nicht nur bei uns, sondern auch anderwärts, gerade so, wie es ein öffentliches Geheimnis ist, daß die gerichtlichen Exekutionen oft auch nur zum Schein vollführt werden. Nur kann man hier eher ein Auge zudrücken, weil dadurch den Leuten nützliche Sachen erhalten bleiben; aber mit den sanitären Maßnahmen wollen wir die Wohnung nur von Schädlichkeiten befreien. Eine wirklich hinderliche Eigenschaft der früheren Desinfektionsmethoden war, daß durch sie oft viele Gegenstände beschädigt worden sind, oder es wurde die Vernichtung einzelner Sachen verlangt — zum mindesten aber waren sie mit großen Unannehmlichkeiten für die Betroffenen verbunden.

Es muß also eine rationelle Desinfektion dahin streben, daß sie ohne jedwede Beschädigung des Eigentums vollführbar sei, und zwar in einer Weise, die das häusliche Leben nicht stört. Das ist eine praktische Bedingung, meiner Ansicht nach aber von allen die wichtigste. Leider erfüllt aber auch die Formalindesinfektion nur teilweise neben dieser brauchbaren Form auch die theoretischen Forderungen, welche man an ihre Desinfektionskraft stellt. Ihre Wirkung betrifft nur die Oberfläche der Gegenstände im Zimmer und läßt alle Furchen, Winkel aus, ganz abgesehen von der Tiefenwirkung. Es ist ferner notwendig, daneben das Bettzeug, die Kleider extra durch Dämpfe zu sterilisieren — kurz man muß die Prozedur verschiedenartig ergänzen. Trotzdem ist aber der heutige Zustand der Dinge ein viel günstigerer gegenüber der alten Methode.

Die theoretischen Anforderungen an die Desinfektion sind gewiß zu streng, als daß irgendwelche Methode sie ganz erfüllen könnte. Manche Hygieniker sehen von der Bedingung ab, daß durch die Desinfektion sämtliche Mikroorganismen getötet werden, denn nur einzelne von ihnen sind pathogen und diese werden laut experimenteller Erfahrungen durch Formalindämpfe ganz gründlich unschädlich gemacht. Wir wissen aber bei den akuten Exanthemen nicht, welche Bedingungen hinsichtlich der Wohnungsdesinfektion zu stellen sind. Die einzige Direktive bleibt nur das grob empirische Faktum, daß nach ausgeführter Desinfektion in der Wohnung kein neuer Krankheitsfall auftrete. Aber angesichts der notorischen großen Tenazität der Virus, z. B. bei Scharlach und Pocken, kann man von den theoretischen Bedingungen nichts nachlassen.

Da in den früheren Kapiteln großer Wert auf die Wohnungsventilation in bezug auf Vermeidung der Luftverseuchung gelegt wurde, möchte ich dieser Frage noch einige Worte widmen.

Einen wichtigen Beitrag in dieser Hinsicht hat R. Stern geliefert.[1] An der Hand vieler Versuche, mit verschiedenem Material, kommt er zu dem Schlusse, daß die von der Hygiene geforderte Ventilationsnorm von 3maliger Lufterneuerung pro Stunde auf den Keimgehalt der Luft keinen Einfluß hat. Erst durch maximale Ventilation (10 bis 14malige Lufterneuerung) gelang dies: „wie zu erwarten war, führt ein kräftiger Zug in kürzester Zeit die überwiegende Mehrzahl aller Keime aus der Luft fort."

Dagegen stellte Stern fest, daß selbst durch die stärksten, bei der Ventilation auftretenden Luftströmungen eine irgendwie beträchtliche Ablösung von Keimen vom Fußboden, Tapeten, Kleiderstoffen u. s. w. nicht erfolgt. Da aus seinen wichtigen Versuchen gleichzeitig hervorgeht, daß in ruhiger Luft die verstaubten Keime rasch zu Boden sich senken, so daß nach 1 bis 2 Stunden die Luft nahezu keimfrei wird — so erhellt unserer Ansicht nach daraus die Notwendigkeit, entweder einer permanenten übermäßigen Ventilation oder die Anwendung von öfterem Luftzug, um die Sedimentation der Keime zu verhindern und auf diese Weise die Aufgabe der späteren Wohnungsdesinfektion zu erleichtern.

Nur einem möchte ich in Sterns Ausführungen nicht ganz beipflichten. Er sagt: „Seit langer Zeit hat man die Durchlüftung von infizierten Kleidern u. s. w. als ein Mittel angesehen, um die an ihnen haftenden Krankheitskeime zu entfernen, und noch neuerdings ist diese Maßregel für solche Ortschaften, welche nicht im Besitze von Desinfektionsapparaten sind — und das ist doch noch bei der überwiegend großen Mehrzahl der Fall — von autoritativer Seite empfohlen worden." Da Luftströmungen die Loslösung anhaftender Keime nicht zustande bringen, und „da eine desinfizierende Wirkung des Hängenlassens und Durchlüftens doch beobachtet wird, so könnte diese lediglich auf der Austrocknung der Keime beruhen. Da nun die Erreger der akuten Exantheme das Austrocknen vertragen, so können diese durch jenes Verfahren nicht beseitigt werden." Dies ist zwar richtig, aber man braucht denselben nur ihre Virulenz zu nehmen, um denselben Effekt, der ja durch Empirie sich beweisen läßt, zu erzielen.

[1] Über den Einfluß der Ventilation auf in der Luft suspendierte Mikroorganismen. Zeitschrift für Hygiene. 1889.

Daneben darf man auch nicht vergessen, daß STERN in seinen Versuchen den Einfluß des Sonnenlichtes und der chemischen Wirkung des Wasserstoffsuperoxyds resp. Ozons nicht berücksichtigte.

Ich möchte also doch das primitive Lüftungs-, resp. Besonnungsverfahren nicht als überflüssig hinstellen, sondern im Gegenteil empfehle ich wärmstens, den Einfluß des Luftzuges und der Sonnenstrahlen bei der Desinfektion der Wohnungen und Kleider u. s. w. auszunützen. Wo man dies mit einer chemischen Desinfektion verbinden kann, umso besser — leider aber wird es bei der jetzigen Desinfektionspraxis noch lange nicht möglich sein, besonders auf dem Lande.

Mit der Frage der chemischen Desinfektion will ich mich hier nicht beschäftigen, da ich keine neuen Erfahrungen noch Ansichten bieten kann.

In der letzten Zeit hat die Formalindesinfektion besonders auch in der Hinsicht einer Tiefenwirkung erfreuliche Fortschritte gemacht, und ich hoffe, daß man in kurzer Zeit eine verläßliche Methode ausarbeiten wird.

Ich möchte schließlich auf gewisse Momente bei der Desinfektion des Bettzeuges aufmerksam machen. Hier herrscht wohl kein Zweifel im Publikum, daß die Desinfektion notwendig ist, und man begegnet deshalb selten irgendwelchen Hindernissen. Leider aber wird in der Privatpraxis nicht immer die Notwendigkeit betont, daß die Wäsche nicht nur nach Ablauf der Krankheit desinfiziert werden soll, sondern während der ganzen Krankheitsdauer.

Die Wäsche und das Bett werden bei akuten Exanthemen auf zweierlei Weise infiziert. Am meisten in der Periode der verschiedenen Katarrhe, die in stadio prodromorum oder im späteren Verlaufe, ja sogar auch nach der Krankheit bestehen bleiben (z. B. die Pneumonia morbillosa, die Bronchopneumonie im Verlaufe des Scharlachs u. s. w.). Wie man sich die Art der Verunreinigung vorstellen soll, das wurde bereits gründlich erörtert: der exhalierte Tröpfchennebel vom Sputum und anderen Sekreten sedimentiert auf die Bettwäsche. Wir haben erwähnt, daß man sich dies so vorzustellen hat, daß die Flüssigkeit der Tröpfchen in die Wäsche eingesaugt wird, und deshalb begreift man, daß die Wirkung der Formalindämpfe unzulänglich bleibt, weil sie nur die Oberfläche betrifft. Man muß jedoch trachten, hier in die Tiefe einwirken zu können.

Zweitens können die Hautdesquamate infektiös wirken, möge man nun ihre Infektiosität erklären durch Embolien oder durch Hautverunreinigung mit den exhalierten Stoffen, sowie es mit nicht lebendigen Gegenständen geschieht. In dieser Periode handelt es sich natürlich mehr um ausgetrocknete Partikel, die an der Wäscheoberfläche haften bleiben.

Beide Momente sind wichtig: erstens ist es notwendig, das Wartepersonal zu belehren, daß das Bettrichten während der ganzen Krankheitsdauer so geschehen muß, daß kein Staub aufgewirbelt werde durch heftiges Schütteln. Denn auf dem Staube klebt das Kontagium, welches sodann aspiriert werden könnte. Eventuell kann die Kleidung infiziert werden und später eine dritte Person anstecken. Aber davon noch später! Hier wollen wir nun die Art beschreiben, wie man mit der zur Desinfektion bestimmten Wäsche zu manipulieren hat.

Als wichtigste Forderung muß man die bezeichnen, daß alle Manipulationen vor der Desinfektion so zu geschehen haben, daß die Gefahr möglichst vermindert werde. Und diese entsteht nicht nur durch Verunreinigung der Hände, sondern auch durch das Aufwirbeln und die Aspiration des Staubes, des Epithelialdetritus. Die einzige Möglichkeit, diese Gefahr zu beseitigen, ist, daß die Wäsche möglichst bald angefeuchtet werde, wodurch alles auf derselben fester kleben bleibt; der festgehaltene Staub gefährdet nicht mehr die Umgebung. Es ist also das wichtigste Gebot,[1] daß die Wäsche, so langsam und vorsichtig wie nur möglich, gleich am Krankenbette in Gefäße gelegt wird, die mit Wasser oder irgend einer Desinfektionslösung gefüllt sind. Es genügt schon das Wasser zur Staubbindung, aber es ist ratsam, Seife dazu zu geben. Man kann dann das Gefäß ohne Besorgnis auch längere Zeit stehen lassen (bei Benützung von Desinfektionslösungen wird bereits in dieser Zeit die Vernichtung der Keime erzielt) und erst später die Wäsche in die Waschküche oder Desinfektionsanstalt bringen. Wenn man zu Hause wäscht, so ist es gut, ein Gefäß zu verwenden, in welchem der Inhalt sofort gekocht werden kann, bevor die weiteren Manipulationen vorgenommen werden. Bei derart vorsichtiger Behandlung erreicht man, daß nur die Hände infiziert werden — die kann man aber viel leichter waschen und desinfizieren als den Respirationstrakt, welcher beim Sortieren der Wäsche, ihrer Zusammenpackung u. s. w. sehr bedroht wird. Und insbesondere in den Krankenhäusern kann man diese Methode verhältnismäßig einfach einführen. Aber ich muß nochmals betonen, daß der Erfolg davon abhängt, daß möglichst langsam die Wäsche abgezogen, gepackt und in die Gefäße gelegt werde, bevor sie feucht gemacht wird.

Was die Kissen anbelangt, so verlange man entweder eine Desinfektion derselben in dazu bestimmten städtischen Anstalten, oder man muß wenigstens verlangen, daß dieselben einige Tage lang der Sonne in freier Luft ausgesetzt werden.

---

[1] Ich meine dabei besonders die Spitalverhältnisse und überhaupt solche, wo es sich um Krankenüberfüllung handelt, wo also ein großes Wäschequantum zu desinfizieren ist.

Ich habe schon erwähnt, daß die Formalindämpfe manchmal den Fußboden nicht vollkommen zu desinfizieren vermögen, wogegen die Wände und Möbel eher von Infektionskeimen befreit werden. Dies wird dadurch erklärlich, daß erstens die Sedimentation der Keime am meisten an horizontalen Flächen vor sich geht, zweitens ist der Fußboden auch rauher, so daß Infektionsstoffe an demselben fester anhaften. Man ist also gezwungen, die Wohnungsdesinfektion durch gründliche Fußbodenwaschung mit Seifenwasser und Soda zu ergänzen, und nachher noch denselben mit einer 5 $^0/_0$igen Karbolsäurelösung oder einem anderen Desinfiziens anzufeuchten.

Den besten Erfolg erzielt man aber, wenn neben all dem nach der stattgefundenen Desinfektion die Fenster einige Tage lang permanent offen bleiben.

Ich habe bereits erwähnt, daß in der Armenpraxis und besonders auf dem Lande überhaupt kaum etwas anderes erreichbar ist, als daß man die Wohnung einige Tage lang lüftet, den Fußboden wäscht, die Wände mit Kalk neu tüncht und die Wäsche gut auskocht. Es wäre nur wünschenswert, daß der Arzt ausdrücklich die Familie über die richtige Wäschemanipulation und das Kehren im Zimmer belehrte. Dasselbe soll durch feuchtes Abwischen geschehen.

Die Prophylaxe in den Schulen.

Im Schulalter pflegt es sich hauptsächlich um Scharlach- und Masernepidemien zu handeln, ferner um Varicella und Rubeola — diese zwei aber haben im ganzen eine geringe Bedeutung, so daß das Hauptaugenmerk dem Scharlach und den Masern zuzuwenden ist. Die bisherigen Vorsichtsmaßregeln gipfeln darin, daß die Lehrer — Schulärzte gibt es bis in die Jetztzeit so wenig, daß man sie vorläufig nicht zu erwähnen braucht — sobald sie einen Hautausschlag beim Kinde bemerken, dasselbe nach Hause schicken. Wenn dann mehrere Fälle auftraten, so griff man zur Schließung der Schule.

Aus den obigen Auseinandersetzungen ist aber wohl genug deutlich zu ersehen, daß eine solche Maßregel zu spät kommen muß, ebenso wie das Nachhauseschicken eines erkrankten Kindes erst in dem Augenblicke, wo man das Exanthem konstatiert, eine verspätete Tat ist. Es kommt natürlich nur dann zu einem solchen Ereignis, wenn der Fall einen leichten Charakter hat, besonders bei den Ärmeren, wo die Eltern in die Arbeit gehen müssen, und das kranke Kind nicht schon im Anfangsstadium der Krankheit zu Hause lassen wollen. Man möge aber nicht vergessen, daß die Qualität der Fälle in Bezug auf die Epidemie keineswegs maßgebend ist: wenn sich von diesem Kinde ein anderes ansteckt, so kann es bei diesem zu einem weit schlimmeren

Verlaufe, ja sogar zum letalen Exitus kommen. Und in Anbetracht dessen muß man Vorsichtsmaßregeln schon zu der Zeit zu treffen anstreben, wenn der Charakter der Epidemie außerhalb der Schule noch ein leichter zu sein scheint. Und das Hauptziel muß darin gesucht werden, daß die Schutzvorkehrungen möglichst bald getroffen werden. Darunter verstehen wir, wie aus den obigen Auseinandersetzungen ersichtlich, die Sorge für Schutzmaßregeln bereits in der initialkatarrhalen Periode.

Es sind nun zwei Eventualitäten möglich. Einmal tritt die Epidemie zuerst außerhalb der Schule (bei jüngeren Kindern) auf. Und dann muß man trachten, daß in die Schule kein Kind zugelassen werde, welches an einem Katarrh entweder der Nasenschleimhaut oder der Bindehaut, oder des Rachens (Angina), des Kehlkopfes, eventuell auch der Bronchien leidet. Denn man kann nie wissen, ob nicht vielleicht der eine oder andere Katarrh spezifischer Natur ist, also präexanthematisch, weil dieselben eben ein konstantes Symptom der Initialperiode sind. Und deswegen ist es am besten, alle mit einem solchen Katarrhe behafteten Kinder als verdächtig nach Hause zu schicken; dabei muß man die größte Aufmerksamkeit denjenigen widmen, welche aus verseuchten Häusern kommen, oder mit solchen in Berührung kamen. Wenn es sich um eine Schule handelt, an der ein Schularzt angestellt ist, so ist die Sache leicht — aber auch dort, wo der Lehrer auf sich selbst angewiesen ist, scheint dies nicht undurchführbar zu sein. Einen Schnupfen, rote Augen, Husten, Heiserkeit — das kann wohl auch der Laie leicht erkennen. Eine Angina kann der Lehrer nach der Stimme oder den Beschwerden des Kindes ahnen. Wenn also der Lehrer in der Zeit einer drohenden Epidemie vor dem Anfange des Unterrichtes die Kinder befragt, ob eines von ihnen nicht an solchen Katarrhen leidet, so würden es die Kinder wohl bekennen. Es wäre natürlich dann die Aufgabe der Ärzte, zu Hause zu konstatieren, ob der Verdacht berechtigt war, und ihnen möchte es obliegen, den Schulbesuch den ausgeschiedenen Kindern wieder zu gestatten.

Ein anderes Mal könnte es passieren, daß es sich um einen Fall handelt, der als erster in der Gemeinde ein Schulkind betraf. Da scheint es mir wahrhaftig, daß auf dem Lande das beste die augenblickliche Schließung der Schule wäre, weil das betreffende Kind, bevor es bei ihm zum Ausbruch des Exanthems kam, seine Nachbarn bereits infiziert haben konnte. Wenn sich aber die berufenen Behörden nicht zur sofortigen Sperrung der Schule entschließen könnten, so soll wenigstens der Lehrer (event. der Schularzt) auf eigene Verantwortung alle jene Kinder aus der Schule nach Hause schicken, welche mit erwähnten Katarrhen (oder vielleicht auch nur mit Fieber) behaftet sind. Die Epidemien auf dem Lande pflegen nämlich einen schweren Charakter zu haben, und es würde gar nicht schaden, wenn man gegen sie energischer vorgehen wollte, als es bisher geschah. Es ist selbstverständlich, daß es zur Schulsperrung schließlich kommen muß, wenn sich die Fälle häufen sollten. Bei gutem Willen und Intelligenz der Lehrerschaft kann man aber erwarten, daß die oben erwähnte Forderung mehr wirken würde, als die bisherige Praxis, weil sie eben die Initialperiode beachtet und deswegen nicht post festum kommt, wie es bisher gewöhnlich geschieht. Die Angelegenheit setzt natürlich voraus, daß die Lehrer in der Gesundheitslehre ausgebildet sind, was wohl erst in der Zukunft zu erwarten steht.

Ganz anders verhalten sich die Dinge in Großstädten, wo man beide Krankheiten unter die endemischen rechnet. Hier besteht aber anderseits der Vorteil, daß Schulärzte angestellt sind, und man kann also auf einer rigorosen Vollführung der Gesundheitsvorschriften bestehen. In den Großstädten kann man begründeterweise von Schutzmaßregeln also überhaupt erst dann reden, bis ein Fall unter der Schülerschaft der betreffenden Schule auftritt. Dann gilt natürlich all dies, was wir über eine ähnliche Eventualität auf dem Lande gesagt haben (ausgenommen die Schulsperre). Hier ist die Sache dann kein pium desiderium mehr, denn ein Schularzt kann ganz leicht durch einfache Aspektion, also im Fluge, einen jeden Katarrh konstatieren und die Entfernung der kranken Kinder anordnen. Es ist natürlich notwendig, daß die verdächtigen Kinder auch des weiteren unter ärztlicher Kontrolle zu Hause geführt werden, damit man sieht, inwiefern der Verdacht berechtigt war, und wann das Kind wieder die Schule besuchen darf. Trotzdem kommt es aber manchmal vor, daß in die Schule ein Kind mit bereits manifestem Exanthem kommt: tags vorher waren (vielleicht) noch kein Initialkatarrh und andere Symptome vorhanden, und jetzt erscheint plötzlich das Exanthem. Das kann bei solchen Fällen vorkommen, wo die Eltern so torpid sind, daß sie das kranke Kind selbst nicht zu Hause zurückhalten. Dasselbe wird dann natürlich sofort nach Hause geschickt.

Der zweite Teil unserer Aufmerksamkeit in der Zeit einer nahenden oder bestehenden Epidemie muß in der Schule der Reinhaltung und guter Ventilation gewidmet werden. Besonders die letztere halte ich für die wichtigste Forderung. Nach beendetem Unterrichte muß man alle Fenster öffnen (für den Rest des Tages und die ganze Nacht), weil man dadurch das eingeschleppte, aus den Exhalationen der Kranken in die Luft gelangte Kontagium verdünnen oder austrocknen kann. Die Fußbodenreinheit muß eingehalten werden, und die Kinder müssen zur gründlichen Schuhereinigung vor dem Betreten der Klasse angehalten werden, damit der Staub, der ja sonst zum Träger des Kontagiums wird, vermindert wird.

Den dritten Teil der Vorsorge muß die Schule den Kindern auch außerhalb des Schulgebäudes widmen. Der Lehrer soll die Kinder aufmerksam machen, daß sie die kranken Kameraden nicht besuchen, soll auf einige Zeit die Zusammenkünfte bei Spielen verbieten, insbesondere diejenigen, welche zu Hause (in geschlossenen Räumen) gespielt werden. Daneben sollen aber auch die Bürger selbst darauf achten, daß das, was in der Schule gepredigt wird, zu Hause auch eingehalten wird. Der Lehrer möge bei der Gemeindebehörde die Bestätigung und Bekanntmachung dieser Vorschriften erwirken (solange dies in den Städten von der Sanitätsbehörde nicht direkt geschieht).

Ich hoffe, daß meine Worte nicht mißverstanden worden sind: ich plädiere nicht für eine Einschließung und totale Isolation jeder Familie in ihrem Hause — im Gegenteil, die Kinder mögen möglichst viel herumlaufen im Freien und draußen ihre Spiele betreiben, weil eine solche Lungenventilation den besten Schutz gegen Infektion bietet. Nur dazu möchte ich raten, daß Kinder aus einer Familie mit anderen dabei möglichst wenig zusammenkommen.

Man soll auch das Publikum über die Bedeutung der Wohnungsventilation durch populäre Vorträge belehren und ihnen den Nutzen einer sofortigen ärztlichen Behandlung auseinandersetzen: manchmal ist man imstande, den Initialkatarrh (Angina) im ersten Anfange durch passende Behandlung zu unterdrücken und die ganze Krankheit dadurch zu coupieren. Auf dem Lande findet man vielleicht eher ein williges Ohr, weil dort die Epidemie oft einen schlimmen, gefährlichen Charakter annimmt, und die Eltern sind dann für die Belehrung dankbar.

In den Städten, wo diese Krankheiten endemisch sind, wird ein solcher Rat kaum je erfüllt werden. Man begegnet hier gewöhnlich einer Indolenz im Publikum, die weit ärger als auf dem Lande ist; und ferner sind auch manche Maßnahmen, insofern sie den Verkehr hindern, fast unmöglich.

Prophylaxe in der Familie, im Pensionate.

(Waisenhäuser, Blinden-, Taubstummeninstitute.)

Was die Familie anbelangt, so muß man Schutzmaßregeln je nach ihrer Wohlhabenheit treffen. Denken wir zuerst an den Fall, daß eine größere Familie ein einziges Zimmer bewohnt. Wenn sie keine Verwandten hat, zu denen sie auf eine Zeit die bisher verschont gebliebenen Kinder schicken könnte, dann kann man überhaupt keine Isolation des Kranken erzielen, höchstens in der Stadt, wo man das kranke Kind ins Spital gibt. Aber auf dem Lande gibt es keine solche Möglichkeit, und in den Städten wollen manchmal die Eltern die Kinder nicht in das Krankenhaus geben. Und dann bleibt nur als einziges Mittel die permanente oder ausgiebige Ventilation des Zimmers übrig, damit das exhalierte Infektionsagens verdünnt werde; daneben ist es auch notwendig, daß nicht nur der Kranke, sondern auch alle Mitbewohner mit einem später zu erwähnenden Desinfektionsmittel inhalieren, oder wenigstens ihre Lungen an der frischen Luft ventilieren. Die gesunden Kinder sind auf Spielplätze u. s. w. hinauszuschicken. Für den Kranken hat die Inhalation nicht nur einen therapeutischen Sinn (denn es wird dadurch manchen lokalen und regionären Komplikationen vorgebeugt), sondern es werden dadurch seine Exhalationen minder gefährlich, weil sie bereits zum Teil desinfiziert wurden. Bei den gesunden Mitbewohnern liegt ihre Bedeutung wieder in einer prophylaktischen Reinigung der oberen Luftwege. Schwache Desinfizientien hemmen das Wachstum der Keime, wenn auch die Konzentration der Lösungen dieselben nicht zu töten vermag. Aber ein geringeres Quantum von Infektionsstoffen und die durch Inhalation bereits eingetretene Abschwächung ihrer Virulenz wird event. schon die eigene Schutzkraft des Körpers, welcher immer ein Quantum von Schutzmitteln besitzt, bewältigen, wogegen sonst bei Aspiration einer großen Menge von Kontagium die Keime ein Übergewicht über die relative Immunität erreichen könnten. In meinen Versuchen haben sich die Inhalationen in höchstem Grade bewährt, die Zahl derselben ist jedoch zu klein, als daß ich diese Methode als unfehlbar bezeichnen könnte. Nichtsdestoweniger erscheint sie als sehr empfehlenswert, schon aus dem Grunde, weil in dem oben gedachten Beispiele einer armen Familie nichts anderes zum Schutze der Angehörigen getan werden kann.

In Familien, die wenigstens über zwei Zimmer verfügen, ist die Sache etwas leichter, indem das erkrankte Mitglied (relativ) isoliert werden kann, und sehr oft hat schon diese einfache Vorkehrung, z. B. bei Scharlach, einen Erfolg, trotzdem die Mutter oder Wärterin auch das andere Zimmer betreten muß. Es ist notwendig, daß die übrigen Kinder nie das Krankenzimmer betreten, es soll auch die Tür nicht offen bleiben. Aber gewöhnlich kommt es trotzdem zur Ansteckung einiger anderer Kinder, entweder dann, wenn die Mutter oder die Wärterin eine strenge Mitisolation nicht teilen kann, oder es werden die anderen bereits in der Initialperiode von dem ersten infiziert, wo es noch nicht separiert worden ist. Daß eine indirekte Übertragung möglich ist, das wird heute nicht mehr bezweifelt, und in diesem engen Familienkreise geschieht dies durch die Mutter sehr leicht. Diese Erfahrung, sowie auch die zweite Tatsache, daß eine Infektion bereits in der präexanthematischen Periode (Inkubations- und Initialstadium) stattfinden konnte, nötigen uns dazu, die Isolation noch mit anderen Schutzmaßregeln zu verbinden. Als Ergänzung dient uns hier wiederum die Wohnungsventilation im Zimmer des Kranken, sowie auch in den übrigen, weiter die Lungenventilation und die Inhalationen von Desinfektionsmitteln. Bei den übrigen Kindern haben dieselben manchmal nicht nur eine prophylaktische Bedeutung, sondern direkt auch eine therapeutische, insofern sich dieselben bereits infiziert haben und sich im Inkubationsstadium befinden. Wir wollen also durch die Luft und chemische Wirkungen die Primäraffektion der Krankheit heilen und somit dieselbe im allerersten Anfange coupieren.

Pensionate, Internate und Anstalten, in welchen eine größere Zahl von Kindern sich befindet (Waisen-, Blinden-, Taubstummeninstitute), stellen eigentlich eine große Familie vor. Mit ihrer Größe wächst auch die Größe der Gefahr und der Verantwortlichkeit. Es ist somit wünschenswert, daß solche Anstalten ihre eigenen Ärzte haben, welche auch während der Friedenszeit die Gesundheit der Zöglinge bewachen. Wenn man zu prophylaktischen Maßregeln erst dann greifen würde, wenn eine Epidemie entsteht, so käme man zu spät. In solchen Anstalten sind zweierlei Dinge notwendig: erstens sollen die Gebäudeverhältnisse rationell, hygienisch sein, zweitens muß die Behandlung der Zöglinge (besonders in einer Zeit, wenn in der Anstaltsumgebung eine Epidemie entsteht) einem jeden Katarrhe die größte Aufmerksamkeit gleich in seinem Anfange widmen, denn sie sind immer suspekt. Was für Forderungen die Hygiene an das Gebäude, die Einrichtung stellt, davon braucht man nicht viel zu reden. Die Hauptsache ist eine entsprechende Räumlichkeit, Licht, damit auf jeden ein möglichst großer Luftkubus entfällt. Wichtig ist die freie Lage des Gebäudes, oder wenigstens ein großer Hof oder Garten. Was die innere Einrichtung anbelangt, so kann man die Forderung in ein Wort fassen — Reinlichkeit! Darunter versteht man aber nicht nur reinen Fußboden, reine Möbel, Wäsche u. s. w., sondern in erster Reihe die Luftreinheit, also eine gründliche Ventilation.

Diese Anstalten sollen separierte Räume für die Isolation der kranken Zöglinge haben, denn sonst könnten sie diesen Mangel durch schlimme Epidemien bezahlen. In diesen Räumen soll auch jeder Katarrh separiert werden, sobald der Arzt nur eine schwache Vermutung hat, daß sich daraus ein akutes Exanthem entwickeln könnte.

Und in der Zeit, wo sich der erste Fall irgend eines Exanthems im Hause ereignet, ja ich möchte raten, auch schon dann, wenn nur in der Anstaltsumgebung eine solche Erkrankung konstatiert wird, soll die Verwaltung zu noch ausgiebigerer Ventilation greifen und last not least zu Inhalationen bei sämtlichen Zöglingen. Wo vielleicht finanzielle Verhältnisse dies letztere hindern sollten (obzwar ein Inhalationsapparat nicht teuer ist und einer für 50 bis 100 Zöglinge täglich ausreicht, so daß bei Inhalation en masse die Regie 1 Heller pro Person beträgt), sollen die Kinder wenigstens regelmäßig den Mund reinigen und mit Desinfektionslösungen gurgeln.

Wo es sich nicht um eine obligate Anstalt handelt, sondern nur um eine Pension für Zöglinge, welche von auswärts geschickt sind, so bleibt manchmal nichts anderes übrig, als sie nach Hause zu schicken, wenn mehrere von ihnen erkranken. Die Desinfektion des Gebäudes ist sodann ganz identisch mit der für die Privatwohnungen geltenden; sie ist wegen der Einfachheit der Möbel sogar viel leichter.

Wo es sich um ein Institut handelt, dessen Insassen eine Schule außerhalb gemeinschaftlich mit anderen Kindern besuchen, so muß man im Falle, daß im Institute eine Epidemie entsteht, den Schulbesuch der Zöglinge einstellen. Natürlich müssen dann die Ventilation und die Inhalationen möglichst intensiv zur Geltung kommen. Diese Sperrung braucht aber nicht eine derartige zu sein, daß die Zöglinge eingekerkert sind, sondern man muß sie oft an die freie Luft (aus der Stadt) hinausführen. Nur dürfen sie natürlich nicht mit anderen Kindern zusammenkommen.

Prophylaxe in Spitälern. Der Schutz des Arztes und der Wärterinnen.

Die Prophylaxe in Spitälern hat auf zwei Umstände zu achten: Erstens muß derjenigen Krankenhäuser, welche nicht für akute Exantheme bestimmt sind, gedacht werden, damit in dieselben keine derartige Krankheit eingeschleppt werde — zweitens muß man dafür sorgen, daß in den speziell für epidemische Erkrankungen bestimmten Spitälern deren Ärzte und Wartepersonal von akuten Exanthemen verschont bleiben.

Der erste Punkt bezieht sich hauptsächlich auf die Kinderspitäler; hier ist wiederum dafür zu sorgen, daß sich in ihnen Scharlach und Masern nicht einbürgern. Wir erwähnten Beispiele, wie oft ein solches Ereignis in der Krankenanstalt vorkommen kann, und soviel wir wissen, sind die Verhältnisse in überfüllten Spitälern nirgends besser. Ja sogar der moderne Komfort der neuen Gebäude erschien oft als ungenügender Schutz. Es kommt doch immer vor, daß ein Kind mit einem Initialkatarrh, der auf den ersten Blick nicht verdächtig erscheint, aufgenommen wird, und in 1 bis 2 bis 3 Tagen wirft der böse Gast seine Maske ab. Hausepidemien von Masern bilden auf den Augenabteilungen eine regelmäßige Erscheinung, weil der initiale Konjunktivalkatarrh für idiopathisch gehalten wird.

Wenn ein modernes Gebäude genug Isolationsräume besitzt, so könnte man die Zuwächse, welche verdächtige Katarrhe der Bindehaut, der Nasen- und Rachenschleimhaut aufweisen, auf einige Tage separieren. Meistens ist aber diese Forderung nicht ausführbar, besonders nicht während einer heftigen Epidemie. Und da muß ich wiederum empfehlen, daß die mit Katarrhen der oberen Luftwege, der Konjunktiva behafteten Zuwächse (und auch ständige Patienten) durch einige Zeit Desinfektionsinhalationen regelmäßig durchmachen. Man erzielt dadurch wahrscheinlich eine Coupierung der Krankheit im Initialstadium (vorausgesetzt, daß meine diesbezügliche Ansicht richtig ist), jedenfalls aber werden die exhalierten Infektionskeime, wenn sie der desinfizierenden Inhalation unterworfen wurden, ihrer Wachstumsfähigkeit beraubt, ihre Virulenz wird geschwächt; wird zugleich eine ausgiebige Ventilation der Krankenräume eingeleitet, dann gelingt es, die Entstehung einer Hausepidemie zu unterdrücken.

Was das Ärzte- und Wartepersonal in den epidemischen Spitälern betrifft, so verhält sich in Bezug auf die akuten Exantheme die Sache ganz analog, wie wir sie für Familien dargestellt haben — mit dem Unterschiede, daß die Gefahr für den Arzt und die Wärterin, solange sie dieselbe Krankheit nicht schon früher durchgemacht haben, sovielmal größer ist, wievielmal mehr Kranke ihnen anvertraut sind. Und da scheinen die oben bereits angeführten Worte Rosensteins im ersten Augenblick kaum glaublich zu sein: eine einfache, aber permanente Ventilation der Krankenräume, oder die Unterbringung der Kranken (im Sommer) in offenen Veranden hat aus einer Krankheit, die bisher für die ansteckendste galt, nämlich dem Fleckfieber, eine wenig gefährliche Affektion gemacht. Diese Erfahrung Rosensteins fand bei vielen anderen Autoren Bestätigung; auch ihr gleichzeitig guter therapeutischer Einfluß wird gelobt, so daß schon dieser Grund als genügend gelten muß, um diesem Postulate keine Hindernisse in den Weg zu legen.

Ich möchte weiter noch die Einführung systematischer Mundreinigung und Desinfektion der oberen Luftwege vermittels Spray oder Inhalation nach jedem Krankenbesuche wünschen — als einen notwendigen Teil der Toilette bei Ärzten und Wärterinnen (wenigstens 2 mal täglich). Dabei bleiben natürlich in voller Geltung alle die bisherigen Vorschriften über Prophylaxe, was den Kleiderwechsel, besondere Mäntel, ferner das Waschen und die Desinfektion der Hände, sowie ganze Bäder anbelangt. Nur ist die Auffassung der Sache eine andere. Die Inhalation betrachten wir als Schutz gegen die direkte Übertragung des Infektionsvirus vom Kranken auf den Wärter und Arzt, wogegen das Händewaschen, der Kleiderwechsel als Schutz gegen indirekte Übertragung der Ansteckungsstoffe zu gelten hat, die zuerst auf die Kleider fielen, auf den Händen haften blieben und erst von da in die Nase, in den Mund gelangen, wenn man nicht auf Reinlichkeit achtet. Beide Maßregeln ergänzen sich also gegenseitig und sind beide (gleich) notwendig.

Es ist wichtig, daß der Arzt und das Wartepersonal beim Verkehr mit den Kranken immer diese zwei Modalitäten der Übertragung ansteckender Stoffe sich vor Augen halten: die Gefahr von den Exhalationen, und die Gefahr der Infektion durch die Wäsche und die Haut des Kranken. Was das Erste anbelangt, so soll der Arzt insbesondere die Auskultation nur am Dorsum des Kranken vornehmen, die Untersuchung der Nase, des Mundes möglichst schnell ausführen und dabei den Kranken auffordern, er möge den Atem zurückhalten, nicht husten.

Ein Wort noch ad vocem der Familie eines Arztes: Was soll er in der Landpraxis anfangen, wo er Kranke besuchen muß, ohne sich dazu passend umkleiden zu können? Er kann das Kleid erst zu Hause wechseln, und da kann es oft nicht vermieden werden, daß seine Kinder das Zimmer betreten, wo er das infizierte Kleid ablegte, die Hände gewaschen hat. Da kann ich wirklich nichts anderes, als mein „ceterum antem censeo“ wiederholen: der betreffende Arzt möge fleißig seine Kinder daraufhin untersuchen, ob bei ihnen nicht eine von den Katarrhalaffektionen des Respirationstraktes und der Bindehaut auftritt, damit er nicht den Augenblick verpaßt, wo es meiner Ansicht nach noch möglich ist, die Krankheit in loco invasionis zurückzuhalten und durch Desinfektion das Wachstum der Keime zu unterdrücken. Ja, es wird wieder das beste sein, daß seine Kinder während der Zeit, wo in Vaters Distrikte eine Epidemie herrscht, wenigstens einmal täglich der Schutzinhalation unterworfen werden. Daneben soll man die Wohnung fleißig lüften. Die Kinder haben sich in dieser Zeit möglichst viel in freier Luft aufzuhalten und nur darauf zu achten, daß sie keinen Staub einatmen; denn dadurch wird ja die Entstehung von Konjunktivitis, Rhinitis, Angina unterstützt, und es kann später in diesem locus minoris resistentiae das spezifische Kontagium der akuten Exantheme leichter einen günstigen Nährboden finden. Man soll den Kindern verbieten, am Boden im Staube zu spielen, man soll trachten, daß ihre Hände stets reingehalten werden. Natürlich muß man ihren Verkehr mit anderen Kindern besonders überwachen.

Was die Spitalswärterinnen anbelangt, so müssen sie dieselben Maßregeln wie der Arzt einhalten, besonders aber muß man sie belehren über die Art, wie sie mit der Krankenwäsche und dem Zimmerkehren umzugehen haben. Ich verweise hier nur auf das frühere Kapitel. Im Krankenhause versteht es sich wohl von selbst, daß man die unreine Wäsche nicht in trockenem Zustande hin- und herwerfen darf, sondern dieselbe gleich am Krankenbette vorsichtig in das mit Desinfektionslösung gefüllte Gefäß hineinlegen muß. Leider müssen aber die Wärterinnen alles am Fußboden sortieren, damit sie mit dem Verwalter nicht in Kollision wegen Verlust eines Stückes kommen. Diese Sortierung der Wäsche ist wohl das ekelhafteste Moment im Spitalsleben! Nicht einmal das Abräumen der Dejekte geschieht so schleuderhaft. Man soll also mit aller Autorität darauf bestehen, daß diese Manipulationen in hygienischer Weise reguliert werden, wie wir es oben beschrieben haben, damit keine Staubaufwirbelung entsteht. Wenn man den Wärterinnen besonders bei dem Fleckfieber nahelegt, daß ihre Gesundheit und ihr Leben gefährdet sind, falls diese Postulate nicht erfüllt werden, so kann man schließlich doch ihre Befolgung erzielen.

Es möge zum Schlusse hinzugefügt werden, daß zur Wartung und Behandlung der akuten Exantheme niemand zugelassen werden soll, der mit einem Katarrhe der Bindehaut, Nasen- und Rachenschleimhaut, Laryngobronchitis behaftet ist. Besonders die akuteren Formen scheinen dazu zu disponieren. Und wenn später im Verlaufe der Epidemie irgendwelcher Katarrh bei dem Arzte oder der Wärterin auftreten sollte, so müssen sie sofort des Dienstes enthoben und selbst separiert werden (in einem Raume, der ebenfalls isoliert ist, damit sie die Krankheit nicht aus dem Spitale verschleppen).

Die Ärzte und Wärterinnen sollen oft spazieren gehen.

Die Prophylaxe in Herbergen, Wachstuben. Die Waschanstalten.

In den Herbergen des Proletariats muß man besonders die Einschleppung von Fleckfieber befürchten. Man sieht nämlich aus den epidemiologischen Betrachtungen, daß diese Krankheit, wenigstens im Beginne der Epidemie, ein Privilegium der ärmeren Volksschichten und ihrer Stadtviertel zu sein pflegt. Und man kann gewöhnlich eine bestimmte besonders unreine Wohnstätte als die Brutstelle der ganzen Epidemie konstatieren. Es drängt sich besonders in verschiedenen Herbergen eine große Zahl von auswärtigen Arbeitern zusammen, hier kommen die schmutzigsten Elemente zusammen, so daß die Verhältnisse in solchen Räumen der Typhuseinnistung die günstigste Gelegenheit darbieten. In Prag waren in den früheren Zeiten seit jeher einzelne Gefangenhäuser und Wachstuben als Brutstätten dieser Krankheit verrufen. Aber auch die Pocken finden in ähnlichen Räumen günstige Gelegenheit zur Ausbreitung. Die übrigen Exantheme betreffen mehr das Kindesalter, und man braucht sie deshalb nicht mit in Rechnung zu ziehen.

Die Aufgaben der Prophylaxe, was insbesondere das Fleckfieber anbelangt, sind in solchen Fällen sehr schwierig. Das erkrankte Individuum kann sich entweder im Inkubations (Initial)-stadium befinden, oder in der Zeit der Rekonvaleszenz, so daß man kein Exanthem finden kann, und trotzdem ist die Umgebung gefährdet. Denn die Katarrhe des Respirationstraktes begleiten den ganzen Krankheitsverlauf und können sich bis in die Rekonvaleszenz hinziehen. Und dann kommt es vor, daß der Kranke durch seine Exhalationen und überhaupt seine Anwesenheit (durch Kleider, Wäsche) die Ansteckung entweder direkt auf einen Nachbarn überträgt, oder indirekt auf jenen, der nach ihm in demselben Bette schläft. Sehr bedroht sind die Personen, denen das Kehren und Ordnen der Schlafräume obliegt, oder welche die Wäsche für die Besucher besorgen. Der kranke Urheber kann vielleicht schon anderswohin abgereist sein, und bei den Gastgebern kommt die Krankheit erst später zum Vorschein. So kann man sehr oft nachweisen (ex post), wo überall der Vagabund sich aufgehalten hat: er kann überall seine Spur hinterlassen, nämlich die Erkrankung der Leute in den betreffenden Logierhäusern verschuldet haben. Man findet auch Fälle, wo eine einfache Unterredung mit dem Typhösen den anderen infizieren kann. Glücklicherweise ist zur Zeit das Fleckfieber außerordentlich selten geworden, immerhin ist aber die strenge sanitätspolizeiliche Bewachung der Asyle, eventuell ihre Übernahme in die Kommunalverwaltung höchst wünschenswert. Die Assanation der Städte hat wohl das meiste zur Ausrottung des Fleckfiebers beigetragen.

Bei der Reinigung der Herberge möge die Staubbildung in erster Linie vermieden werden. Wenn es trotz der Desinfektion nicht gelingt, in einzelnen Gebäuden, Strafanstalten die Epidemie zu unterdrücken, so soll man dieselben aufgeben, niederreißen.

In den epidemiologischen Abhandlungen wird viel Aufmerksamkeit der Ansteckung der Wäscherinnen gewidmet. Wir haben bereits gezeigt, wie man sich diese Erscheinung vorzustellen hat: durch das Aufwirbeln des trockenen Wäschestaubes heben sich die Epithelialdetritus oder sonstige infektiöse Partikel, die an dem Staube kleben, in die Atmosphäre empor und die Wäscherin kann sie aspirieren, sich anstecken, so daß nicht einmal der indirekte Transport durch die Händeverunreinigung beschuldigt zu werden braucht. Deshalb ist auf die oben genügend erwähnten Maßregeln acht zu geben. Dieselbe Vorsicht möge von Desinfektoren bei der Wohnungs- und Kleidungsdesinfektion eingehalten werden.

Ratschläge für Ärzte für die Zeit der Epidemie.

Bei allen akuten Exanthemen haben wir gesehen, daß das Initialstadium zuerst einen ganz unbestimmten Charakter hat, indem es nur auf eine gewisse Intoxikation des Organismus durch Infektionsstoffe hinweist. Wenn der Arzt schon in einem solchen Moment zum Kranken geholt wird (zum Kinde), so muß er nach bisherigem Usus und dem jetzigen Zustande unserer Kenntnisse ziemlich untätig den Verlauf der Dinge verfolgen: „man muß abwarten, was sich daraus entwickeln wird.“ Aber auch dann, wenn man rechtzeitig irgendwelchen Initialkatarrh konstatiert und angesichts der herrschenden Epidemie ahnt, daß derselbe spezifischer Natur ist, verhält man sich doch passiv: wenn der Arzt z. B. eine leichte Initialangina sieht, beschränkt er sich auf Halsumschläge und andere Symptomatica, besonders wenn das zarte Kindesalter nicht einmal das Gargarisma zuläßt, weil das Kind das Gurgeln nicht treffen könnte. Und erst wenn die Angina im Verlaufe der Krankheit sich verschlimmert (nach der Eruption des Exanthems), greift man zum Ausspritzen, zur Insufflation — aber es ist schon zu spät: die Infektion hat sich bereits generalisiert, drang in den Blutkreislauf ein, und somit hat das erwähnte Handeln von seiten des Arztes nur den Zweck, eventuelle Komplikationen zu verhindern. Der Arzt ahnt also oft während einer Epidemie, daß aus diesem oder jenem Katarrhe ein Exanthem sich entwickeln wird, aber er wartet doch auf die Bestätigung seiner Vermutung, auf das Exanthem — dann beruhigt er sich, daß seine Ahnung richtig war — und macht weiter wieder nichts wesentliches. Die Behandlung der Lokalaffektion (besonders auf dem Lande, aber auch in der städtischen Privatpraxis) kann nicht genügend intensiv sein, weil man sie den Händen der Laien anvertrauen muß, und so beschränkt sich der Arzt lieber auf die unschädlichen Symptomatica. In den Spitälern kann man besser das Ausspritzen der Mundhöhle ausführen — es resultiert jedoch nicht immer der gewünschte Erfolg, weil damit erst spät angefangen wurde.

Ich glaube in den früheren Ausführungen genügend den Rat motiviert zu haben, welchen ich für solche Fälle hier vorschlagen will: wenn der Arzt zum Kranken (einem Kinde) gerufen wird, und bei ihm Symptome einer infektiösen Intoxikation des Organismus konstatiert (Fieber, Mattigkeit, Erbrechen, Delirien, Kopfschmerzen u. s. w.), so muß er festzustellen suchen, durch welche Pforte die Infektion stattgefunden hat, und dort findet er auch die Primäraffektion der Krankheit. Wenn er verhindern will, daß sich das lokale Wachstum des Kontagiums generalisiere (vorläufig sind nur Toxine in das Blut hineingelangt), so muß er diese Stelle öfters energisch desinfizieren und so dem Körper nachhelfen, die Infektion zu bekämpfen. Wenn dieselbe nicht besonders virulent ist, so vermag der Körper mit ihr fertig zu werden. Da weiter in den unbestimmten Fällen (wo man noch keinen Katarrh finden kann) meistens die Infektion durch den Respirationstrakt oder die Verdauungsorgane (abgesehen von den Genitalien und der Wundinfektion) zu geschehen pflegt, so muß man diese beiden desinfizieren, oder wenigstens ihnen helfen, durch eigene Tätigkeit, Sekretionssteigerung die schädlichen Substanzen aus dem Körper auszuscheiden. Die gute Wirkung der Laxantien im Anfange fieberhafter Erkrankungen ist zu gut bekannt, als daß ich hier etwas Neues vorschlagen könnte. Aber dem Respirationstrakte nachzuhelfen, damit er durch Expektoration die eingedrungenen Ansteckungstoffe los wird, das ist bis heutzutage ein ziemlich unbekanntes Vorgehen. Und es erscheint mir diese regelmäßig durchgeführte Toilette der Atmungswege nicht nur in der Zeit von Epidemien der Exantheme, sondern überhaupt im Anfange aller sich unbestimmt äußernden Krankheiten ein höchst rationelles Verfahren zu sein. Also die Lungenventilation in freier Luft und kein Verschließen der Fenster aus Erkältungsfurcht — ferner die Desinfektionsinhalationen ebenso wie die Darreichung eines Abführmittels sollen unsere Kampfmittel gegen den geheimen, bisher nicht demaskierten Feind bilden. Wenn man will, so kann man dazu noch ein Bad, also Hautdesinfektion, ordinieren. Schaden kann man dadurch nicht, obzwar wohl kaum jemand mehr daran denkt, daß speziell akute Exantheme durch Infektion einer unverletzten Haut entstehen könnten. Aber ein Bad erfrischt wenigstens die Herzaktion des in initialer Intoxikation sich befindenden Individuums, und so wird dadurch die Heilung unterstützt, ev. durch Mitwirkung der obigen Mittel eine Coupierung der stattgefundenen Ansteckung erzielt.

Mit Rücksicht auf den Umstand, daß der Arzt bei Durchführung seiner Vorschriften auf die Mitwirkung des Patienten und seiner Umgebung angewiesen ist, muß er solche Anordnungen treffen, die man unmöglich schlecht oder unvollkommen ausführen kann. Somit erscheint mir die Inhalation wieder als die verläßlichste Form, weil sie viel tiefer desinfiziert als das best eingeübte Gurgeln. Besonders in der Kinderpraxis sollte man viel öfter zur Inhalation greifen.

Ich glaube auch, daß bei der Therapie der bereits generalisierten, d. h. im Eruptionsstadium (und weiter) sich befindenden Krankheit diese Behandlungsart einen Teil der übrigen Maßnahmen bilden soll. Nicht nur deswegen, weil dadurch eher verschiedene lokale und regionäre Komplikationen verhindert werden, sondern ich stelle mir die Sache derart vor, daß bei akuten Exanthemen die Invasion des Kontagiums ins Blut aus den Lokalaffektionen nicht in einem einzigen Momente stattfindet, sondern kontinuierlich so lange geschieht, als die Katarrhe dauern. Und somit vermindert die Desinfektion dieser Stellen meiner Überzeugung nach die Resorption der Toxine und Mikroben auch im weiteren Verlaufe der Krankheit, so daß zu erwarten steht, daß dieselbe gelindert wird.

Die Inhalationsmittel.

Es wird am besten sein, zu unterscheiden jene Zeit, wo die Gefahr einer Infektionsverschleppung nicht allzusehr imminent ist, von der sehr gefahrvollen Zeit. Für den ersten Fall wird man auskommen, wenn man für einfache Erfrischung und Ventilation der Lunge sorgt und höchstens eine Inhalation mit physiologischer Kochsalzlösung hinzufügt. Diese fördert die Sekretion und wirkt schwach desinfizierend auf die Atmungsschleimhäute.

Wenn aber Fälle von Exanthemen in der Umgebung zunehmen, oder wenn es sich um die Einschleppung in die Familie, das Pensionat, das Spital handelt — so muß man zur intensiveren Desinfektion greifen und konzentriertere Lösungen wählen. Sobald wieder die Gefahr abzunehmen anfängt, kehrt man zu den schwächeren Antisepticis zurück. Ich habe noch nicht feststellen können, wie lange man die Inhalation fortzusetzen hat, ich glaube aber, daß nach vorübergegangener Gefahr noch etliche Wochen dieselbe vorzunehmen ist.

Ich kann folgende Lösungen empfehlen:

Acid. benzoicum .	1 ‰	Natr. chlorat.	1 bis 3 %
Acid. boricum	2 bis 4 %	Natr. bicarb. .	2 „ 5 „
Acid. salicylic.	1 ‰	Natr. sozojodolic.	1 „ 2 „

Aqua calcis	20 bis 30 %
Thymol . . .	0·1 ‰
Jodum trichloratum	0·5 „

Rp. Natr. chlorat.	10·0	Rp. Natr. bicarb. .	10·0
Thymol .	0·05	Natr. sozojodol	3·0
Ol. menth. pip.	0·3	Ol. menth. pip.	0·2
Aq. destill.	500	Aq. destill.	500
DS. Zur Inhalation.		DS. Zur Inhalation.	

Rp. Acid. boric. .	15·0	Rp. Acid benzoic	0·5
Acid. salicyl.	0·3	Jodi trichlor.	0·02
Aq. destill.	500	Aq. destill. .	500
DS. Zur Inhalation.		DS. Zur Inhalation.	

Diese Lösungen sind als stark konzentriert zu betrachten, und es ist oft notwendig, sie zu verdünnen, damit die Schleimhaut nicht sehr gereizt wird. Auf eins muß ich aufmerksam machen: Der Arzt soll selber nachsehen, ob wirklich diese Lösungen inhaliert werden, oder ob nur der Wasserdampf aspiriert wird, d. h. er soll kontrollieren, ob der Apparat gut funktioniert.

MIX
Papier | Fördert gute Waldnutzung
FSC® C083411

Zeitfracht Medien GmbH
Ferdinand-Jühlke-Straße 7
99095 Erfurt, Deutschland
produktsicherheit@kolibri360.de